医薬品開発論

微生物化学研究所長　　　京都大学大学院　　　　京都大学大学院
東京大学名誉教授　　　　薬学研究科教授　　　　薬学研究科教授
柴﨑 正勝　　　　　**赤池 昭紀**　　　　　**橋田　充**

監修

京都大学大学院
薬学研究科教授　　　　岐阜薬科大学教授　　　武庫川女子大学薬学部教授
栄田 敏之　　　　　**原　英彰**　　　　　**岡村　昇**

編集

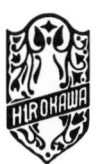

東京　**廣川書店**　発行

―――― **執筆者一覧**（五十音順） ――――

大　西　　　啓	星薬科大学教授
岡　村　　　昇	武庫川女子大学薬学部教授
栄　田　敏　之	京都大学大学院薬学研究科教授
諏　訪　俊　男	慶應義塾大学薬学部教授
手　納　直　規	広島国際大学薬学部教授
長　田　俊　治	広島国際大学薬学部教授
西　山　省　二	大阪大谷大学薬学部教授
丹　羽　敏　幸	名城大学薬学部准教授
原　　　英　彰	岐阜薬科大学教授
藤　野　秀　樹	兵庫医療大学薬学部講師
藤　本　正　文	千葉科学大学薬学部教授
堀之内　正　則	姫路獨協大学薬学部准教授
山　森　元　博	京都大学大学院薬学研究科助教
渡　辺　一　弘	北海道薬科大学教授

医薬品開発論

監　修	柴崎 正勝（しばさき まさかつ） 赤池 昭紀（あかいけ のりあき） 橋田 充（はしだ みつる）	平成22年 2月25日 初版発行ⓒ 平成24年 9月 1日 2刷発行
編　集	栄原 敏英（さかえはら としひで） 岡村 昇（おかむら のぼる）田 敏英　之彰	
発行者	廣　川　節　男	

発 行 所　株式会社　廣川書店

〒113-0033　東京都文京区本郷3丁目27番14号
電話 03(3815)3651　FAX 03(3815)3650

監修のことば

　薬学部6年制が開始され，はや4年が過ぎようとしている．平成22年度からはCBTおよびOSCEに合格した学生の長期間の病院，薬局実習が待ち構えている．

　薬学は医薬品を核とした総合学問であり，画期的な医薬品の創製・医薬品の安全で最も効果的な使用法の教育・研究から成り立っている．これまでの薬学は医薬品創製の基礎学問にやや比重がかけられていたような気がする．

　今後もこの分野の学問の重要性は論を待たないが，より高い見識と高い知識が要求される現在の薬剤師教育において，医療薬学分野の教育・研究はますます重要性を増すであろう．この重要性に鑑み，廣川書店が「6年制対応　薬学教科書シリーズ」を発刊することはまさにタイムリーである．

　本薬学教科書シリーズは，薬学教育モデル・コアカリキュラムおよび実務実習モデル・コアカリキュラムに対応し，学生諸君が基礎から臨床にまたがる薬学の教育内容を体系的に学べるようにとの意図で編纂された．さらに，医療に関わる多くの研究者，薬剤師を執筆者に加え，6年制薬学教育制度のもとで薬剤師を目指す学生諸君にとって分かりやすく学習しやすい教科書となることを目指している．

　これまで薬学教育に多大な貢献をしてきた廣川書店の教科書に新しい流れを作るものである．これらの薬学教科書シリーズが薬学教育のさらなる発展と充実に多大な貢献をすると信じるものである．

2009年11月

柴﨑正勝
赤池昭紀

発行にあたって

　近年の医療技術の高度化，医薬分業の進展等に伴う医薬品の安全使用や薬害の防止といった社会的ニーズに応えるため，医療現場で職能を発揮し，医薬品の適正使用推進に貢献できる薬剤師の育成が火急の課題となっています．

　薬剤師の養成のための薬学教育においても，医療薬学を中心とした専門教育及び実務実習の充実を図ることが重要であるという論議を経て，2004 年，学校教育法が一部改正され，薬学教育の修業年限が 6 年に延長されました．

　新しい 6 年制教育の特徴は，合計 5 か月間にわたる病院・薬局実務実習に象徴されており，「薬学教育モデル・コアカリキュラム」とともに，「実務実習モデル・コアカリキュラム」が策定されました．学生が実際に経験することにより，医療の現場において薬剤師の果たすべき職責の重要性を認識させ，医療の担い手，医療人としての職業倫理や責任感を身につけさせるための実務実習であり，充実した教育を行うため，日本病院薬剤師会，日本薬剤師会のご協力により，実務実習の実施体制の整備が行われました．

　しかしながら，新しい 6 年制教育の充実のため，大学関係者が早急に行わねばならない課題がたくさん残されています．そのひとつに，6 年制教育に対応した参考書や教科書の発行があげられます．

　医薬品の適正使用のためには，有効かつ安全で，有用性の高い医薬品の創出は必要不可欠ですが，これまで薬学で，医薬品開発が正規科目として取り上げられることは多くはなく，したがって，専門的な参考書はあっても，学生に適当な教科書はありませんでした．

　一方，「薬学教育モデル・コアカリキュラム」にて，C17（医薬品の開発と生産）として，医薬品開発に関する講義が必須化されています．

　以上のような状況下，この度，「医薬品開発論」を発行させて頂くことになりました．医薬品開発に造詣の深い先生方に執筆いただき，C17 に対応させました．また，おおよそ 15 回程度の講義を想定し，できる限り平易な内容としました．

　本書が，新しい薬学を学ぶ学生にとって，有意義な一冊になれば，この上なく幸いに思います．

　最後に，本書の出版にあたり労をとられた，廣川書店社長廣川節男氏はじめ編集部の諸氏に感謝します．

平成 22 年 1 月

編者　栄田　敏之
　　　原　　英彰
　　　岡村　　昇

目　次

第 1 章　医薬品開発概論　　*1*

1.1　医薬品開発プロセスの全体像 …………………………………………… *2*
　　1.1.1　医薬品開発に要する期間と経費　*2*
　　1.1.2　ドラッグ・ラグ　*7*
　　1.1.3　医薬品開発の際に考慮すべき因子　*8*
1.2　医療目的の変遷 …………………………………………………………… *9*
　　1.2.1　疾病統計　*9*
　　1.2.2　生活習慣病の概念　*9*
　　1.2.3　治療から予防へ　*10*
1.3　医薬品市場 ………………………………………………………………… *11*
　　1.3.1　医薬品の市場傾向　*11*
　　1.3.2　開発が期待される医薬品の種類　*11*
　　1.3.3　ブロックバスター　*12*
　　1.3.4　後発医薬品　*13*
　　1.3.5　希少疾病に対する医薬品　*14*
1.4　医薬品開発に関する規範 ………………………………………………… *15*
1.5　医薬品開発と倫理 ………………………………………………………… *16*
　　1.5.1　ニュルンベルグ綱領　*16*
　　1.5.2　ヘルシンキ宣言　*16*
　　1.5.3　エジンバラ修正　*16*
　　1.5.4　医療倫理と企業倫理　*17*
1.6　医薬品開発と知的財産 …………………………………………………… *17*
1.7　医薬品開発における薬剤師の役割 ……………………………………… *17*
　　1.7.1　治験コーディネーター　*17*
　　1.7.2　治験事務局業務　*17*
　　1.7.3　治験薬管理　*18*
1.8　治験のインフラ・ストラクチャー ……………………………………… *18*
1.9　章末問題 …………………………………………………………………… *18*

第2章 探索研究 21

2.1 リード化合物創製 ……………………………………………………… 21
    2.1.1 情報収集 *21*
    2.1.2 リード化合物探索 *22*
    2.1.3 化合物ライブラリーの利用とハイスループットスクリーニング（HTS）*26*
    2.1.4 化合物のスクリーニング *29*

2.2 リード化合物の最適化 ………………………………………………… 30
    2.2.1 コンピュータ支援薬物設計 *30*
    2.2.2 ファーマコフォーにおける相互作用 *31*
    2.2.3 定量的構造活性相関 *33*
    2.2.4 薬物設計における生物学的等価性 *33*
    2.2.5 薬物設計におけるフッ素原子の導入 *35*
    2.2.6 薬物設計における立体配座 *38*
    2.2.7 薬物設計における薬物動態 *39*

2.3 章末問題 ……………………………………………………………… 41

第3章 非臨床試験 45

3.1 GLPと信頼性基準 ……………………………………………………… 46
    3.1.1 GLP *47*
    3.1.2 信頼性基準 *49*

3.2 毒性試験 ……………………………………………………………… 50
    3.2.1 一般毒性試験 *50*
    3.2.2 特殊毒性試験 *51*

3.3 薬理試験 ……………………………………………………………… 53
    3.3.1 安全性薬理試験 *53*
    3.3.2 薬効薬理試験 *54*

3.4 薬物動態試験 ………………………………………………………… 54
    3.4.1 吸 収 *54*
    3.4.2 分 布 *54*
    3.4.3 代 謝 *54*
    3.4.4 排 泄 *55*
    3.4.5 トキシコキネティクス試験 *55*

3.5 製剤学的試験 ………………………………………………………… 55
3.6 非臨床試験の課題 …………………………………………………… 56
3.7 章末問題 ……………………………………………………………… 56

第4章 臨床試験　　59

4.1 臨床試験の実施に必要な資料　60
- 4.1.1 治験薬概要書　60
- 4.1.2 治験実施計画書　60
- 4.1.3 症例報告書　61
- 4.1.4 説明文書　62

4.2 臨床試験実施における組織と役割　63
- 4.2.1 治験依頼者における組織　64
- 4.2.2 治験依頼者の役割　66
- 4.2.3 医師主導の治験　67
- 4.2.4 実施医療機関の組織と役割　68

4.3 治験審査委員会　71
- 4.3.1 治験審査委員会の責務　73

4.4 臨床試験の種類　73
- 4.4.1 第Ⅰ相臨床試験　74
- 4.4.2 前期第Ⅱ相臨床試験　77
- 4.4.3 後期第Ⅱ相臨床試験　79
- 4.4.4 第Ⅲ相臨床試験　80

4.5 承認申請・審査　81

4.6 第Ⅳ相臨床試験　81

4.7 臨床試験の環境の変化と国際化　82
- 4.7.1 国際共同試験　82
- 4.7.2 ブリッジング試験　84
- 4.7.3 大規模臨床試験　86

4.8 章末問題　88

第5章 医薬品の承認申請・審査　　91

5.1 医薬品の定義と分類　91
- 5.1.1 医薬品の定義　91
- 5.1.2 医薬品の分類　92

5.2 医薬品の承認申請　92
- 5.2.1 承認要件　92
- 5.2.2 承認権限　93
- 5.2.3 承認不要医薬品　94

5.3 医薬品の承認審査 ·· 94
 5.3.1 承認審査　94
 5.3.2 外部専門家との協議　95
 5.3.3 信頼性調査およびGMP適合性調査　96
 5.3.4 薬事・食品衛生審議会　96
5.4 審査体制 ·· 96
 5.4.1 独立行政法人医薬品医療機器総合機構　96
 5.4.2 独立行政法人医薬品医療機器総合機構におけるその他の業務　98
 5.4.3 薬事・食品衛生審議会　99
5.5 申請区分 ·· 99
 5.5.1 医療用医薬品　99
 5.5.2 一般用医薬品　101
5.6 申請資料 ··· 101
 5.6.1 資料の内容　101
 5.6.2 コモン・テクニカル・ドキュメント　102
5.7 章末問題 ··· 102

第6章　医薬品の製造と品質　　105

6.1 プレフォーミュレーションと製剤設計 ··· 106
6.2 医薬品の生産 ··· 106
6.3 生物学的同等性試験 ·· 108
 6.3.1 生物学的同等性とは　108
 6.3.2 生物学的同等性試験の概要　109
 6.3.3 生物学的同等性試験を適用する事例　111
6.4 医薬品の品質管理と品質保証 ··· 112
6.5 章末問題 ··· 113

第7章　医薬品開発に関する環境の変化　　115

7.1 世界動向 ··· 115
 7.1.1 ICHの発足　115
 7.1.2 ICHの役割　116
7.2 国内動向 ··· 117
 7.2.1 GCP改正と新GCPの施行　117
 7.2.2 新GCP施行後の変化　118
 7.2.3 開発業務受託機関（CRO）　119
 7.2.4 治験施設支援機関（SMO）　121

目 次　　xi

  7.2.5　治験コーディネーター（CRC）　*122*
7.3　章末問題 …………………………………………………………………………………*125*

第8章　市販後調査　*127*

8.1　市販後調査の概要 ……………………………………………………………………*128*
  8.1.1　市販後調査における製造販売業者　*128*
  8.1.2　GVP　*129*

8.2　市販後調査制度 …………………………………………………………………………*132*
  8.2.1　副作用・感染症報告制度　*132*
  8.2.2　市販直後調査　*134*
  8.2.3　再審査　*135*
  8.2.4　安全性定期報告　*136*
  8.2.5　再評価　*137*

8.3　副作用被害について ……………………………………………………………………*137*
  8.3.1　サリドマイド胎芽症　*138*
  8.3.2　スモン　*139*
  8.3.3　ソリブジン事件　*140*
  8.3.4　薬害エイズ　*141*
  8.3.5　薬害対策　*141*

8.4　章末問題 …………………………………………………………………………………*142*

第9章　バイオ医薬品と先端医療　*145*

9.1　組換え体医薬品 …………………………………………………………………………*145*
  9.1.1　組換え体医薬品の特色と有用性　*145*
  9.1.2　組換え体医薬品の代表例　*147*
  9.1.3　組換え体医薬品の安全性　*149*

9.2　分子標的薬 ………………………………………………………………………………*149*
  9.2.1　ゲフィチニブ　*149*
  9.2.2　イマチニブ　*150*
  9.2.3　トラスツズマブ　*151*
  9.2.4　リツキシマブ　*152*
  9.2.5　トシリズマブ　*153*

9.3　遺伝子治療 ………………………………………………………………………………*154*
  9.3.1　遺伝子治療の具体例　*154*
  9.3.2　がんに対する遺伝子治療　*155*
  9.3.3　遺伝子治療に関する安全性と倫理性　*156*

- 9.4 再生医療 157
  - 9.4.1 ES細胞を用いた再生医療と問題点　*158*
  - 9.4.2 iPS細胞を用いた再生医療と問題点　*158*
- 9.5 章末問題 159

第10章　ポストゲノム時代の医薬品開発　　　　　　　　　　　　　　　*161*

- 10.1 バイオインフォマティクス 162
  - 10.1.1 ポストゲノム時代への道のり　*162*
  - 10.1.2 バイオインフォマティクス　*162*
- 10.2 ヒトゲノムの構造と多様性 164
  - 10.2.1 ヒトゲノムの構造　*164*
  - 10.2.2 ゲノムの多様性と遺伝子多型　*166*
  - 10.2.3 遺伝子多型の解析に用いられる方法　*166*
- 10.3 ゲノム創薬 168
  - 10.3.1 治療遺伝子の探索　*168*
  - 10.3.2 ポストゲノム時代の創薬　*170*
  - 10.3.3 ゲノム創薬の展望　*175*
- 10.4 プロテオーム解析とバイオマーカー 175
  - 10.4.1 プロテオーム解析　*175*
  - 10.4.2 バイオマーカーへの応用　*177*
- 10.5 テーラーメイド医療 177
  - 10.5.1 薬の有効性をチェックする　*178*
  - 10.5.2 薬の副作用をチェックする　*180*
- 10.6 章末問題 182

第11章　知的財産　　　　　　　　　　　　　　　　　　　　　　　　　*185*

- 11.1 発明と特許 185
- 11.2 知的財産権 186
- 11.3 医薬品開発における知的財産権 187
- 11.4 特許情報の調査 189
- 11.5 出願から特許取得まで 189
- 11.6 特許出願に必要な書類 190
- 11.7 外国での特許取得 192
- 11.8 学会発表と特許出願 193
- 11.9 章末問題 194

第12章 生物統計の基礎 　　　　　　　　　　　　　　　　　　　　　　　　　　　　　*197*

12.1 統計学の基礎 ……………………………………………………………………… *197*
　12.1.1 母集団，標本および統計学的推測　*197*
　12.1.2 推　定　*198*
　12.1.3 検　定　*198*
12.2 パラメトリック検定とノンパラメトリック検定 ………………………………… *199*
　12.2.1 正規分布　*199*
　12.2.2 平均値と標準偏差　*200*
　12.2.3 分散と標準偏差　*200*
　12.2.4 パラメトリック検定とノンパラメトリック検定　*201*
12.3 二群間の平均値の差の検定 ………………………………………………………… *201*
　12.3.1 対応があるか，対応がないか　*201*
　12.3.2 対応のない二群間の平均値の差の検定　*202*
　12.3.3 対応のある二群間の平均値の差の検定　*203*
12.4 χ^2 検定 ……………………………………………………………………………… *204*
12.5 相関解析と最小二乗法 ……………………………………………………………… *204*
　12.5.1 相関係数　*205*
　12.5.2 最小二乗法　*205*
12.6 多重比較検定と多変量解析 ………………………………………………………… *206*
　12.6.1 多重比較検定　*206*
　12.6.2 多変量解析　*206*
12.7 臨床試験のデザイン ………………………………………………………………… *207*
　12.7.1 観察研究と介入研究　*207*
　12.7.2 前向き研究と後向き研究　*207*
　12.7.3 症例対照研究　*207*
　12.7.4 コホート研究　*207*
　12.7.5 ランダム化比較試験　*207*
12.8 バイアスの制御 ……………………………………………………………………… *208*
12.9 リスク因子の解析 …………………………………………………………………… *208*
　12.9.1 相対危険度　*209*
　12.9.2 オッズ比　*209*
12.10 生存時間解析 ………………………………………………………………………… *209*
12.11 章末問題 ……………………………………………………………………………… *210*
索　引 ……………………………………………………………………………………… *213*

第 1 章

医薬品開発概論

医薬品開発プロセスの全体像を図1.1に示した．おおよそであるが，情報収集，探索研究，非臨床試験，臨床試験を行い「医薬品の候補」を決定する．製造販売の承認申請，審査を経て，承認を取得したものが医薬品として市販される．なお，製薬企業には，市販後も継続して有効性，安全性に関する情報を収集することが義務付けられている．最初の段階からその企業が開発を行う場合もあれば，途中の段階から参与する場合もある．開発される医薬品は，各々，自社品，導入品といわれる．導入品の数と比べて自社品の数が多い製薬企業の研究能力は高いと判断できる．

臨床試験：clinical study/trial

ヒトを対象とした試験を臨床試験という．治験とも呼ぶ．治験とは，正しくは，国の製造販売承認を得るための成績を集めるための臨床試験のことであり，医薬品と医療機器が対象となる．一方，臨床試験とは，一般的には，治療に関する有効性と安全性を調べる試験のことを指し，例えば，新しい治療法に関する試験や患者ケアの科学的・倫理的評価なども含む．さらには，よく似た言葉で臨床研究という用語があるが，これはヒトを対象とした研究という意味である．これらの関係を図1.2に示した．

第1章では，医薬品開発プロセスの全体像を概説した上で，医療目的の変遷，医薬品市場，医薬品開発に関する規範，医薬品開発と倫理の関係，医薬品開発と知的

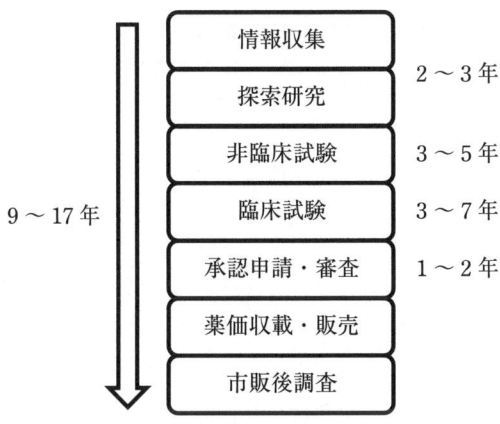

図1.1　医薬品開発の全体的な流れ

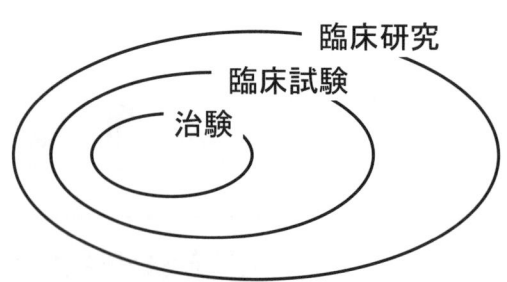

図 1.2 臨床研究，臨床試験と治験の関係

財産の関係，医薬品開発における薬剤師の役割，治験のインフラ・ストラクチャーについて簡単に解説する．これらは，医薬品開発を行う上で把握しておくべきことであり，各々の詳細は第 2 章以降で解説する．

1.1 医薬品開発プロセスの全体像

1.1.1 医薬品開発に要する期間と経費

研究開発：
research and development
（R＆D と略す．）

　本邦では，一般的に，探索研究で 2〜3 年，非臨床試験で 3〜5 年，臨床試験で 3〜7 年，承認審査に 1〜2 年，合計 9〜17 年の期間を要し，品目にもよるが，1 品目当たり 500 億円を超える研究開発費が必要であるとされる（図 1.1）．また，販売促進費等も含めた総費用は 1,200〜1,900 億円とも言われる．産業別研究開発費対売上比率を表 1.1 に示したが，主要な製造業の中では，最も研究開発費の比率が高いのが医薬品製造業である．表 1.2 に，開発段階別の化合物数を，国内製薬企業

表 1.1　産業別研究開発費対売上比率（％）（2007 年）

医薬品製造業	12.11
食料品製造業	0.99
繊維工業	2.84
パルプ・紙・紙加工品製造業	1.01
印刷・同関連業	1.48
化学工業	3.13
石油製品・石炭製品製造業	0.22
プラスチック製品製造業	2.46
鉄鋼業	1.03
非鉄金属製造業	1.33
電気機械器具製造業	4.88
自動車・同付属品製造業	4.62

（日本製薬工業協会「DATA BOOK 2009」より作成）

表 1.2 開発段階別化合物数（国内製薬企業抜粋，2003～2007 年累計）

開発段階	化合物数	累積成功確率
化合物の合成もしくは抽出	563,589	1
非臨床試験開始	202	1：2,790
臨床試験開始	83	1：6,790
承認申請	35	1：16,103
承認取得	26	1：21,677

（日本製薬工業協会「DATA BOOK 2009」より作成）

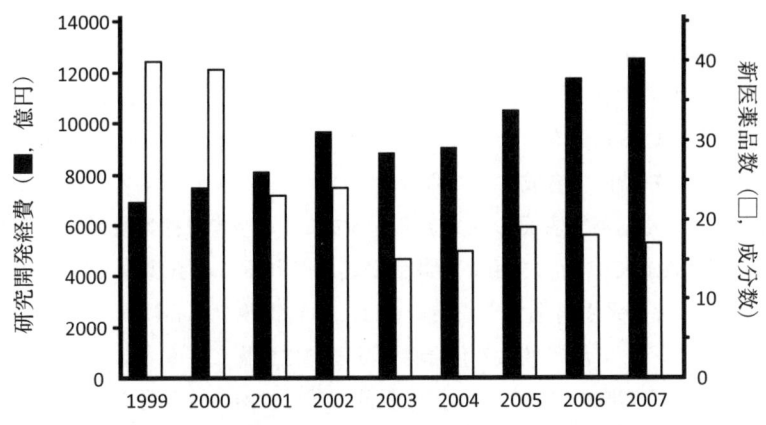

図 1.3 医薬品研究開発費と新医薬品数（成分数）
（日本製薬工業協会「DATA BOOK 2009」より作成）

抜粋，2003～2007 年の実績で示した．創製した化合物数 563,589 に対して承認を取得した新医薬品数は 26 に過ぎず，実に，21,677 対 1 の割合になっている．ちなみに，1995～1999 年の 5 年間で同様の計算を行うと，11,299 対 1 の割合となる．これらの数字は，医薬品開発がいかに難しいかを象徴しており，さらに年々難しくなっていることも示しているのである．ここ数年間の医薬品研究開発費と新医薬品数（成分数，製造承認と輸入承認の計）の関係を図 1.3 に示したが，この図から明らかなように，最近は，研究開発費が増加傾向に，一方，新薬の創出数は減少傾向にある．したがって効率的な，かつ確実に医薬品開発を進めることが重要な課題となっている．以下，個々のプロセスについて簡単に説明する．

1.1.1.1 情報収集から探索研究へ

　最初に，医療ニーズを調査し，医薬品開発の対象となる疾病を選択する．続いて，その疾病の病態を調べ，医薬品開発の候補化合物が持つべき薬理学的な特性を決め，その特性を有する化合物を創出する．例えば，生活習慣病の発症予防が必要であるとの調査結果に基づき，開発対象として脂質異常症の治療薬を選択し，続いて，HMG-CoA 還元酵素の阻害物質が治療薬になり得ることを確認し，その阻害作用を有する化合物を創出するという手順である．なお，開発される医薬品の使用目的は，

HMG-CoA 還元酵素：
hydroxymethylglutaryl-
CoA reductase

疾病の治療に限らない．疾病の予防，診断目的でも医薬品は開発される．また，薬理学的な特性は酵素の阻害には限定しないことについてはいうまでもない．

スクリーニング：screening

標的分子：target molecule

ハイスループット・スクリーニング：
high-throughput screening
（HTS と略す．）

化合物ライブラリー：
compound library

コンビナトリアル・ケミストリー：
combinatorial chemistry
（CC と略す．）

リード化合物：
lead compound

シード化合物：
seed compound

探索研究の段階では，主に in vitro の検討を中心に化合物が決定される．in vitro とは試験管を意味し，in vitro 評価とは動物個体を用いない評価を指す．これをスクリーニングという．また，スクリーニングの対象となる分子を標的分子という．比較的大きな製薬企業では，多量の化合物の in vitro 評価を迅速に実施できるハイスループット・スクリーニングが行われている．英語表記の頭文字をとって HTS と略す．HTS とは，in vitro 評価用の特別な機器を使って行うスクリーニングのことであり，機器のレベルにもよるが，1 日で 10,000 以上の化合物の評価を行うことが可能とされる．また，HTS を行うためには多量の化合物が必要であり，これを常時保管している企業も少なくない．これを化合物ライブラリーという．さらに，多量の化合物を短時間で合成するためのコンビナトリアル・ケミストリーという技術が確立している．英語表記の頭文字をとって CC と略す．探索研究の段階で，in vitro の評価と併せて，動物を用いた評価が実施されることも少なくない．なお，適当な in vitro 評価系が構築できない場合は，動物実験を中心に検討が行われる．一般的には，こうして決定される化合物をリード化合物という．研究開発の基本となる化合物という意味である．なお，比較的初期の段階の化合物をシード化合物ということもある．シードとは種の意味である．詳しくは第 2 章で述べる．

1.1.1.2　リード化合物の最適化

定量的構造活性相関：
quantitative structure-activity relationship
（QSAR と略す．）

リード化合物の最適化：
lead optimization

コンピュータ支援薬物設計：
computer-aided（or assisted）drug design（or discovery）
（CADD と略す．）

バックアップ化合物：
back-up compound

続いて，リード化合物と類似の構造式を持つ類縁化合物を数多く合成する．合成された化合物の薬理活性の評価を行い，活性の高い化合物を決定する．これを効率的に実施するために，比較的早い段階で化学構造と薬理活性との相関解析を行い，高い活性が得られる化学構造の特徴を把握する．これを定量的構造活性相関という．英語表記の頭文字をとって QSAR と略す．なお，この段階で HTS が実施されることも少なくない．この作業をリード化合物の最適化という．最近では，コンピュータを利用して，リード化合物の創製，もしくはリード化合物の最適化が行われることもある．具体的には，化合物が作用するターゲット分子（タンパク質など）の 3 次元構造を推定し，これに適合する化合物の構造を計算で求めるという作業であり，コンピュータ支援薬物設計と呼ばれる．これに相当する英語表記の頭文字をとって CADD と略す．リード化合物の最適化にあたっては，薬物動態学的特性や製剤学的特性などの評価を行い，総合的に判断する．リード化合物の最適化により，開発候補化合物が決定される．決定される開発候補化合物は基本的には 1 つであるが，最近では，第二候補化合物も準備しておく傾向にある．これをバックアップ化合物と呼ぶ．詳しくは第 2 章で述べる．

1.1.1.3 非臨床試験

開発候補化合物を決定したのち，その候補について，ヒトに投与して開発を進める価値があるか否かを判断することが必要となる．そのために実施する試験を非臨床試験と総称する．開発候補化合物について実施する非臨床試験の主要な項目を表1.3にまとめた．毒性試験，薬理試験，薬物動態試験，製剤学的試験，その他に大別される．主に，マウス，ラットなどの動物を用いる．詳しくは第3章で述べる．

非臨床試験：
nonclinical study/trial

1.1.1.4 臨床試験

非臨床試験により，ヒトに投与して開発を進める価値があると判断できた開発候補化合物について，ヒトを対象とした試験を行う．医薬品の効能・効果や用法・用量，医療上の使用価値は，*in vitro* の評価や動物実験の結果では決定できない．動物とヒトの間に種差があるからである．例えば，頭痛，悪心，食欲不振，アレルギー，リンパ系の障害，肝障害などは動物実験では予測できないとされる．よって，医薬品の有効性と安全性，さらに有用性は，必ず，臨床試験の結果から判断する．

臨床試験は第Ⅰ相臨床試験，第Ⅱ相臨床試験，第Ⅲ相臨床試験に分類される．各々の特徴を表1.4にまとめた．第Ⅰ相臨床試験では，比較的少数の健康成人男子を対象として，安全性や忍容性を検討し，忍容しうる最高用量を決定する．また，薬物動態の検討，薬力学的な評価，初期の薬効評価なども実施される．第Ⅱ相臨床試験にて，少数の患者を対象として，治療効果の探索を開始する．第Ⅲ相臨床試験

第Ⅰ相，第Ⅱ相，第Ⅲ相臨床試験：
phase I, II, III study

表 1.3 非臨床試験の主要項目

分 類		
1) 毒性試験	1. 一般毒性試験	単回投与毒性試験 反復投与毒性試験
	2. 特殊毒性試験	がん原性試験 抗原性試験 遺伝毒性試験（変異原性試験） 生殖・発生毒性試験 その他
2) 薬理試験	1. 安全性薬理試験	コアバッテリー試験 フォローアップ試験 補足的安全性薬理試験
	2. 薬効薬理試験	
3) 薬物動態試験		
4) 製剤学的試験		物理化学的試験 品質規格試験 安定性試験 製剤化研究
5) その他		

表 1.4 臨床試験の種類と目的

第Ⅰ相臨床試験	・比較的少数の健康成人男子を対象とする． ・安全性，忍容性を検討する． ・忍容しうる最高用量を決定する． ・薬物動態なども評価する．
第Ⅱ相臨床試験 （前期と後期に分けられる）	・少数の患者を対象とする． ・治療効果の探索を開始する． ・用量-反応の関係を探索する． ・第Ⅲ相臨床試験における用法・用量を決定する．
第Ⅲ相臨床試験	・多数の患者を対象とする． ・有効性，安全性，有用性を検証する． ・治療上の利益を確認，証明する．

これらの他に第Ⅳ相臨床試験がある（詳しくは第4章に記した）．

における用法・用量を決定することが主な目的となる．前期と後期に大別されており，前期では用量-反応の関係を推測するため，用量を漸増させて試験を実施することが多い．続いて，後期にて，用量-反応の関係を確認するための試験を実施する．第Ⅲ相臨床試験は，治療上の利益を確認，証明するための試験である．意図した適応症および対象患者群における有効性と安全性，さらに有用性を検証する．なお，第Ⅲ相にて，用量-反応関係のさらなる探索，対象の拡大，特殊な患者への使用，他剤との併用の可否の検証なども行われる．これらの他に第Ⅳ相臨床試験もある．なお，臨床試験の目的の観点からは，臨床薬理試験，探索的試験，検証的試験，治療的使用に分類される．各々，第Ⅰ相，第Ⅱ相，第Ⅲ相，第Ⅳ相臨床試験で実施されることが多いが，例えば，臨床薬理試験は第Ⅱ～Ⅳ相でも実施されるので，個々が対応している訳ではない．詳しくは第4章で述べる．

1.1.1.5　承認申請と審査

> 独立行政法人医薬品医療機器総合機構：
> Pharmaceutical and Medical Devices Agency
> （PMDAと略す．）

製薬企業が厚生労働省に対して製造販売の承認申請を行い，独立行政法人医薬品医療機器総合機構による審査を受ける．英語表記の頭文字をとってPMDAと略す．PMDAは厚生労働省所管の独立行政法人である．薬事法に基づく医薬品・医療機器などの審査関連業務以外にも，医薬品の副作用などによる健康被害救済業務，医薬品や医療機器などの品質を確保する安全対策業務なども行っている．チーム審査を基本とし，審査官とは別に，外部の専門委員も審査に関与する．承認審査の主なポイントを表1.5に示した．詳しくは第5章で述べる．

表 1.5　承認審査の主なポイント

・試験や資料の信頼性が担保されているか
・有効性がプラセボより優れているか
・得られた結果に臨床的意義があるか
・リスク・ベネフィットを考慮して許容できるか
・高い品質を確保した上で恒常的に供給できるか

1.1.1.6　薬価収載

　新しく承認を受けた医薬品に対して，その価格が決定される．これを薬価という．ところで，保険医療にて使用可能な医薬品は，原則として，厚生労働大臣が指定するもののみである．医薬品の価格も厚生労働大臣が決定する．厚生労働大臣の指定する医薬品，すなわち保険医療で使用できる医薬品と，医療保険から支払われる費用の算定基準となる価格に関する一覧表を薬価基準という．また，薬価基準への収載を薬価収載という．薬価収載の後，販売が開始される．販売開始後，原則として2年に一度，薬価は見直しされる．薬価と医療機関などにおける購入価格の差，すなわち薬価差が，長らく医療機関等の経営原資の一部になっていた事情があり，これを解消するための見直しである．

　薬効が類似する医薬品があるか否かで新薬の薬価は大きく異なる．類似医薬品がない場合，製造原価，販売経費，開発費，流通経費，利益などを考慮して薬価とする．これを原価計算方式という．一方，類似医薬品がある場合，類似医薬品の薬価を参考に薬価を決定する．これを類似薬効比較方式という．なお，類似医薬品より優れた点がある場合には補正加算分が追加される．画期性加算，有用性加算，市場性加算に大別される．画期性加算は臨床上有用な新規の作用機序を有する場合などで，有用性加算は製剤における工夫により高い医療上の有用性を有する場合などで，また，市場性加算は市場が小さい場合に加算される．さらには，類似医薬品の有無にかかわらず欧米（米英仏独）における平均価格も参照して調整する．これを外国価格調整という．

1.1.1.7　市販後調査

　承認までに得られる医薬品の有効性，安全性に関する情報は，さまざまな要因により，限定された条件下に得たものである．一方，市販後の使用はいろいろな意味で多様な条件下にあり，市販後における情報は，医薬品の適正な使用に必要不可欠である．これを目的に実施される調査を市販後調査という．英語表記の頭文字をとってPMSと略す．詳しくは第8章で述べる．

市販後調査：post-marketing surveillance（PMSと略す．）

1.1.2　ドラッグ・ラグ

　ドラッグ・ラグとは，国内で創出された新しい薬を患者に投入できるまでに非常に長い時間を要することを意味する．欧米で創出された新しい薬を国内で使用できるまでに時間を要することも含む．また，欧米にて通常使用されている医薬品が，日本で承認されないことや，承認が遅いことを含める場合もある．いずれにしても，欧米と比較して，日本では，医薬品の開発，承認審査に時間がかかり過ぎることが

ドラッグ・ラグ：drug lag

指摘されているのであり，欧米と日本の間の医薬品開発に関するシステムの違いが問題視されている．

　例えば，欧米においては，治験を担当する医師と製薬企業とが直接契約を結び，治験の報酬は直接医師に入るシステムになっている場合が多い．一方，日本では直接契約が認められていない．また，日本では，一般的に，医師の治験業務に対する医療機関での評価は低く，それが業績として評価される仕組みは一部の例外を除き存在しないとされる．さらには，日本で1名の患者を集めるのにかかる時間は米国の10倍以上といもいわれる．日本では臨床試験に費用がかかり過ぎるという点も指摘されている．

　もっとも，最近になってようやく，治験に対する医師，医療機関の理解も向上しつつあり，また，治験をサポートする体制が整備され，日本の治験の質も大きく改善している傾向にある．また，日本単独ではなく世界規模で治験を行う国際共同治験への関心も高まっているおり，この影響も少なからずあるとされている．

国際共同治験：global study

1.1.3　医薬品開発の際に考慮すべき因子

　医療ニーズの把握が何よりも重要である．必要のない医薬品を創出することに意味はない．疾病や死亡原因の動向，それらの病態を調べ，開発対象となる疾病を選択するが，ここで，製薬企業は本質的には私的営利団体であるので，類似医薬品の有無，他社の開発状況，投資できる開発経費，市販までの期間，対象となる患者の数，販売能力などが重要となる．ここで，類似医薬品のない全く新しい作用機序を有する新薬を「ピカ新」と呼ぶこともある．これに対して，類似のものが既に市販されている場合は「ゾロ新」と呼ばれる．「ピカ新」と「ゾロ新」では，開発手順は大きくは変わらないが，内容という点では，特に探索研究で大きく異なる．詳しくは第2章で述べる．

　疾病や死亡原因の動向，それらの病態に関する情報は，公的な機関から公表される情報を参照し，また各種の学会に参加して収集するのであるが，これらは基本的には誰でも入手可能なものである．すなわち，ある製薬企業が開発対象に選択した疾病と治療薬は，他の製薬企業でも選択される可能性は高い．よって，他社の状況を参考にしながら，当該医薬品の販売に至ったときにそれが類似医薬品の中で何番目になるかが非常に重要となる．最初のものの薬価は高く，その上，他に類似のものがないので，一般に，対象となる患者の数が多ければ，非常に高い売上高を確保する可能性が高い．こうして得た利益を次の新薬の研究開発に充てんするという循環が生まれる．

　一方で，製薬企業としての社会的責任，社会への貢献を考えた場合，対象となる患者が少数であっても，その医薬品を開発する意義は非常に大きい．社会的な信頼の獲得は，対象となる患者の数に依存しないのである．このことも非常に重要である．

医療を取り巻く環境の変化も考慮すべき重要な因子である．本邦では過去に例のないスピードで少子高齢化が進んでおり，これまでのシステムでは，医療制度を維持することは困難である．一方で，医療を担うスタッフ，特に医師の偏在と不足が社会問題になっており，地域医療は崩壊の危機にある．医療費を抑制する必要があり，また，医療機関を中心とした医療から，在宅医療，セルフメディケーションへ移行することが確実である状況から，患者に優しい，安価な薬剤の創出も必要となる．このような状況下，最近，後述する後発医薬品が注目を集めている．

1.2　医療目的の変遷

1.2.1　疾病統計

　本邦における死亡率の年次推移（人口10万人あたりの死亡者数）を図1.4に示した．1950年頃までは細菌性の疾患が上位を占めており，一方，1950年以降は悪性新生物（がん），心疾患，脳血管疾患がワースト3となっている．特にがんは，1981年以降，死亡原因の1位であり，2006年にがんで死亡した人は329,314人（男性198,052人，女性131,262人）にのぼる．細菌性の疾患による死亡が激減したことは，1920～50年頃における抗生物質の発見，合成抗菌薬の創出で説明される．一方，最近の傾向は，がん，心疾患，脳血管疾患による死亡の回避が困難であることを示している．医薬品は，症状を改善する，危険因子の危険度を下げることはできても，これらの疾患を治癒することは難しいのである．

1.2.2　生活習慣病の概念

　現在の日本人の死因の上位を占めている疾患に対しては，従来，「成人病」という表現が用いられてきた．しかしながら，これらの疾病の発症・進行には生活習慣が深く関わっていることが明らかになってきており，平成8年に，「生活習慣病」という概念が取り入れられた．「生活習慣病」は，食習慣，運動習慣，休養，喫煙，飲酒等の生活習慣が，その発症・進行に関与する疾患群と定義されている（平成9年度版　厚生白書，厚生省より）．例として，一部のがんや循環器疾患，インスリン非依存型糖尿病（II型糖尿病），肥満症，高血圧，高脂血症等が挙げられている．

1990年代半ばの急激な死亡率の変化は1995年の国際疾病分類（ICD）の第9版から第10版への変更の影響である.

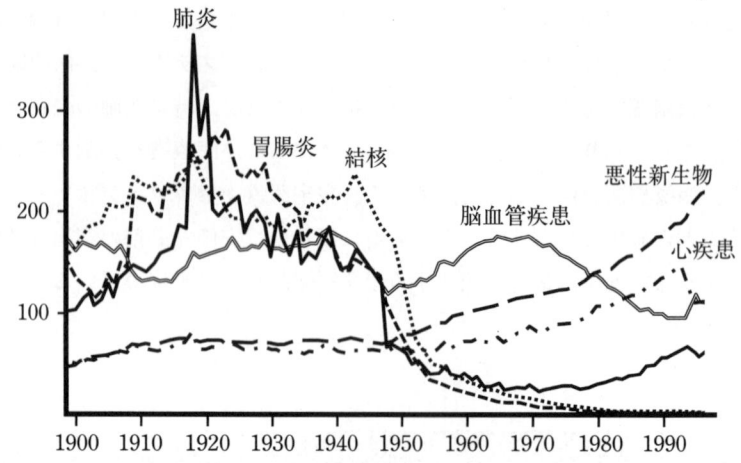

図 1.4 本邦における死亡率の年次推移（人口10万人あたりの死亡者数）
（厚生労働省「人口動態統計」資料より作成）

1.2.3 治療から予防へ

　生活習慣病の成り立ちを図1.5に示した．このような理解の上，医療の目的は，この10年間で，早期発見，早期治療を中心とした2次予防（成人病対策）から，健康増進もしくは生活習慣病の発症予防を中心とした1次予防（生活習慣病対策）にシフトした．また，がん，心疾患，脳血管疾患による死亡の回避が困難であることを踏まえ，最近では，医療の目的は「対象となる患者さんの，今後の余命期間にわたる身体環境の quality of life（QOL）の積分値を可能な限り高めること」と理解されている．なお，QOLとは，一般に，「人の生活の質，つまり，人がどれだけ人間らしい望み通りの生活を送ることができているか」を計るための尺度として用いられる概念である．

不適切な食生活，運動不足，睡眠不足
ストレス過剰，飲酒，喫煙
⬇
高血圧，高脂血症，高血糖
⬇
肥満症，高血圧症，高脂血症，糖尿病など
⬇
脳卒中，心臓病，糖尿病の合併症，骨折，がん

図 1.5 生活習慣病の成り立ち

1.3 医薬品市場

1.3.1 医薬品の市場傾向

疾病統計データや医療目的の変遷に対応して医薬品の市場は変化してきた．2008年，本邦おける医療用医薬品国内売上高上位20品目を表1.6に示した．20品目中16品目が経口剤であり，生活習慣病の3大基礎疾患である高血圧症，脂質異常症

表 1.6　医療用医薬品国内売上高上位　20　品目（2008年3月決算）

	医薬品名・一般名（製薬企業名）	主な剤形	主な効能・効果	売上高（億円）
1	ブロプレス　candesartan cilexetil（武田薬品工業）	錠剤	高血圧症	1,371
2	リピトール　atorvastatin calcium hydrate（アステラス製薬）	錠剤	高コレステロール血症	977
3	リュープリン　leuprorelin acetate（武田薬品工業）	注射剤	子宮内膜症，閉経前乳癌	664
4	モーラステープ　ketoprofen（久光製薬）	貼付剤	鎮痛・消炎	653
5	タケプロン　lansoprazole（武田薬品工業）	カプセル剤	胃潰瘍，十二指腸潰瘍	648
6	アムロジン　amlodipine besilate（大日本住友製薬）	錠剤	高血圧症	636
7	ミカルディス　telmisartan（アステラス製薬）	錠剤	高血圧症	626
8	アリセプト　donepezil hydrochloride（エーザイ）	錠剤	アルツハイマー型認知症	623
9	メバロチン　pravastatin sodium（第一三共）	錠剤	高脂血症	616
10	ガスター　famotidine（アステラス製薬）	錠剤	胃潰瘍，十二指腸潰瘍	609
11	オルメテック　olmesartan medoxomil（第一三共）	錠剤	高血圧症	552
12	エポジン　epoetin beta（genetical recombination）（中外製薬）	注射剤	腎性貧血	548
13	ベイスン　voglibose（武田薬品工業）	錠剤	食後過血糖の改善	528
14	クラビット　levofloxacin hydrate（第一三共）	錠剤	感染症	474
15	エスポー　epoetin alfa（genetical recombination）（キリンファーマ）	注射剤	腎性貧血	417
16	アクトス　pioglitazone hydrochloride（武田薬品工業）	錠剤	2型糖尿病	416
17	タミフル　oseltamivir phosphate（中外製薬）	カプセル剤	A型またはB型インフルエンザウイルス感染症	387
18	ハルナール　tamsulosin hydrochloride（アステラス製薬）	錠剤	前立腺肥大症に伴う排尿障害	375
19	オパルモン　limaprost alfadex（小野薬品工業）	錠剤	閉塞性血栓性血管炎に伴う虚血性諸症状の改善	373
20	パリエット　sodium rabeprazole（エーザイ）	錠剤	胃潰瘍，十二指腸潰瘍	371

（医療と医薬品　2008（アステラス製薬）より引用）

（効能・効果では高脂血症，高コレステロール血症），糖尿病に用いる医薬品が8品目を占める．医療用医薬品生産額の主要薬効別構成比を表1.7に示した．循環器官用薬が全体の20％強を占める．薬価基準収載品目数を表1.8に示した．内用薬が全体の50％以上となっている．これらのデータは疾病統計データや医療目的の変遷と矛盾しない．また，医薬品の大部分が，急性期医療ではなく，慢性期医療で使用されていることも容易に理解できる．医薬品の市場傾向から理解すべきことは，医薬品の研究開発においては，生活習慣病の治療薬を経口薬として創出できるノウハウを持っていることが重要である，ということである．

表 1.7　医療用医薬品生産額の主要薬効別構成比（2006 年）

薬　効	総生産額に対する割合（%）
循環器官用薬	21.4
その他の代謝性医薬品	9.5
消化器官用薬	8.5
中枢神経系用薬	7.7
血液・体液用薬	6.5
抗生物質製剤	5.6
生物学的製剤	4.3
外皮用薬	4.0
アレルギー用薬	3.7
体外診断用薬品	3.2

（日本製薬工業協会「DATA BOOK 2009」より作成）

表 1.8　薬価基準収載品目数（2007 年）

内用薬	8,548
注射薬	4,197
外用薬	2,771
歯科用薬	37
合計	15,553

（日本製薬工業協会「DATA BOOK 2009」より作成）

1.3.2　開発が期待される医薬品の種類

疾患に対する治療満足度と薬剤貢献度の関係を図 1.6 に示した．治療満足度が低く，かつ薬剤貢献度が低い疾患，例えば，アルツハイマー病，血管性痴呆，糖尿病性神経障害，多発性硬化症，加齢黄斑変性症，肝硬変，糖尿病性腎症，糖尿病性網膜症，肺がんなどに対する医薬品の開発が必要である．なお，図 1.6 で，右下に位置する疾患は，医薬品以外の治療法によるある程度の満足度が得られる疾患である．また，左上に位置する疾患は，現在市販されている医薬品により高い治療満足度が得られる疾患である．医薬品の開発が必要ないという訳ではないが，優先順位は高くはない．

1.3.3　ブロックバスター

ブロックバスター：
blockbuster drug

ブロックバスターとは，それまでの治療体系を変える薬効を持ち，圧倒的な売上高と莫大な利益を生み出す新薬を指す．1990 年代以降に，主に米国で量産された．米国の新薬承認制度の緩和と積極的な宣伝活動の影響が大きいといわれている．前述のとおり，米国における審査は迅速であるが，これはユーザー・フィー制度（1992 年制定）によるところが大きい．有効な薬をより早く患者の元へ届けることを目的とした制度である．

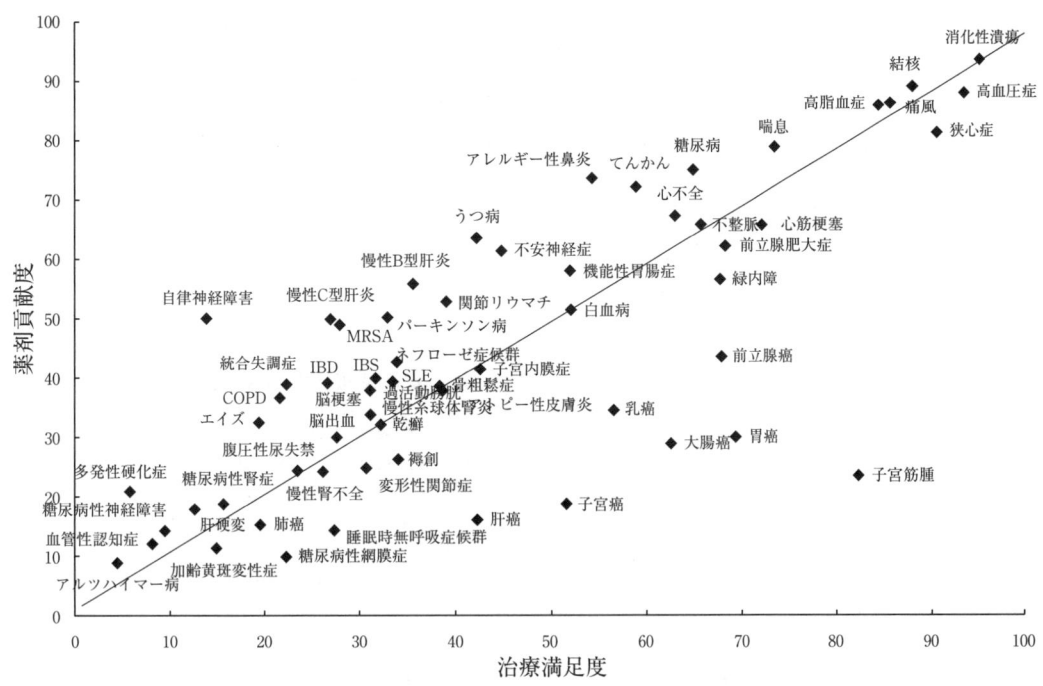

図 1.6 疾患に対する治療満足度と薬剤貢献度の関係（2005 年）
（ヒューマンサイエンス振興財団「平成 17 年度国内基盤技術調査報告書」）

しかしながら，2004 年，ある鎮痛剤の市場からの回収，発売中止をきっかけに，米国における状況は一変した．この鎮痛剤は，発売後 5 年で年商 25 億ドルを突破し，ブロックバスターとなったが，発売後に，これを服用した患者は心疾患のリスクが 2 倍以上になるという結果が発表され，騒然となった．2 万人以上で心臓発作や死亡が，8 万～13 万人が何らかの障害を受けたといわれており，薬害の一種として社会問題となった．遺伝的な影響に関する情報はないに等しい．2 万件以上もの集団訴訟が提訴され，当該企業は自社の利益を優先してきたと批判され，新薬の承認を審査する米国食品医薬品局（FDA）に対しても，承認審査が甘かったのではないかという批判が行われた．以後，FDA は新薬の承認に対してより厳格な姿勢を見せ，製薬企業も新薬開発に，より慎重になったといわれる．今後，ブロックバスターが生まれる可能性は非常に低いといわれている．なお，現在の多くのブロックバスターは 2010 年前後に特許切れを迎える．製薬会社の収益が一気に悪化するとされており，これを 2010 年問題と呼んでいる．

米国食品医薬品局：
Food and Drug Administration
（FDA と略す．）

1.3.4 後発医薬品

国民医療費の年次推移を表 1.9 に示した．1990 年前後より，国民医療費の国民所得に対する割合は 6％を超えており，少子高齢化にストップがかからない状況を勘案すると，国民医療費のさらなる抑制が火急の課題となっている．公的給付，診

ジェネリック医薬品：
generic drug

表 1.9 国民医療費の年次推移

	国民医療費（億円）	国民所得に対する割合（％）
1980	119,805	5.89
1985	160,159	6.13
1990	206,074	5.92
1995	269,577	7.20
2000	301,418	8.11
2005	331,289	9.01

（医療と医薬品　2008（アステラス製薬）より引用）

表 1.10　後発医薬品の特徴

- 通称，ジェネリック医薬品という．
- 先発医薬品と同一の有効成分を含む．同一量含む
- 有効成分を先発医薬品と同一量を含む．
- 先発医薬品と同一の投与経路の製剤である．
- 原則，効能・効果は，先発医薬品と同一である．
- 原則，用法・用量は，先発医薬品と同一である．

療報酬，薬剤費の在り方が，継続して論議の対象となっており，ここで，後発医薬品の利用が注目されている．

　後発医薬品とは，簡単に述べると，医薬品の特許期間が満了するか，再審査期間が過ぎるのを待って創出される"全く同等に製造された医薬品"のことである．ジェネリック医薬品とも呼ばれる．これに対して，基準となる医薬品を，先に開発された医薬品という意味で先発医薬品という．後発医薬品の特徴を表1.10に示した．当該医薬品の有効性，安全性に関する情報は先発医薬品で収集済みという理解のもと，後発医薬品の承認審査は，先発医薬品と同等であるか否かについて実施する．具体的には，規格試験（確認試験，含量試験，純度試験，溶出試験），安定性試験，生物学的同等性試験（静脈内投与製剤については免除）が中心となる．研究開発に要する経費は安価であり，よって薬価も安い．

1.3.5　希少疾病に対する医薬品

オーファンドラッグ：
orphan drug

　希少疾病とは，患者数の少ない疾病のことであり，本邦では患者数5万人未満の疾病を指す．多くの場合で原因不明であり，有効な治療法が見つかっていない，いわゆる難病である．これらの希少疾病に対する医薬品をオーファンドラッグといい，研究開発経費の回収が見込めないことから，製薬企業は，一般には，開発に消極的である．よって，オーファンドラッグについては，国により，試験研究に対する助成，課税の軽減，優先審査などが行われている．

1.4 医薬品開発に関する規範

　医薬品はヒトに投与されるものであるため，品質，有効性，安全性の確保が高度に要求される．そのため，薬事法などの法律により，必要な規制が行われる．遵守すべき多くの基準が設けられており，主なものを表1.11に示した．GXPsと総称される． 基準：practice

　1982年から非臨床試験の信頼性を確保するための実施基準は適用されていたが，申請資料の信頼性の一層の確保のために，1997年に「医薬品の安全性に関する非臨床試験の実施の基準（GLP）」として省令化されている．臨床試験の実施基準は1989年より適用されていたが，1993年のサリドマイド事件がきっかけとなり，また，1996年，医薬品の承認申請にかかる日米欧ハーモナイゼーション国際会議（ICH）での合意もあって，1997年より新GCPに関する省令として施行されている．なお，GCPは「医薬品の臨床試験の実施の基準」である．

　医薬品の製造管理あるいは品質管理に関する実施基準の歴史は比較的古い．1962年，米国が最初であり，本邦では，1974年，医薬品に関するGMPが通知され，1980年に省令化されている．その後，1994年の省令改正により，製造所のGMP体制が整っていることが製造業許可を取得するための必要要件となっている．なお，GMPは「医薬品の製造管理及び品質管理の基準」である．また，治験薬製造に関しては，別途，治験薬GMPが制定されている．

　市販後調査に関しては，新医薬品の副作用報告の義務付け（1967年），再評価制度導入（1971年），新医薬品の再審査制度導入（1979年）などが背景にある．1991年に実施基準が制定されており，その後改定を経て，1997年より「医薬品の市販後調査の基準 good post-marketing surveillance practice（GPMSP）」として省令化されていた．GPMSPは，2002年の改正薬事法により，「医薬品等の製造販売後安全管理の基準（GVP）」と，「医薬品の製造販売後の調査及び試験の実施の基準（GPSP）」に引き継がれ，2005年より，省令として施行されている．詳しくは各章で述べる．

表1.11　主なGXPs

GXPs	
Good laboratory practice（GLP）	医薬品の安全性に関する非臨床試験の実施の基準
Good clinical practice（GCP）	医薬品の臨床試験の実施の基準
Good manufacturing practice（GMP）	医薬品の製造管理及び品質管理の基準
Good vigilance practice（GVP）	医薬品等の製造販売後安全管理の基準
Good post-marketing study practice（GPSP）	医薬品の製造販売後の調査及び試験の実施の基準
Good quality practice（GQP）	医薬品等の品質管理の基準

1.5 医薬品開発と倫理

1.5.1 ニュルンベルグ綱領

ニュルンベルグ綱領：
Nuremberg Code

　第二次世界大戦終結後，1946年に，ナチスが医学的研究と称して強制収容所の囚人に対して実施した非人道的人体実験について，ドイツ南部のニュルンベルグ市で裁判が行われた．この際，ヒトを対象とした医学的な研究を行う際の人権を保護した基準がないことが問題となり，これをきっかけに，1947年に「ニュルンベルグ綱領」が公表された．参加するヒトの自発的な同意が必要であること，ヒトを対象とした研究は動物実験の結果に基づき計画して行うべきこと，不必要な苦痛を避けること，など今日では当たり前と思われる倫理基準が初めて明文化されたものが「ニュルンベルグ綱領」である．

1.5.2 ヘルシンキ宣言

ヘルシンキ宣言：
declaration of Helsinki

　1964年，フィンランドのヘルシンキで開催された第18回世界医師会総会において，ヒトを対象とする生物学的研究を行う場合の医師にとって必要な倫理を定めた基準を承認した．これを「ヘルシンキ宣言」という．「ニュルンベルグ綱領」に基づいている．「ヘルシンキ宣言」では，対象を臨床試験に限定せず，ヒトを対象とする全ての医学研究とし，医学の進歩は，最終的には，ヒトを対象とした試験に一部依存せざるを得ない研究に基づくことを認めた上で，倫理的正当性と科学的妥当性の確保のために守るべき基本原則を定めている．「医薬品の臨床試験の実施の基準（GCP）」もヘルシンキ宣言の精神を尊重して制定されている．治験における倫理的原則＝「ヘルシンキ宣言」と理解しておくとよい．「ヘルシンキ宣言」の精神は，インフォームド・コンセント（文書による同意取得のこと）や倫理審査委員会などに象徴されている．各々，英語表記の頭文字をとってIC，IRBと略す．詳しくは第4章で述べる．

インフォームド・コンセント：
informed consent
（ICと略す．）

倫理審査委員会：
investigational review board
（IRBと略す．）

1.5.3 エジンバラ修正

　「ヘルシンキ宣言」は採択された後も，その時の医療の変化に対応して，何度となく修正が加えられているが，骨子は変化していない．その中では，2000年，スコットランドのエジンバラで開催された第52回世界医師会総会において採択された修正は，現在の医療における臨床研究に反映されていることが多い．被験者の個

人情報も研究の対象とされ，倫理的に保護されるようになっている．

1.5.4 医療倫理と企業倫理

　治験に関する医療倫理は「ヘルシンキ宣言」やGCPに，一方，企業倫理はGLP, GCP, GMP, GVP, GPSPなどに象徴されている．

1.6　医薬品開発と知的財産

　知的財産権とは，特許権，実用新案権，意匠権，商標権，著作権などを指す．医薬品の研究開発の個々のプロセスにおいて，他人の知的財産権の侵害を確認すること，自身の権利を確保すること，が重要となる．詳しくは第11章で述べる．

1.7　医薬品開発における薬剤師の役割

　治験を実施する医療機関側の主なメンバーは，治験責任医師，治験分担医師，治験薬管理薬剤師，治験コーディネーター，事務職員である．治験コーディネーターのことを，英語表記の頭文字をとってCRCと略す．薬剤師の職能の関係を以下にまとめた．詳しくは第4章で述べる．

1.7.1　治験コーディネーター

　CRCとは，医学的判断を伴わない治験に関する業務を，治験責任医師のかわりに，あるいは治験責任医師と共同で実施する担当者のことを指す．具体的には，被験者のリクルート，インフォームド・コンセント取得（インフォームド・コンセント取得は医師の業務なので補助を行う），被験者のケア，治験依頼者への対応，治験関連部署との連絡などを行う．新薬に関することなので，医薬品に関する知識は必要不可欠であり，この点で，薬剤師に適した職種であるといえる．

治験コーディネーター：
clinical research coordinator
（CRCと略す．）

1.7.2　治験事務局業務

　治験事務局では，医療機関にて治験を効率的にかつ円滑に実施するために必要な事務業務や支援を行う．具体的には，治験の契約，治験実施に必要な手続き，治験審査委員会開催，治験依頼者によるモニタリングや監査（後述）の支援，治験に関

する文書（症例報告書やインフォームド・コンセント）の管理，治験責任医師や治験分担医師の業務支援などである．薬剤師が職能を発揮することが望まれる．

1.7.3　治験薬管理

治験にかかる契約締結後，治験薬を受け入れ，管理を行う．治験責任医師，治験分担医師から発行された処方せんに基づき治験薬を被験者に交付する．この際に治験実施計画書の内容に留意する．薬剤師が行うべき業務である．

1.8　治験のインフラ・ストラクチャー

開発業務受託機関：
　contract research organization
　（CROと略す．）

治験施設支援機関：
　site management organization
　（SMOと略す．）

インフラ・ストラクチャー（通称，インフラ）とは，一般には，国民福祉の向上と国民経済の発展に必要な公共施設を指し，民間事業として成立しにくいと認識されている．治験に関しては，製薬企業の医薬品開発業務を受託する民間会社の関与が一般的である．GCPにおいても，開発業務受託機関として定義されており，英語表記の頭文字をとってCROと略す．また，最近では，CROとは別に，治験施設支援機関と呼ばれる機関（会社）の関与も一般化しつつある．SMOと略す．詳しくは第7章で述べる．

1.9　章末問題

A　問　題：次の文の正誤を答えよ．
1. 臨床試験と治験は同義である．
2. 医薬品の開発において非臨床試験は必要不可欠である．
3. 開発を急ぐ場合，臨床試験と非臨床試験を平行して実施する．
4. 臨床試験の段階で開発が中止になることはまずない．
5. ここ数年，新薬の創出数は増加傾向にある．
6. シード化合物の最適化を行い，開発候補医薬品を決定する．
7. 第II相臨床試験とは探索的試験のことである．
8. 医薬品の申請を行うのは厚生労働大臣である．
9. 類似医薬品があるか否かで薬価は異なる．
10. PMSとは市販後調査のことである．
11. 本邦における死因の1位は心疾患である．
12. 現在の日本人の死因の上位を占めている疾患の発症・進行には遺伝的素因の影響が大きい．

第 1 章　医薬品開発概論

13. 医療用医薬品の国内売上上位を占めるものの多くは注射剤である．
14. 今後開発が期待される医薬品の 1 つに消化性潰瘍治療薬があげられる．
15. 圧倒的な売上高を生み出す新薬をブロックバスターという．
16. 医療費高騰の抑制策の一環で後発医薬品が注目されている．
17. 後発医薬品と対応する先発医薬品では剤形は必ずしも同じでない．
18. GCP とは good clinical principle の略である．
19. 遵守すべき医薬品開発に関する規範の 1 つに GPMSP がある．
20. CRO とは治験施設支援機関のことである．

B　解　答

1. 誤．治験は臨床試験の一部である．
2. 正．
3. 誤．非臨床試験結果が出ていない段階で臨床試験を実施することはない．
4. 誤．半数近くが中止になる．
5. 誤．減少傾向にある．
6. 誤．リード化合物の最適化を行い，開発候補医薬品を決定する．
7. 誤．
8. 誤．
9. 正．
10. 正．
11. 誤．1 位は悪性新生物である．
12. 誤．生活習慣が深く関わっている．
13. 誤．経口剤である．
14. 誤．治療満足度も薬剤貢献度も高い．
15. 正．
16. 正．
17. 誤．同じである．
18. 誤．good clinical practice の略である．
19. 誤．GPMSP は 2005 年に廃止された．
20. 誤．治験施設支援機関は SMO と略される．

第2章
探索研究

　動植物由来の数多くの天然物の探索や膨大な数の化合物合成という古典的な医薬品の探索研究は，現在もなお続けられている手法の一つである．しかし，新規のリード化合物を見つけるために，またその新規のリード化合物を最適化するために，今まで以上の化合物数を合成・スクリーニングする必要性も出てきている．新薬を上市する際の安全性面の基準は格段に厳しくなっている．このような状況下，各製薬会社ともマーケット上の一番手を目指し，探索研究のスピード化を図っている．

　新規のリード化合物を探索するルールや体系化された方法はない．その薬がどの疾患分野に属するかによっても，また競合他社のあるなしでもその探索方法に違いが生まれる．したがって大切なことは，その疾患領域やそれを取り巻く現状を調査・分析し，その状況に即した研究開発方針を立てることである．

　第2章では，リード化合物の創製と最適化にわけて，探索研究の詳細について解説する．

2.1　リード化合物創製

2.1.1　情報収集

　酵素，受容体，イオンチャネル，トランスポーター，核酸など，標的分子はさまざまである．では，標的分子を各製薬会社はどのように探しているのであろうか．最善策は，自社で標的分子探索を行うことであろう．また，国内外の研究機関や特定疾患領域に長けているベンチャー企業と共同研究を行うこともある．標的分子探索を完全にアウトソーシングするという手段もある．このように疾患に深く関わる新規タンパク質を探す方法には，いくつかの選択肢がある．

　創薬の標的分子の同定や確認に時間を費やすことが多いが，数年後その新規タンパク質に関わる化合物が自社の目玉商品になる可能性もある．しかし，標的分子は

標的分子の確認：
　選定した標的分子がどれ

くらいその疾患に関わっているかの確認（標的分子の確認, target validation）を自社で低分子化合物を使用して行う必要がある．もし同じ作用機序で低分子化合物の先行品があるなら，それを利用して行うことが最良である．また，機序の異なる既存薬があるとすれば，それを自社で見ておく必要がある．これらが研究開発過程でポジティブ・コントロールになり，研究開発品の力価を判断する指標になる．

メディシナルケミストリー：
medicinal chemistry

新規な物だけとは限らない，例えば，過去に何らかの理由で中止した創薬プロジェクトで扱っていた標的分子を見直すということもある．また，先行する競合他社があるが，後発で参入できると判断すれば，他社の特許化合物の構造をもとに先行の後追いという戦略もある．こうして開発される化合物を me-too 化合物，さらに上市すればゾロ新薬ともいう．

医薬品開発の際に考慮すべき因子については第1章で述べたが，これからは，研究開発部の研究企画部門，特許部門，該当する疾患のマーケティング部門などの各部署が協同で分析・調査することが必須である．いずれにしても新規プロジェクトを立ち上げる際には，他社の動向や国内外の学術的な動向，また自社で研究から開発まで行えるかということを網羅的に考えることが肝心であり，客観的に見た自社の力量を判断する必要がある．

2.1.2 リード化合物探索

有機合成化学の進歩や構造決定技術の向上により，研究段階で非常に複雑な分子を取り扱うことができるようになってきた．この革新的進歩も過去の多くの業績の積み重ねによるところが大きい．1829年，柳の樹皮からサリシン（サリチル酸の配糖体）が単離され，それからサリチルアルデヒド，続いてサリチル酸が合成された．治療目的で使用される天然物は，偶然の出来事の結果に由来することが多く，我々もその恩恵に今も与っている．1893年バイエル社がアセチルサリチル酸（アスピリン）の工業的製造に初めて成功した．1928年にはペニシリンの発見，そして今の基盤となるメディシナルケミストリーは，1930年代の抗菌性スルホンアミドの開発から開始されるようになった．それ以来，多くの製薬会社が今の創薬技術を駆使し製品を上市している．この節では，基礎研究段階でリード化合物を探索する方法をいくつか紹介する．

2.1.2.1 既存薬の改良

前節で触れた他社の「後追い」がこれに当たる．製薬会社にとって競合他社が先行している領域に後から参入することはよくある．経済的な理由から，この戦略の選択を余儀なくされることもある．その利点とは，先行する製薬会社からの情報，例えば，化合物特許や臨床治験などを参考に，またはそれを踏まえて自前の戦略を組めるため，より有効で安全な化合物を得る確率が高いことである．

一つ例をあげると，ファイザー社により1998年シルデナフィルが販売になった．図2.1にも示しているように，非常に似た骨格を持っているバルデナフィルが2003年バイエル社によって開発された．興味ある点は，バイエル社の研究開発の開始時期がシルデナフィルの第Ⅰ相臨床試験が開始されてから約3年後ということである．これは何を物語っているのであろうか．多分，バイエル社はこの間に相当の情

第 2 章 探索研究

報を収集したに違いなく，また何よりも，「ヒトでの毒性発現がない」という担保を持って研究開発を開始したのである．

他の例としては図 2.2 に示したアンギオテンシン変換酵素（ACE）阻害薬がある．開発初期にデザインされたカプトプリルの SH 基が持つ有害作用，皮膚湿疹，味覚障害，タンパク尿を軽減させるためエナラプリルが開発された．また，この構造変換が基本となり，ペリンドプリル，シラザプリルやその他多くの ACE 阻害薬が開発されたのである．

> エナラプリルはプロドラッグのためカルボン酸エチルエステルである．

しかし，既存薬の改良を行う場合，覚えておくべき点は，先行会社のほうが化合物や生物学的情報を潤沢に持っていることである．例えば，後追いした会社が先行の化合物特許をもとに選択した化合物は，先行会社が薬理効果または毒性試験で既に捨てた化合物の可能性もある．したがって，研究の初期段階に先行会社とは違う系統の化合物の探索も視野に入れて行うことが成功への安全策であろう．

もう一点，先行会社の特許，特に化合物特許に抵触しないように細心の注意が必要である．他社の化合物特許を読み解き，そしてその骨格を基に，先行特許に抵触しないように自社の化合物を創製しなければならず，創薬化学者の力量が問われるところである．

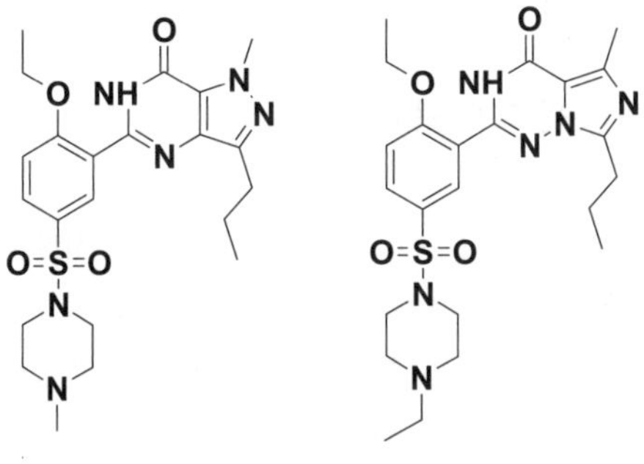

シルデナフィル　　　バルデナフィル

図 2.1　シルデナフィル，バルデナフィルの化学構造式

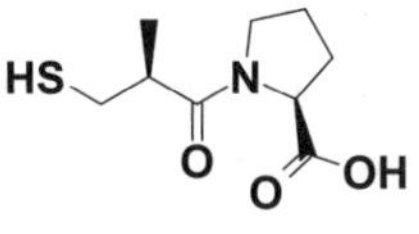

カプトプリル

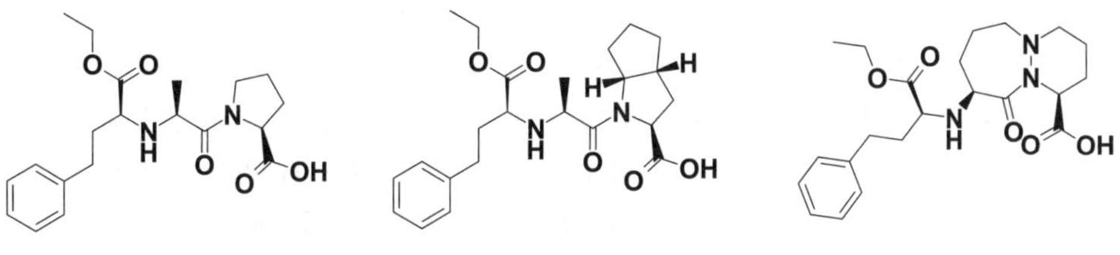

エナラプリル　　　ラミプリル　　　シラザプリル

図 2.2　カプトプリルと他の ACE 阻害薬の化学構造式

ある疾患領域でファーストインクラス first-in-class として新薬を上市することは，通常2〜5年その分野を独占できる．しかし，後追いによって先行しているものの欠点を補った化合物を上市できれば，その領域でのベストインクラス best-in-class となりえる．どちらの道を選択するかは，その時点での周りの環境や自社の状況に左右される．

> 通常2〜5年：
> この年数は一概にいえない．たとえ2番手が上市されても市場を既に先行品が独占していることから，2番手以降は例外を除き市場を取るのに大変苦労しているのが現実である．

2.1.2.2 天然生理活性物質探索

現在はその作用機序を科学的に説明できるが，一昔前までは有効成分が何であるかさえ説明できない天然物由来の医薬品（漢方薬など）もあった．植物や細菌由来の物質，ヒト以外の動物が産生する分泌液や毒でさえも，医薬品の候補となる可能性が十分ある．例えば，タクロリムスは，1984年，筑波山の土壌の放線菌 *Streptomyces tukubanesis* から抽出された生理活性天然化合物である．低分子化合物としては，青カビの一種であるペニシリウム・シトリナム *Penicillium citrinum* から，他の微生物の細胞壁のステロール合成を阻害する物質，メバスタチンを見出した．また，以下に示すエクセナチドも，その起源はアメリカ南西部に生息するヒーラ巨大トカゲ Gila monster lizard の毒から発見されたペプチド性ホルモンである．

2.1.2.3 作用機序に基づく探索

酵素に対する阻害薬開発にとって，内因性基質や内因性阻害物質の構造とその結合様式は，阻害薬開発にとって欠かすことができない情報である．また，受容体に対する内因性受容体作動薬と受容体の結合様式は高活性な作動薬，拮抗薬開発に重要である．酵素阻害薬開発の最も有名な例は，図2.2に示した ACE 阻害薬であるカプトプリルの開発であろう．

最近の例として，インクレチンとして知られる GLP-1 の加水分解酵素であるジペプチジルペプチダーゼ IV（DPP-IV）の阻害薬の開発を紹介する．GLP-1 は，食事に伴って小腸で分泌され，膵臓の β 細胞に働きかけてインスリン分泌を促す．特筆すべきは，その作用が血糖値に依存していることで，血糖値が高い間だけ働くため，GLP-1 には従来の経口糖尿病薬に見られるような低血糖のリスクがない．さらに，従来の糖尿病薬は体重増加という問題点があったが，GLP-1 には食欲を抑える間接的な中枢作用もあり，体重が減少するという予期しない効果もある．

セリンプロテアーゼである DPP-IV は，アラニンまたはプロリンを認識する．この酵素は GLP-1 の N 末端から 2 残基目に位置するアラニンの C 末端を加水分解することで GLP-1 を不活性化する．したがって，分泌された GLP-1 の半減期は2分以下に過ぎない（図2.3）．創薬の視点から GLP-1 の半減期を延長させる方法として二つの戦略方法がある．一つは，DDP-IV の加水分解に抵抗する GLP-1 誘導体の合成，あるいは非ペプチド性 GLP-1 受容体作動薬の合成，もう一方は，DPP-IV

加水分解位置
↓
活性な GLP-1　HAEG TFTSD VSSYL EGQAA KEFIA WLVKG RG

⬇ DPP-IV による加水分解

不活性な GLP-1　EG TFTSD VSSYL EGQAA KEFIA WLVKG RG

図 2.3　DPP-IV による GLP-1 の加水分解

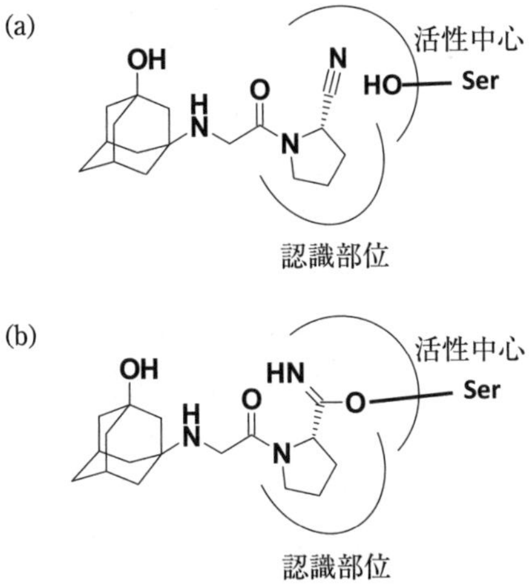
(a)
活性中心
OH
N
HO
Ser
H
N
O
N
認識部位
(b)
活性中心
OH
HN
O
O
Ser
H
N
N
認識部位

図 2.4　ビルダグリプチンへの合成展開

阻害薬の合成である．前者に相当するものとしてエクセナチドがある．後者に関しては，ノバルティス社は，DPP-IV 阻害薬デザインに当たりその酵素の基質特異性に注目した．まず，酵素はプロリンを認識し基質特異性を示すため，プロリンを中心に阻害薬のデザインを考案した（図 2.4(ａ)）．加水分解反応においては，プロリンの C 末端カルボニル基近傍にあるセリン残基の水酸基がカルボニル基の炭素に対し求核攻撃する．その活性な水酸基とプロリンの C 末端カルボニル基の代わりにニトリル基を電子欠損基として用い，共有結合を形成させ酵素を不活性化させる（図 2.4(ｂ)）．この結果，GLP-1 の加水分解が抑えられインクレチンとしての効果が持続する．これが，DPP-IV の基質特異性を利用し，またセリンプロテアーゼとしての機能に基づきデザインされたビルダグリプチンの概略である．

エクセナチド以外の DPP-IV 耐性 GLP-1 アナログは，*Nature Reviews Drug Discovery*, 8, 269（2009）を参照．

2.1.2.4　ランダムスクリーニング

特定のスクリーニング系を用いて所有する多くの化合物を評価する方法で，これまで多くの抗生物質の発見に貢献してきた．最近の成功例としては，抗腫瘍薬であるパクリタキセルの発見は有名である．

2.1.3 化合物ライブラリーの利用とハイスループットスクリーニング(HTS)

ハイスループットスクリーニング：
high-throughput screeing
(HTSと略す.)

　手の届きやすい（標的分子としての同定が容易な）創薬の標的分子自体が枯渇化し始めた．創薬の標的分子を木に実ったリンゴに例えると，現在までにヒトの手が届く所に実ったリンゴは取り尽くされている状態である．したがって，身の丈以上の場所に実っているリンゴ様のものを探さなければならない．それを取るための技術が必要となり，さらには収穫したそれが食するに適当か否かの判断を下すことも必要になってきている．つまり，標的分子として適切か否かの判断に研究者が時間と研究費を費やすようになってきている．これを標的分子の確認という．ここで費やした時間を取り戻すべく，また化合物の数と構造の多様性を確保するため，1990年代からリード化合物を探索する新たな方法が創薬現場に導入されてきた．それが，化合物ライブラリーを利用したHTSの導入である．この導入に伴い基礎研究の流れにも変化が生じた．明確な線引きはできないが，1990年代以前よく行われていた従来法とHTSを導入した基礎研究の流れを図2.5(a)，(b)に示す．現在，従来法(a)で行われる研究はないのかといわれれば，そうではない．研究部門は開発部門とのパイプラインを常に維持するため，通常，複数のプロジェクトが運営されている．例えば，Aプロジェクトは前節で述べた従来法を使用する(a)，BプロジェクトはHTSを使用し迅速に行う(b)のように創薬の標的分子ごとに違いがある．

標的分子の確認：
target validation

　近年のロボット工学の進歩と高感度検出法の開発の融合によってHTSが開発された．HTSはマイクロプレートを使用し，測定試薬，検体，発現または抽出で得られた標的分子に対する反応性の評価を，分注から測定までをロボットにより，完全自動化できるシステムである．これに使用する検体（化合物）は，自社で化合物

従来は96穴のマイクロプレートを使用していたが，現在では，384穴，1536穴のマイクロプレートが標準化されており，更なるスピード化が図られている．

(a) 従来法に基づいた基礎研究の流れ

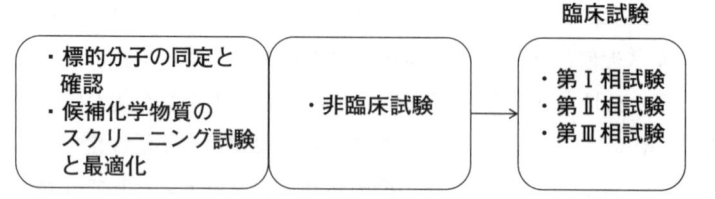

・標的分子の同定と確認
・候補化学物質のスクリーニング試験と最適化
→ ・非臨床試験 → 臨床試験
　・第Ⅰ相試験
　・第Ⅱ相試験
　・第Ⅲ相試験

(b) 1990年初頭から導入された新技術に基づいた基礎研究の流れ（非臨床試験の結果次第で化合物を微調整する）

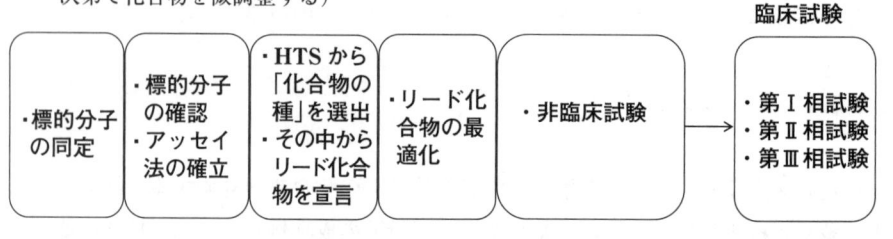

・標的分子の同定 → ・標的分子の確認 ・アッセイ法の確立 → ・HTSから「化合物の種」を選出 ・その中からリード化合物を宣言 → ・リード化合物の最適化 → ・非臨床試験 → 臨床試験
　・第Ⅰ相試験
　・第Ⅱ相試験
　・第Ⅲ相試験

図2.5　基礎研究の流れ

ライブラリーを構築し，その中から選出あるいはすべて利用している．数十万や数百万の化合物を超える数の化合物ライブラリーを所有する製薬会社もある．この化合物ライブラリーを提供する開発業務受託機関もある．製薬会社にとって，多種多様な構造を有する化合物ライブラリーを有することが重要である．何故なら，多彩な構造を有する化合物ライブラリーは，先行品や既存薬とは全く構造を異にする化合物を生み出す可能性を秘めているからである．これは製薬会社にとって，構造の新規性という面で大きなメリットになり，HTS を選択する理由の一つであろう．

しかし，HTS を選択するリスクも知っておかねばならない．それは，HTS からのリード化合物同定の確率は，数十万分の一あるいは数百万分の一に過ぎないことである．使用する化合物ライブラリーの「質」が悪いと確率は低くなる．その「質」を低下させる一つの原因には，フリークエントヒッターの混入があげられるであろう．例えば，ジエチルスチルベストロール，メチルドーパミン，トログリタゾン，トコフェロールなどがそれに当たる．このようなフリークエントヒッターを含む偽陽性化合物や偽陰性化合物を選別しなければならない．その上で次の段階であるリード化合物の最適化につながるような，もう一歩踏み込んだ選別が必要である．このような選別を経てリード化合物が生まれるわけであるが，しかし決してそれらのハードルは乗り越えやすいものではない．したがって，リード化合物が見つかる確率は，数十万分の一あるいは数百万分の一なのである．逆にいうと，このような低い確率だからこそ潤沢な数と多彩な構造を含み，さらに「質」の高い化合物ライブラリーが必要なのである．

では，このような化合物ライブラリーは，どのような化合物によって構成されているのであろうか．それは，各製薬会社によって違いがあるが，一般的にいうと，① 各社が所持している今までの開発候補品とその類似体や中間体，② 開発業務受託機関や創薬支援ベンチャー会社からの購入品，③ 動植物を起源とする天然物，④ コンビナトリアルケミストリー（CC）による合成品，であろう．しかし，低分子化合物の開発という目的では不向きな化合物群もある．例えば，動植物を起源とする天然化合物には分子量 1000 以上を超える化合物が数多く含まれる．

CC による化合物ライブラリーの構築には色々なアプローチがある．ここでは代表的な線形ライブラリーとテンプレートライブラリーに関して紹介する．

線形ライブラリーは，ペプチドや核酸誘導体合成に固相法合成法を用いて構築されることが多い．特にペプチドの固相法合成法はノーベル賞受賞者の R. B. Merrifield によって開発された，樹脂上にペプチド鎖や核酸を構築していく方法である．この方法には，大別してマルチピン法とティーバック法がある．特に後者は，ポーシュンミキシング法やスプリット合成法に発展した．この後者の利点は，Merrifield が開発した固相法合成法を使用でき，支持担体や合成的手法を新たに開発する必要がないことである．また，支持担体上で合成されるペプチドの量をアミノ酸の量の変化で容易に変えることが可能である．一方，テンプレートライブラリーとは，核となる構造にビルディングブロックを包括的に構築した化合物の一群を

フリークエントヒッター：どのようなアッセイでも高い確率で陽性の結果を示す化合物群．*J. Med. Chem.*, 45, 137-142 (2002) を参照．

陽性反応を示すように振る舞う化合物．false positive という．

陰性反応を示すように振る舞う化合物．false negative という．

もう一歩踏み込んだ選別：この段階である程度の定量的構造活性相関が確認できるか，最適化する際に多彩な合成展開が可能な構造か，それを具現化するため出発物質は安定な供給が可能か，などが重要となる．

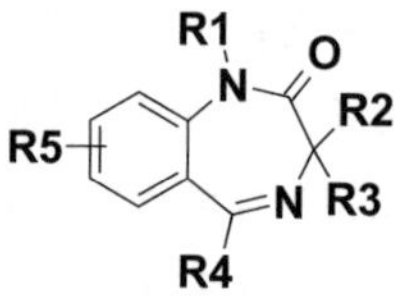

図2.6　ベンゾジアゼピン骨格とコンビナトリアルケミストリー（CC）

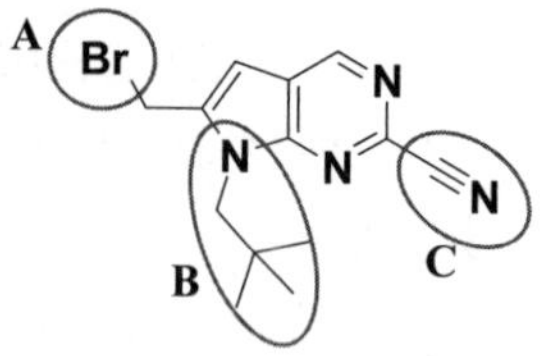

図2.7　ピロロピリミジン骨格とコンビナトリアルケミストリー（CC）

ビルディングブロック： 最終化合物に組み込まれる官能基を持つ部品．

いう．図2.6に示すように，ベンゾジアゼピンでは，R1〜R5の5か所の部分に種々の官能基を持つ化合物を導入することにより，多くの化合物を所有できる．図2.7に別の例を示した．ピロロピリミジン構造中A部にあるBrと反応するアミン，アルコール，チオール誘導体を反応させれば，数多くのピロロピリミジン誘導体を得ることができる．またBのネオペンチルアミン基を種々の脂肪族アミン基に変換し，加えてCのシアノ基を他の官能基に変換すれば，ピロロピリミジン誘導体の個数は，各ビルディングブロック数の増加に伴い飛躍的に増加する．また，製薬会社によっては，上記のアミン，アルコール，チオール誘導体，またカルボン酸誘導体やハロゲン化アルキル，ハロゲン化フェニル等，種々の縮合反応に有用な官能基を持つ部品を貯蔵する部門もあり，CCを充実させるサポート体制が取られている．しかし，テンプレートライブラリーの場合，核構造を中心に数種の官能基を配置するため，分子量が簡単に増加するという欠点がある．

　CCを基にしたHTSも万能ではない．例えば，標的分子がシステインプロテアーゼなら図2.7の構造を持つ化合物群は，非常に大きな戦力となるであろう．しかし，標的分子がセリンプロテアーゼの場合は，この群から得られる情報はほとんど皆無に等しい．なぜなら，図2.7の構造を持つ化合物群は，セリンプロテアーゼの基質特異性を全く無視したものだからである．したがって，CCで作成する核構造を持つ化合物群と標的分子がうまく適合すると非常に役立つが，適合しない場合はHTSが必ずしも成功へ導くとは限らない．

　競合他社が乱立する製薬業界で2，3か月の違いで開発競争に負け，二番手，三番手になることがある．HTSが最終的に製薬業界にどのような影響を与えるか明確にいうことはできないが，リード化合物創製の初期段階に変化が起こっているのは間違いない．数多くの化合物を一度に合成し，迅速にスクリーニングを行うための方法は，今後も引き続き開発されていくであろう．

2.1.4 化合物のスクリーニング

　アッセイ系を用いて有望な化合物または化合物群を取捨選択することを，化合物のスクリーニングという．標的分子に対する化合物の力価を的確に判断するスクリーニングのアッセイ系を立ち上げることは，創薬過程の中でも最も重要なことである．理想のスクリーニング系は，標的分子に適合したアッセイ系であることとS/N比が高いことであり，さらに高い処理能力であることが要求される．

S/N 比：信号対雑音比

　スクリーニングのアッセイ法としては，結合試験法，酵素法，細胞を使用する方法，摘出標本を使用する方法がある．

① 結合試験法
　受容体，イオンチャネル，トランスポーターなどの標的分子の評価に適している．このアッセイ法は標的分子と化合物の親和性を評価するため，受容体に対する作動薬あるいは拮抗薬の区別はできない．イオンチャネルの正確な評価には，パッチクランプ法が用いられていた．パッチクランプ法を行うには，電気生理に長けた熟練した研究者が必要であったが，近年，処理能力が大幅に改善され，自動でパッチクランプが測定できる機器が販売されている．

② 酵素法
　酵素活性の変化を測定することにより評価する方法である．酵素の阻害薬開発に必ず適用されるスクリーニングである．

③ 細胞を使用する方法
　単離細胞を使用して細胞内での化合物の効果を測定する方法である．この方法を選択した場合は，化合物の細胞膜透過性が要求される．

④ 摘出標本を使用する方法
　動物の血管，心房，回腸等の組織を用いて組織の機能的変化から評価する系である．上記の ①～③ の方法に比べると処理能力は低い．しかし，生体に近い評価系のため，生体内での化合物の薬効を予測するには適した方法である．

　4種のスクリーニング中，①～③ が HTS にも使用可能な方法である．これらスクリーニングと対応可能な検出法として，FRET 法（Fluorescence resonance energy transfer），HTRF 法（Homogeneous time resolved fluorescence），電気化学発光法，ALPHA 法（Amplified luminescent proximity homogeneous assay）などがある．

2.2 リード化合物の最適化

新規な化学構造を持つリード化合物が得られた時，研究者は何を考えそして行動するか．多くの場合，リード化合物のどの部分をどのように変え，そしてどのように合成して目的とする薬効を持つ化合物に近づけるかに傾注するであろう．これまで多くの創薬研究で培われてきた構造に基づく生物活性の変化を指標に，生物学的等価体の導入，構造修飾，官能基の導入や交換などを巧みに利用することである．これらの手法は，化合物と標的分子の共結晶構造解析によるファーマコフォーの同定，定量的構造活性相関による化合物の物性の最適化やコンピュータ支援薬物設計によって支えられている．そのため，合成可能な誘導体を洗い出し，合成における優先順位を付け，効率良く進めなければならない．新規な化学構造を持つリード化合物から得られた誘導体もまた新規の化学構造を持った化合物であるため，化合物特許により保護しなくてはならない．特許上の権利範囲を広げるためにも，リード化合物の効率的かつより広い誘導体合成が求められる．

生物学的等価体：
　bioisostere

薬物とその標的分子の相互作用（共有結合，水素結合，イオン結合，疎水性相互作用，ファンデルワールス力など）は，それぞれが持つ官能基の相互作用により生まれる．この相互作用に関与する官能基の集合体をファーマコフォーpharmacophoreという．

2.2.1 コンピュータ支援薬物設計

どの製薬会社でも，無駄な試行錯誤の時間は他社との競争に負けることを意味する．したがって，標的分子のX線構造や薬物と標的分子とのX線共結晶構造は，新薬デザインには非常に重要な資料である．特に後者は，化合物と標的分子間の相互作用を視覚的に示すため，ファーマコフォーの中，どの官能基が必要でどの部分が変換可能かを理解する上で有用な情報である．しかし注意すべき点は，X線構造やX線共結晶構造は，結晶中での状態を表していることである．したがって，水溶液中で見られる標的分子の構造変化・ゆらぎ（例えば，誘導適合）を理解することは困難である．結果として，化合物Aは，標的分子の結合部位と相互作用しているが，非常に類似した構造の化合物Bは，違ったポケットと相互作用していることがまれに見られる．

また，X線共結晶構造の立体配座情報を基に次にデザインする化合物をコンピュータにより構築し，その化合物と標的分子が相互作用するに最適で安定なエネルギー状態を計算する．その相互作用が最も好ましい状態をスクリーン上でシミュレーションする．この方法を，コンピュータ支援薬物設計といい，これに相当する英語表記の頭文字をとってCADDと略す．CADDにより，リード化合物を基にデザインした誘導体の結合状態をあらかじめ予測できる．予測した結合様式が好ましいものでない場合，その化合物の合成の優先度を下げる等の最適化手順の検討が可能である．これは，無駄な物を合成しない，つまり時間的，金銭的無駄を削除できるこ

CADD:
　computer assisted drug discovery

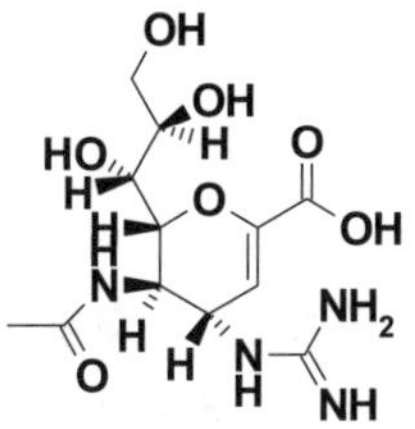

図 2.8　ザナミビルの化学構造式

とにつながる．また，立体配座情報を基に構築しているため，標的分子と結合する一種類の異性体のみを区別することができる．さらには，デザインする化合物をコンピュータ上で構築するため，X線共結晶構造よりも時間的に早く結果を得ることができ，ファーマコフォーを維持した新規の化合物デザインが可能である．ただし，あくまでもコンピュータが計算したデータをもとにした化合物である．したがって，化合物が実用に適するか否かを判断するため，裏付けが必要である．また，CADDは標的分子の構造変化を厳密に予測することが困難である．特に，標的分子がダイマーやトリマー構造を有し，それらの活性化，不活性化の構造変化が全く不明の場合，CADDによる支援は意味をなさない．

　X線共結晶構造からCADDの情報をもとにし，デザインされた化合物としてノイラミニダーゼ阻害薬のザナミビルがある．シアル酸類似体である2-デオキシ-2,3-ジデヒドロ-N-アセチルノイラミン酸（DANA）がノイラミニダーゼの抑制薬として知られており，X線共結晶構造解析により標的分子の結合部位との相互作用が明らかとなった．ノイラミニダーゼの立体構造をもとに，DANAの構造をもとにCADDにより化合物を設計し，ノイラミニダーゼの活性部位に結合し，阻害するザナミビルを設計した（図2.8）．

インフルエンザウイルスの持つノイラミニダーゼはウイルスの標的細胞への侵入に重要な働きをし，ウイルス抗原としても重要である．

2.2.2　ファーマコフォーにおける相互作用

2.2.2.1　共有結合

　薬剤と標的分子間で強固な共有結合を形成し不活性化する．例えば，プロトンポンプ阻害薬オメプラゾールは，胃中でプロトン化され，スピロ中間体を経て，標的分子であるH^+, K^+-ATPaseのシステイン残基とジスルフィド結合を形成し，不可逆的な阻害薬として機能する．

　図2.4で示したビルダグリプチンのニトリル基は，DPP-IVの活性なセリン残基の水酸基とピンナー反応により共有結合を形成しDDP-IVを不活性化することが示されている．また，バーテックス社により開発されたVX-950は電子欠損基としてケトアミド基を持ち，C型肝炎ウイルスNS3の活性中心であるセリンの水酸基

と共有結合を形成し抗腫瘍活性を示す．この化合物は現在第Ⅲ相臨床試験中である．

2.2.2.2 水素結合

窒素，酸素，硫黄，塩素やフッ素などの電気陰性の原子と極性を有する官能基上の水素との結合を水素結合という．この水素結合は，立体的に制限された角度と比較的短い距離（約 3.4 Å 以内）でしか形成されない．タンパク質の α-ヘリックスや β-シート構造の維持には不可欠であり，水素結合の総和は非常に大きなものである．

リード化合物がペプチド性化合物，またはアミド結合を含む場合，生体内酵素に対する代謝安定性を図るためペプチド性化合物中のアミド結合を修飾する戦略を立てたとする．しかし，そのアミド結合が標的分子との相互作用に必須なら，その誘導体の活性は期待できない．そのような場合，X 線共結晶構造や CADD から得られる情報は重要なものとなる．

2.2.2.3 イオン結合

食塩に代表されるように，相反する電荷を持つ二つのイオン間の結合をいう．例えば，X 線共結晶構造解析，CADD からの情報として標的分子のリジンの ε-アミノ基が，内因性基質や作動薬と重要なイオン的相互作用をしている事実がわかれば，それをもとに創薬化学者は，リード化合物やその誘導体上にイオン的な相互作用を期待し，カルボン酸やスルホン酸導入をまず考えるであろう．

2.2.2.4 疎水性相互作用

標的分子と薬剤の非極性部（疎水性部）の間で起こる弱い結合である．薬剤の非極性部は，生体中の水分子を会合せず，水分子との相互作用を遠ざけようとする．逆に，非極性なもの同士は会合する．したがって，薬剤の非極性部は，近隣にある水を避け，結果的に標的分子の非極性部と疎水性相互作用を起こす．タンパク質は，内部に疎水性残基，タンパク質表面（生体の水分子と接する面）に極性残基を通常配置し，そのタンパク質特有の 3 次元構造を形成する場合がある．

2.2.2.5 ファンデルワールス相互作用

薬剤を構成する非極性な長いアルキル鎖であっても，標的分子の結合部位が持つ電荷と，一時的に非対称な電荷を持ち，相互作用する．この相互作用は，化学結合の中でも非常に弱い結合で，近い原子間距離の時しか働かない．リパーゼ阻害薬のオルリスタットの脂肪鎖は，標的分子のセリンプロテアーゼであるリパーゼとファ

ンデルワールス相互作用によるとされている．

2.2.3　定量的構造活性相関

　　リード化合物の誘導体合成を行う手段として，リード化合物の構造の一部を修飾・単純化し改変した数多くの化合物を合成し，それらと生物活性の関係を見出すことを定量的構造活性相関という．英語表記の頭文字をとって QSAR と略す．では，リード化合物をどのような合成的手法によって改変すればよいのであろうか．標的分子の多くはタンパク質や核酸であり，種々の相互作用，例えば水素結合，イオン的または疎水性相互作用を有する官能基を持つ．当然，これら生体分子に相互作用を示す薬剤をデザインする場合，それらを無視することはできない．1960年代半ばに，Hansh 氏と藤田稔夫氏が発表した方法（Hansh-藤田法）が代表的な定量的構造活性相関の方法として知られる．薬物が標的部位へ達する段階には，薬物の疎水性が重要であるとし，その疎水性度を定量的に評価するため疎水性パラメーターを算出し，さらに薬物の活性は，疎水性のほか，電子効果などの物理的パラメーターにより説明できると考えた．この手法に用いられている代表的なパラメーターは，例えば分配係数，酸解離定数などを指す．

　　最近，Lipinski 氏は，体内吸収や生体膜透過性の観点から「経口投与に用いられやすい医薬品の化学的特性」を分析し「Rule of 5」として発表した．しかし，Rule of 5 は指標としては有用であるが，これに抵触したからといって，候補化合物のキルファクターとして用いられる場合は少ない．

2.2.4　薬物設計における生物学的等価性

　　生物学的等価性は，医薬品の分子修飾法としてドラッグデザインに広く応用されている．1919年に，「等価体とは，同数の電子が同様な電子配置を保持している化合物か原子団である」と定義された．後年，化学的な等価性は電子の数と配置が同じあるいはイオンを等価体であると定義された．

　　周期表の同じ周期に属する原子からなる置換基，$-CH_3$，$-NH_2$，$-OH$，$-F$ は，1価の置換基として等価である．これに従うと，$-CH_2-$，$-NH-$，$-O-$ は，2価の置換基として等価である．この定義は，同様な生物活性化合物群を構成する官能基まで拡張され，生物学的等価体と呼ばれるようになった．生物学的等価体は，分子の大きさ，形状さらに分極が似ている官能基の一群である．生物学的等価体の例を図2.9に示す．この中で，カルボン酸と類似した立体構造を持ち，プロトン供与体として機能するスルホンアミド，テトラゾール等は非常によく用いられる生物学的等価体の例である．

　　このような生物学的等価体への変換により，標的分子への生物活性の増減，選択性の増減，薬物動態の変化が得られることもある．また，例えば，局所麻酔薬プロ

定量的構造活性相関：
quantitative structure-activity relationship（QSAR と略す．）

Rule of 5：
分子量500以下，分配係数の対数値が0～5などの経口剤に必要とされる条件を指す．

生物学的等価体：
bioisostere

環状等価体

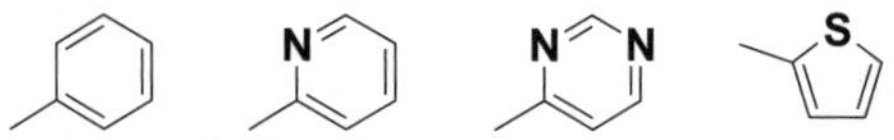

ハロゲン等価体

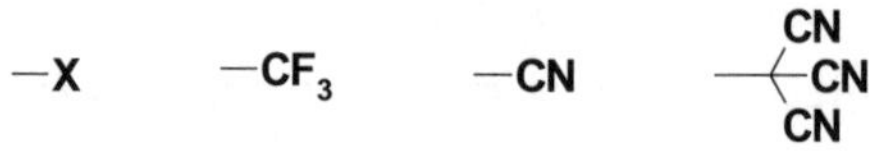

カルボン酸等価体

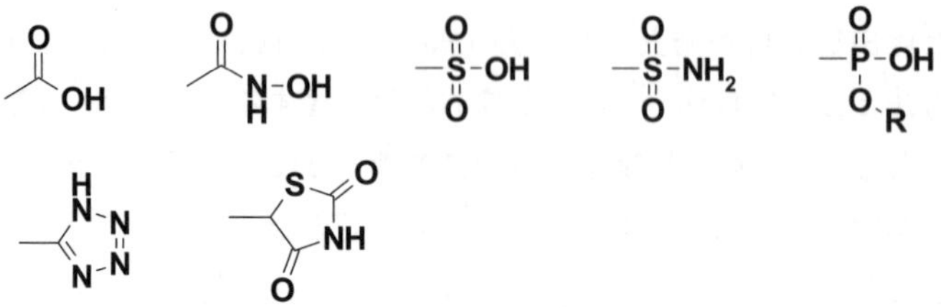

エステル等価体

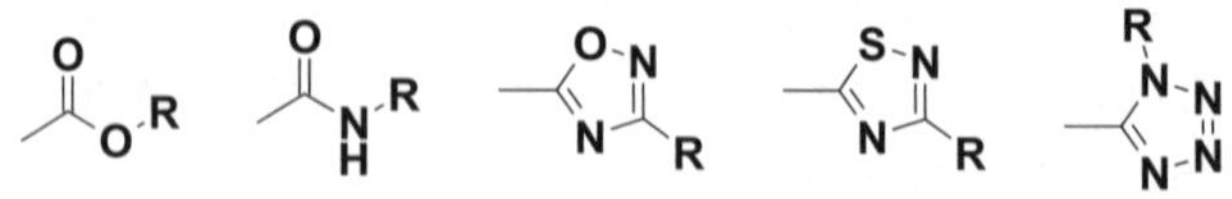

アミド等価体

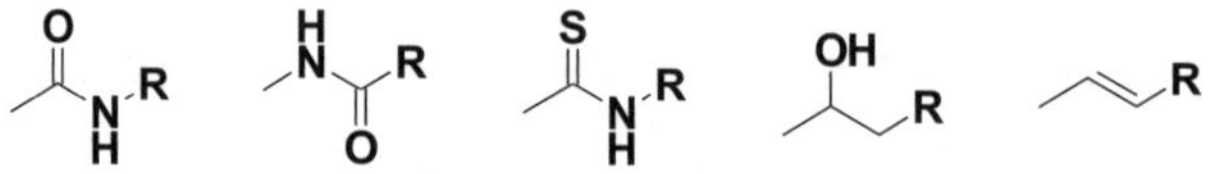

尿素等価体

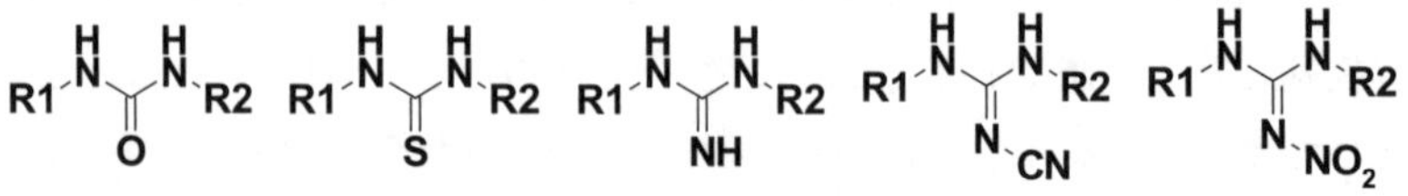

図 2.9 生物学的等価体

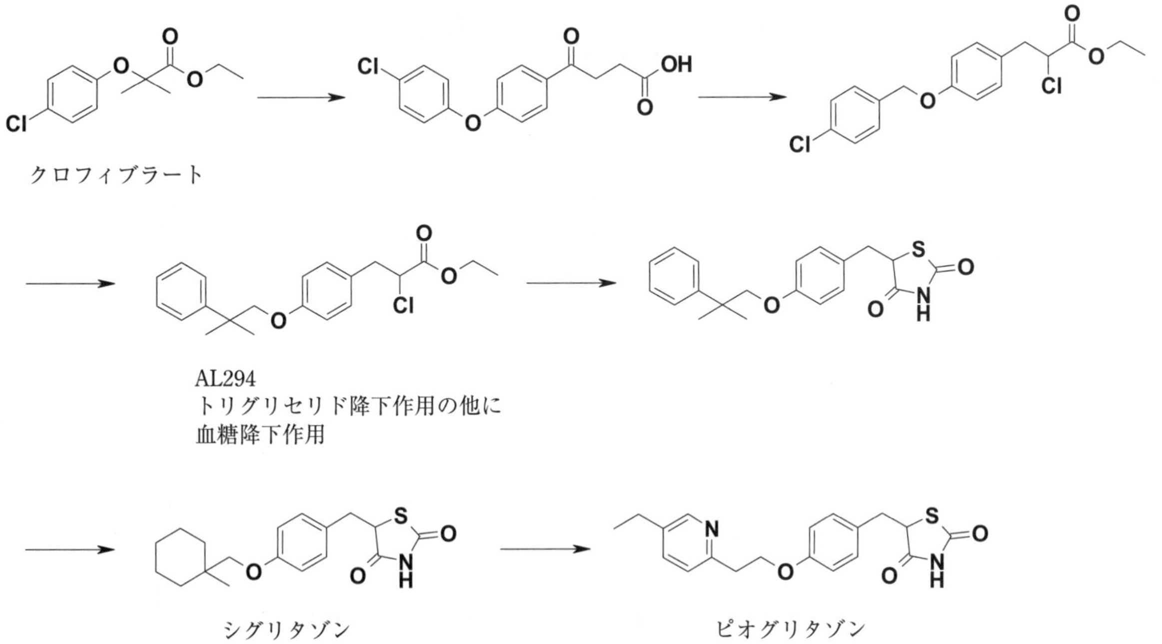

図 2.10　PPAR-γ 作動薬

カインのエステル部分をアミドに置換したプロカインアミドは，同じナトリウムチャネル阻害薬であるものの抗不整脈薬として使用されているように，結果として別の薬物として使用されることもある．

2 型糖尿病治療薬である PPAR-γ 作動薬の開発段階で，生物学的等価体の導入による開発が進められた（図 2.10）．この開発は，中性脂質低下薬であるクロフィブラートをリード化合物として開始されたが，開発過程で AL294 に血糖降下作用が見出された．そのため血糖降下作用を持つ化合物開発に方針が変更され，この AL294 をリード化合物にしてカルボン酸の生物学的等価体の導入が行われた．

図 2.11 にシメチジン開発の過程を示した．ヒスタミン H_2 受容体の内因性作動薬ヒスタミンにウレアの生物学的等価体を組み込み，最終的にヒスタミン H_2 受容体の内因性活性まで抑制するインバースアゴニストであるシメチジンが見出された．図 2.12 には，アンギオテンシン II 受容体拮抗薬の構造を示した．ビフェニル上にカルボン酸が位置しているが，他の薬剤では同じ位置に生物学的等価体のテトラゾールが位置している．これらの薬剤は，開発した製薬会社は異なるものの，中心構造の同じ場所にプロトン供与基という同じ性質の官能基が位置している．この部分が拮抗作用発現に必須であることが容易に推察できる．

2.2.5　薬物設計におけるフッ素原子の導入

含フッ素ステロイド系抗炎症薬やフルオロウラシル系制がん薬の発見を機に，フッ素原子の医薬品への導入が盛んになり，またフッ素原子導入の意義の解明も進ん

受容体に親和性を示す化合物として，アゴニストやアンタゴニストのような二者択一では分類できないような振舞いをする化合物がある．一つは，インバースアゴニスト（部分作動薬）である．この化合物は，アゴニスト活性は持っているが完全なアゴニストより活性が弱い．インバースアゴニストは，不活性型の受容体に親和性が高いため平衡が不活性型の受容体に傾き内因性活性（すべての受容体が持つ活性ではない）まで抑制する．ヒスタミン H_2 受容体の拮抗薬，シメチジン，ファモチジン，またはヒスタミン H_1 受容体の拮抗薬，ロラタジンなどがインバースアゴニストとして知られている．

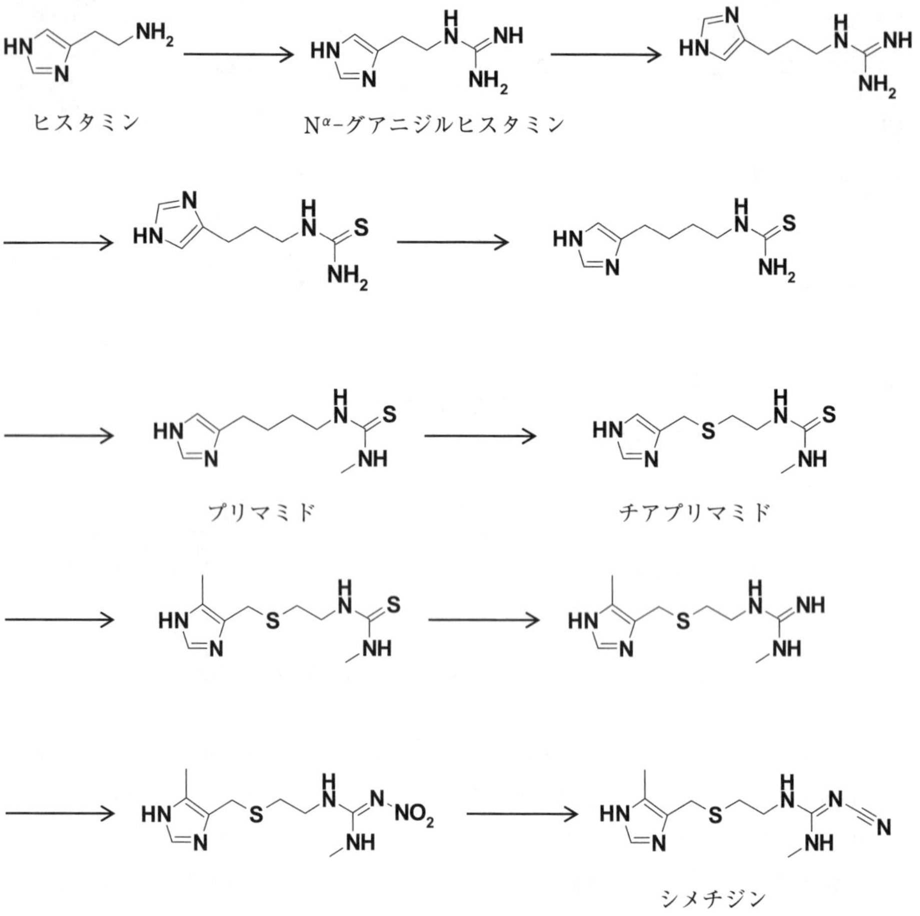

図 2.11 シメチジン開発の経緯

だ.毒性や腐食性のため取扱いが困難なフッ素を化合物に導入する方法も開発され,取扱いに優れた求電子フッ素化剤や求核的フッ素化剤も開発された.ハロゲン中フッ素原子だけが特記される理由は,以下の1)〜4)で示す特性による.この特性が直接,生理活性や薬剤自体の性質を変化させる場合もあるが,単なる分子修飾の一部として導入されることもある.いずれにせよフッ素原子導入により,まるでフッ素マジックとでもいうべき特性が現れることがある.

1) 炭素-フッ素間の強い結合

両原子とも第二周期に属し,その電子軌道は酷似している.また,その軌道の広がりは比較的小さい.そのため,炭素-フッ素間の結合は,他の原子同士の結合よりも強い.

薬剤の代謝は,第Ⅰ相反応と第Ⅱ相反応の二段階で起こる(図2.13).前者では,官能基の導入反応,あるいは官能基変換が行われる.後者は抱合反応である.リード化合物の構造中,パラ位に置換基を持たないフェニル環がある場合,上記の代謝

ロサルタン　　　　　　　　バルサルタン　　　　　　　イルベサルタン

テルミサルタン　　　　　　カンデサルタン

図 2.12　アンギオテンシン II 受容体拮抗薬の化学構造式

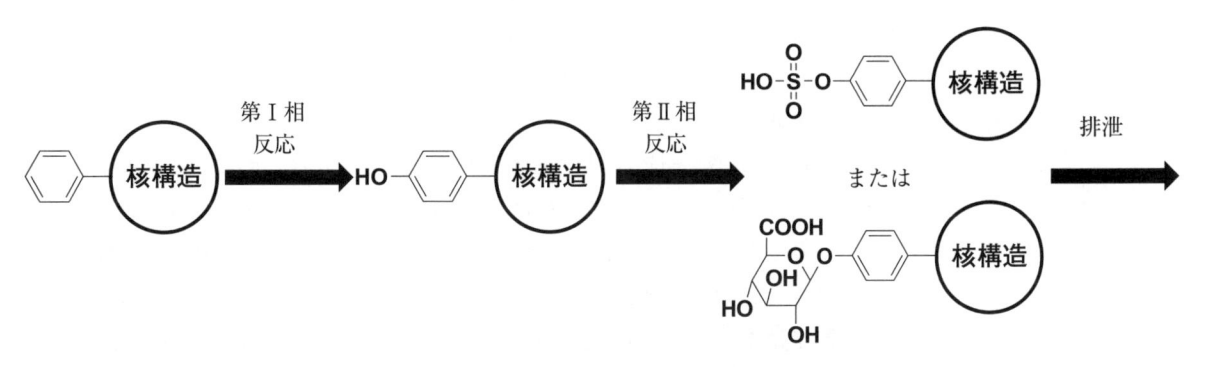

図 2.13　抱合による代謝経路

の第 I 相反応と第 II 相反応を防ぐためフッ素原子の導入が試みられる．炭素–フッ素間の強い結合のため官能基変換が抑制され，抱合反応に至らず，結果的に代謝安定性が向上する．

2) 強い電気陰性度

　ハロゲン中フッ素原子は，最も小さな原子で，原子核に近い L 殻で電子を捕捉する．ヨウ素の場合，O 殻で捕捉するため原子核から離れたところで電子を捕捉する．電子を受け取る力が強くなるため，フッ素は全元素中最も電気陰性度が大きい．トリフルオロ酢酸が，酢酸やトリクロル酢酸より酸性度が強いのは，この強い電気陰性度によるものである．

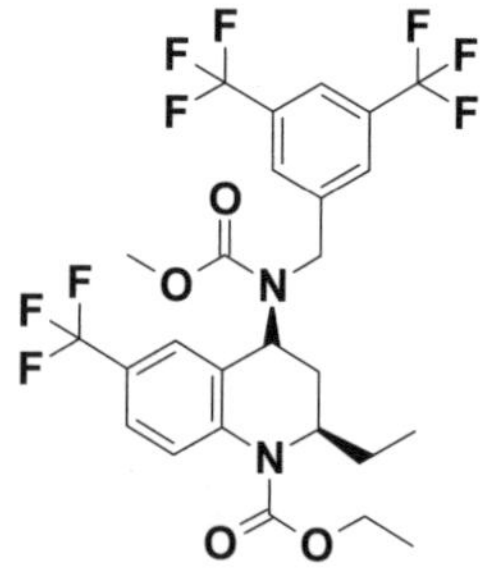

図 2.14　トルセトラピブの化学構造式

3) 水素原子に近似するファンデルワールス半径

水素原子のファンデルワールス半径は 1.2 Å，対してフッ素原子のそれは 1.3 Å と非常に近似した値を持つ．したがって，リード化合物の水素原子をフッ素原子に置換したところで標的分子はその違いを認識できず，取り込んでしまう．例えば 5-フルオロウラシルは，生体内で活性本体の 5-フルオロデオキシウリジン一リン酸に変換され，チミジル酸合成酵素が基質である 5-デオキシウリジン一リン酸と誤認し取り込む．その後，5-フルオロウリジン部と酵素のシステイン残基のチオール基とウラシルの二重結合部が，コファクターの存在化マイケル付加型の反応により共有結合を形成し，酵素を不活性化するとされている．

4) 高い疎水性

リード化合物の疎水性を上昇させたい場合，フッ素原子，特にトリフルオロメチル基の導入は非常に有効な手段である．コレステロールエステル転送タンパク質阻害薬のトルセトラピブは，トリフルオロメチル基を分子内に 3 つ持ち，それらは阻害薬の疎水性増強に貢献している（図 2.14）．なお，国内外の循環器関連の研究者がこの臨床結果に非常に注目していたが，残念ながら 2006 年開発は中止された．

2.2.6　薬物設計における立体配座

アセチルコリンは，ねじれ擬似環状型とアセチルコリン伸張型の全く違った立体配座をとる生体内物質であり，前者はニコチン受容体と，後者はムスカリン受容体に対して各々作動薬として働く（図 2.15）．ニコチン活性に必要な立体配座では，4 級アンモニウム基とエステルカルボニル基の空間的距離が 5.9 Å であるのに対し，ムスカリン受容体への親和性に必要な立体配座では，4 級アンモニウム基と非共有電子対が 4.4 Å の距離にある．それぞれの受容体特異的な作動薬である，ニコチンやムスカリンは，それぞれに必要なファーマコフォーが立体を制限することによって空間的位置が固定されるため，各受容体に対し親和性を増す．このような立体的に位置するファーマコフォーを適材適所に配置するデザインは，リード化合物を展開する上で非常に重要である．

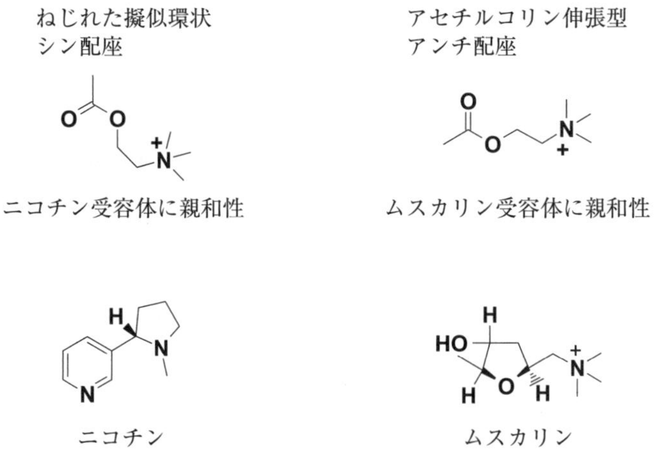

図 2.15 アセチルコリン立体配座

　立体配座を固定した最初の成功例は，メルク社が行ったソマトスタチン誘導体である．この研究では，立体配座の固定ばかりでなく，環の縮小，単純化などリード化合物の展開に必要な要素が組み込まれている．また，ペプチド性誘導体では，逆の立体配座を持ったアミノ酸を導入することにより，加水分解酵素に対する代謝安定性を向上させることもある．その例として，前立腺癌の治療薬として使用されている黄体化（性腺刺激）ホルモン放出ホルモン誘導体であるリュープリンがある．化学的な戦略として，L型アミノ酸で構成されているホルモンの加水分解位置にD型のアミノ酸を組み込み，加水分解酵素に抵抗させることに成功した．これらの修飾は，化合物自体の代謝安定性を図ることにより半減期を延長させ効果の持続につながる．

2.2.7　薬物設計における薬物動態

　リード化合物の最適化にあたっては，薬物動態学的特性や製剤学的特性などの評価を行い，総合的に判断する．薬物動態学的な検討との関係について，吸収，分布，代謝，排泄に分けて，以下，簡単に説明する．

　例えば，経口剤を開発したいのであるならば，必然的に，消化管壁を透過する薬物を創出しなければならない．一般に，水溶性すぎても脂溶性すぎても消化管吸収性は良くないので，極性基と非極性基の相反する2つの官能基がバランス良く含まれることが薬物側の条件となる．この点，リード化合物の最適化にあたっては，ある程度の試行錯誤が必要である．

　標的臓器や標的部位に特異的に分布することも重要である．ここで，研究段階であるが，骨粗鬆症に関わるシステインプロテアーゼに属するカテプシンKの阻害薬に関するデータを示す（図2.16）．化合物1と2の構造を比べると，スピロ環部分が逆転したような構造であることがわかる．標的部位は骨である．両化合物の骨

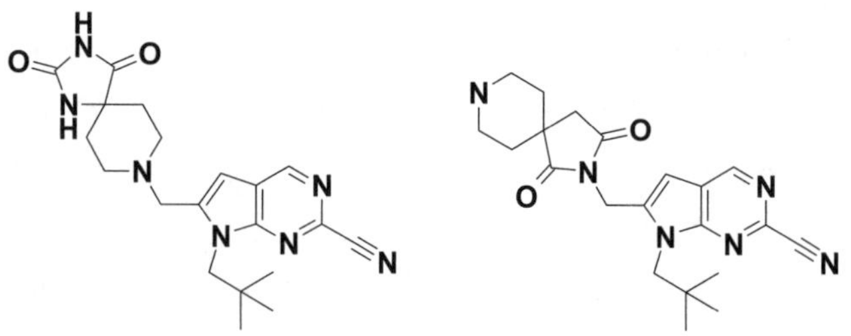

化合物	化合物 1	化合物 2
化合物	血液中の 化合物濃度	骨髄中の 化合物濃度
1	557 nM	381 nM
2	960 nM	33496 nM

図 2.16　標的臓器への移行

(Naoki Teno, *et al.*: *J. Med. Chem.*, **51**, 5459-5462 (2008))

髄中濃度を測定したところ，化合物1と比べ，化合物2のほうが圧倒的に骨髄中に移行していることがわかった．よって，化合物2のほうが有望であり，動物実験における効果もこれを支持した．このように，リード化合物の最適化にあたっては，標的部位への移行性を検討することも重要となる．

薬物の血中濃度を決定する因子としては代謝が重要である．シトクロム P450（CYPs）など，ヒトにおける主要な薬物代謝酵素に対する反応性や，薬物代謝酵素に対する阻害活性を検討することも重要となる．

薬物の体内動態を決定するもう一つの重要な過程は排泄である．排泄されない薬物は蓄積されるので，予期せぬ副作用の原因となる．

薬物の体内動態を放射性同位元素で標識した薬物も用いる．図2.17に，2009年4月に製造販売が承認された経口用カルバペネム系抗生物質テビペネムピボキシル（TBPM-PI）の構造式と体内動態を示した．この体内動態は放射性同位元素で標識した薬物を用いて検討された．

このように，リード化合物の最適化においては，標的分子への活性や選択性の向上が担保された化合物群について，特に薬物動態に関する検討は必須となっている．

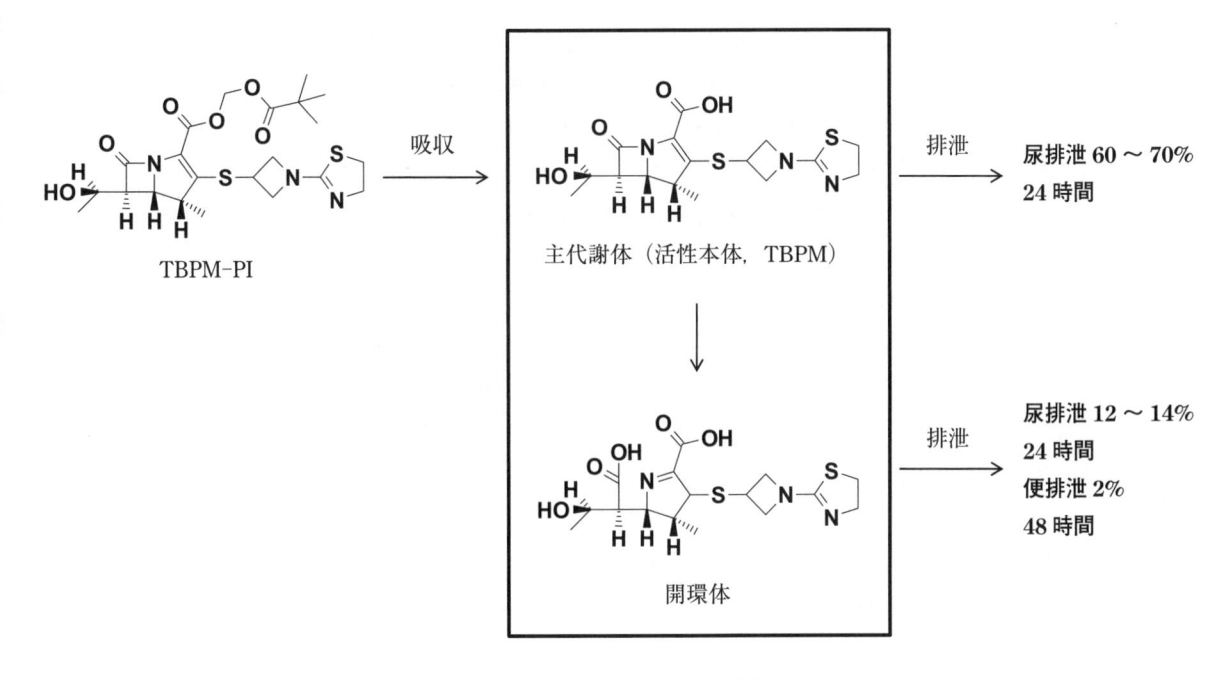

図 2.17　テビペネムピボキシルの化学構造式と体内動態

2.3　章末問題

A　問　題：次の文の正誤を答えよ．
1. 先行品があり，後発として創薬を開始する場合の長所は，安全で活性な化合物を得る確率が高いことである．
2. リード化合物の探索として動植物由来の天然生理活性物質は，リード化合物には不向きである．
3. ランダムスクリーニング法は，特定のスクリーニング系を用いて所有する多くの化合物を評価する方法で，これまで多くの抗生物質の発見に貢献してきた．
4. 創薬の標的分子の同定や確認に時間を費やすことが多くなってきている理由は，創薬の標的分子として適切か否かの判断に時間がかかるからである．
5. 化合物ライブラリーを利用した HTS とは，マイクロプレートを使用するアッセイ系すべての総称である．
6. 化合物ライブラリーは，自社で作成するには時間がかかりすぎるため，外部に受注することが多い．
7. 化合物ライブラリーを利用した HTS の長所は，他社が類似した化合物を作りにくくするためである．
8. 化合物ライブラリーの質が問われる理由は，そこからリード化合物が見つかる確率が，数十万分の一かあるいは数百万分の一の確率だからである．
9. テンプレートライブラリーとは，核となる構造にビルディングブロックを包括的に構築した化合物の一群をいう．
10. 化合物のスクリーニング系は，標的分子に適合したアッセイ系と高感度の検出法によって確立する必要

があるが，高い処理能力は求められていない．
11. 低い処理能力であるパッチクランプ法が原因でイオンチャネルが選ばれる可能性は低い．
12. リード化合物の最適化は，化合物と標的分子の共結晶構造解析によるファーマコフォーの同定，定量的構造活性相関による化合物の物性の最適化やコンピュータ支援薬物設計によって支えられている．
13. リード化合物の効率的かつより広い誘導体合成が求められる理由の一つは，化合物特許申請範囲にも影響を及ぼすからである．
14. コンピュータ支援薬物設計は，制限なく化合物デザインに適応できるため，メディシナルケミストリー分野において新展開した計算化学である．
15. 薬剤と標的分子間で強固な共有結合を形成し標的分子を分子修飾し不活性化する薬剤として，プロトンポンプ阻害薬であるオメプラゾールやCOX阻害薬のアスピリンが知られている．
16. 生物学的等価体は，分子の大きさ，形状さらに分極が似ている官能基の一群である．
17. インバースアゴニスト（逆作動薬）としてシメチジン，ファモチジン，ロラタジンが知られており，これらはいずれもヒスタミン H_2 受容体特異的に親和性を示す．
18. アセチルコリンは，ねじれ擬似環状型とアセチルコリン伸張型のような二つの全く違った立体配座をとる生体内物質である．
19. 薬剤の標的部位への移行とそれに伴う暴露量が in vivo 試験（二次スクリーニング）の薬効に直結する．
20. 通常薬剤は，第Ⅰ相反応で酸化を受け，第Ⅱ相反応で抱合され排泄される．この第Ⅰ相反応での酸化反応は律速段階になることがあり，ここに関わっている主な酵素が，シトクロム P450 である．

B 解答

1. 正．
2. 誤．植物や細菌由来の物質，ヒト以外の動物が産生する分泌液や毒でさえも医薬品の候補となる可能性が十分ある．
3. 正．
4. 正．
5. 誤．HTSとは，1日に何万検体分のアッセイを自動化した高速処理スクリーニング法を用い評価できるシステムである．このアッセイには，マイクロプレートを使用し，標的分子を分注から測定まで，ロボットにより完全自動化できるシステムである．
6. 誤．化合物ライブラリーは，自社で作成することもあるが，それを提供する開発業務受託機関もあり，製薬会社にとって多種多様な構造を有する化合物ライブラリーを有することが，HTSによるリード化合物創製の生命線である．
7. 誤．多彩な構造を有する化合物ライブラリーは，先行品や既存薬とは全く構造を異にする化合物を生み出す可能性を秘めている．これは製薬会社にとって，構造の新規性という面で大きなメリットになり，HTSという戦略を選択する理由の一つであろう．
8. 正．
9. 正．
10. 誤．高い処理能力が求められている．
11. 誤．近年処理能力が大幅に改善され，自動でパッチクランプ法が測定できる機器が販売されているため，

今後創薬の標的分子としてイオンチャネルが選ばれる可能性が広がってきた．
12. 正．
13. 正．
14. 誤．CADDは，標的分子の構造変化を厳密に予測することが困難である．特に，標的分子がダイマーやトリマー構造を有し，それらの活性化，不活性化の構造変化が全く不明の場合，CADDによる支援は期待できない．
15. 正．
16. 正．
17. 誤．ロラタジンは，ヒスタミンH_1受容体に特異的に親和性を示す．
18. 正．
19. 正．
20. 正．

第3章

非臨床試験

　探索研究により開発候補化合物が決定される．続いて，その候補について，ヒトに投与して開発を進める価値があるか否かを判断することが必要となる．そのために実施する試験を非臨床試験と総称する．具体的な項目と試験の内容を表 3.1 に示した．非臨床試験は，毒性試験（一般毒性試験，特殊毒性試験），薬理試験（薬効薬理試験，安全性薬理試験），薬物動態試験，製剤学的試験，その他に大別される．

　非臨床試験では，主として実験動物を用い，開発候補化合物の有効性，安全性などを評価する．非臨床試験は，臨床試験の実施の可否を判断するために重要な試験

表 3.1　非臨床試験の項目およびその内容

試験の種類	試験の内容
1）毒性試験	
1．一般毒性試験	
単回投与毒性試験	1回投与後の毒性
反復投与毒性試験	反復投与後の毒性
2．特殊毒性試験	
がん原性試験	発がん性
抗原性試験	アレルギー反応
遺伝毒性試験	DNA，染色体に対する影響
生殖・発生毒性試験	生殖細胞の形成，受精・着床，胚・胎児の発育，妊娠・分娩，授乳などに対する毒性
その他	局所刺激試験，依存性試験，光毒性試験など
2）薬理試験	
1．安全性薬理試験	
コアバッテリー試験	生命機能（中枢神経系，心血管系，呼吸器系）に対する作用
フォローアップ試験	コアバッテリー試験で問題がある場合に，さらに詳細な追加検討
補足的安全性薬理試験	コアバッテリー試験以外の器官系（腎・泌尿器系，自律神経系，消化器系など）に対する作用
2．薬効薬理試験	効能・効果を裏付ける試験
3）薬物動態試験	
吸収	薬物吸収の程度・速度，生物学的利用能
分布	組織分布，タンパク結合など
代謝	代謝物，代謝酵素，酵素阻害など
排泄	排泄経路，排泄速度など
トキシコキネティクス試験	毒性試験時の血中濃度
4）製剤学的試験	非臨床試験，治験に使用する薬剤の製剤化，品質評価など

表3.2 非臨床試験を行うタイミング（例）

治験前 第Ⅰ相試験前に必要な試験	薬効薬理試験 安全性薬理試験 毒性試験 　単回投与毒性試験 　反復投与毒性試験 　遺伝毒性試験 　生殖・発生毒性試験 薬物動態試験
治験中 治験の進捗に応じて行う試験	薬効薬理試験（追加） 毒性試験 　反復投与毒性試験（長期間） 　がん原性試験 　依存性試験 　抗原性試験 薬物動態試験（必要に応じて）

と位置付けられるが，臨床試験をより効率的に行うための情報収集も目的となる．なお，がん原性試験など，一部の長期間にわたる試験については，臨床試験と並行して行うこともある．また，臨床試験の実施中に予期せぬことが起こったときに，非臨床試験を行ってその原因を解明することも行われる．各々の試験を実施するタイミングを表3.2にまとめた．あくまで一例であり，開発候補化合物によっては，また状況次第では，実施するタイミングはこの限りではない．

毒性試験，薬理試験，薬物動態試験，製剤学的試験のいずれもが承認申請資料となる．その結果に対して十分な信頼性を保証することが必要であり，毒性試験のすべて，および安全性薬理試験の一部は，GLP省令を遵守して実施する．なお，GLPとは「医薬品の安全性に関する非臨床試験の実施の基準」のことであり，英文表記の頭文字をとってGLPと略す．それ以外の試験も，薬事法施行規則第43条「申請資料の信頼性の基準」を遵守して実施する．また，承認申請時には，試験結果に基づいて適切に正確に申請資料が作成されているかを確認するため，適合性調査を受けなければならない．

第3章では，GLPと信頼性基準について概説した上で，毒性試験，薬理試験，薬物動態試験，製剤学的試験の詳細について解説する．

承認申請資料：
製造販売承認を受けるために，厚生労働省に提出するすべての資料を指す．

GLP：
good laboratory practice

適合性調査：
申請された承認申請資料が，「申請資料の信頼性の基準」に適合しているかどうかを調査することを適合性調査とよぶ．調査は実地および書面にて実施される．

3.1　GLPと信頼性基準

非臨床試験は，承認申請資料となることから，GLP省令あるいは薬事法施行規則に規定されている「信頼性基準」を遵守した試験の実施が必要とされる．これらの基準に求められているのは，正確性，網羅性，保存性の保証である．すなわち，① 試験データが正確であること，またそのことを保証できること，② 申請資料が

試験データから正確に作成されていること，③ 試験計画から試験結果までがわかりやすくまとめられており，データから試験の再構成が容易にできること，④ 資料を長期間保存すること，またその方法を定めていること，などが求められている．

3.1.1　GLP

　GLPとは，化学物質の安全性に関する非臨床試験におけるデータの品質と信頼性を確保するために定められた品質管理および品質保証のシステムであり，そのためのハードとソフトに関する基本的な規範が定められている．医薬品以外（医療機器，農薬，飼料添加物，工業化学物質など）を対象とする場合もあるが，ここでは主として医薬品について述べる．

　米国において，1975年に医薬品の審査資料中に信頼性を欠いた動物試験データが発覚し，米国議会で取り上げられた．医薬品の安全性を確保するには，単に試験が実施されるだけではなく，その試験結果の信頼性が保証されるシステムの必要性が認識され，1978年からGLPが施行された．日本では，1982年に「医薬品の安全性試験の実施に関する基準」が薬務局長通知として発出され，国内外のGLP査察が開始された．1997年には厚生省（現厚生労働省）令として「医薬品の安全性に関する非臨床試験の実施の基準について」が出されており，これが現在のいわゆる医薬品GLP省令である．これにより，医薬品医療機器総合機構による医薬品GLP適合性調査が開始された．

　GLP省令では，運営管理者，試験責任者，信頼性保証部門などの組織が規定されている．図3.1には組織図と主な役割について示した．

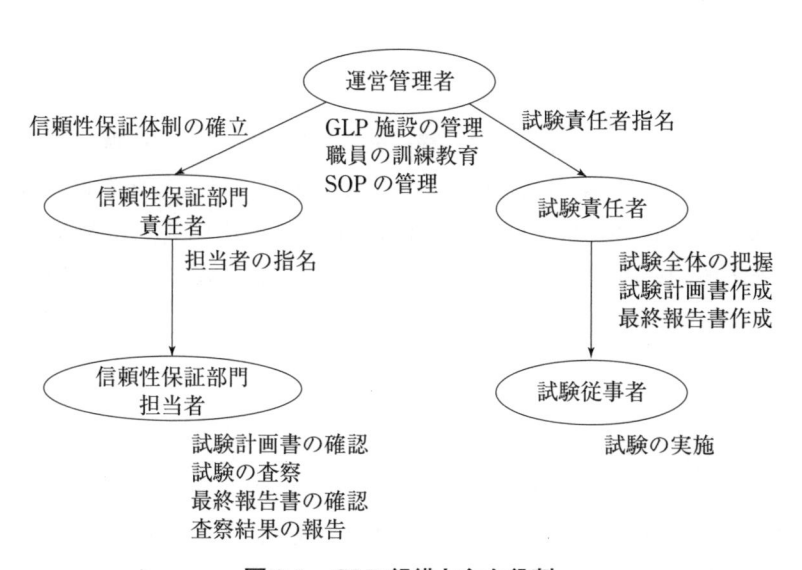

図 3.1　GLP 組織と主な役割

3.1.1.1　運営管理者

　試験施設の運営および管理について責任を負う者．試験ごとの試験責任者の氏名や，GLPにかかわるすべての職員に対して必要な教育および訓練を行わなくてはならない．さらには，試験施設および機器等が標準操作手順書（SOP）や試験計画書通り使用されていることを確認する．

3.1.1.2　試験責任者

　運営管理者により試験ごとに指名され，その試験の実施に責任を持つ者．各試験がGLP，SOPおよび試験計画書に従って実施されていることを確認し，生データが正確に記録されていることなどを確認することにより，信頼性の確保に努める．さらには，試験で発生する計画書，標本，生データ，終了報告書などを適切に保存する責任を持つ．

3.1.1.3　信頼性保証部門

　すべての試験について信頼性を保証する部署であり，信頼性保証部門責任者は試験ごとに担当者を指名する．担当者は適切な時期に試験の調査を行い，GLP，SOPおよび試験計画書通りに実施されていることを確認し，保証する．また，終了報告書が生データをもとに適切に記載されていることを確認し，運営管理者および試験責任者に報告する．もちろん，信頼性保証を行う担当者は，その試験実施者以外でなければならない．

3.1.1.4　試験施設

　試験を行うための適切な面積および構造を有する必要がある．動物を用いた試験を行う施設は，動物を適切に飼育し，飼育施設，飼料，補給品等を補完する動物用品供給施設その他必要な施設・設備を有しなければならない．また，試験施設は，被験物質等を取り扱う区域，試験操作を行う区域，その他の試験を適切に実施するために必要な区域を有しなければならない．さらには，資料を保存する施設も必要である．

3.1.1.5　試験操作

　試験実施の方法は試験計画書および報告書に記載されているが，通常，決まっている操作に関しては，SOPを作成する．これは，実施にかかわる種々の実施方法

標準操作手順書：
　standard operating procedure
　（SOPと略す．）

および手順を記載したもので，例えば，被験物質の管理法，飼育施設の整備法，実験動物の飼育管理法，試験の操作法，生データの保管法，信頼性保証部門が行う業務などを規定している．SOPは運営管理者が作成・管理を行う．また，試験従事者がやむを得ない事情でSOPに従わなかった場合は，試験責任者の承認を受けなければならない．

3.1.1.6　被験物質

被験物質および対照物質等は，試験に用いた時に，その特性，安定性に応じて，試験期間中に分解，汚染などがないよう適切に管理する必要がある．

3.1.1.7　試験計画書

試験ごとに試験責任者は試験計画書を作成しなくてはならない．そこには，表題，試験目的，試験責任者の氏名とともに，試験実施に関する方法，解析方法などを詳細に記載する．また，試験を行う前に，計画書は運営管理者の承認を得る．また，やむを得ない事情で試験計画書を変更する場合は，その変更箇所，理由を記録し，試験計画書とともに保存する．

3.1.1.8　最終報告書

試験ごとに試験責任者は最終報告書を作成しなくてはならない．そこには，表題，試験目的，試験責任者の氏名とともに，試験実施に関する方法，解析方法，試験成績，考察などを詳細に記載する．また，生データや標本の保存場所，信頼性保証部門により，調査を受け，信頼性が保証されているという記録なども添付する．

3.1.2　信頼性基準

いわゆる「信頼性基準」の法的根拠は，薬事法施行規則第43条「申請資料の信頼性の基準」であり，この法律にはGLP試験やGCP試験も含む．なお，GCPとは「医薬品の臨床試験の実施の基準」のことであり，英文表記の頭文字をとってGCPと略す．しかし，これら以外の試験においても，申請資料である限りは，この法律を遵守しなければならず，その目的はGLP試験やGCP試験と同じように，正確性，網羅性および保存性の保証であり，様々な記録（動物購入記録や飼育記録，被験物質の管理記録，生データなど）を保存し，適合性書面調査においてこれらの調査を受ける．さらにはGLPと同様に，SOPの整備や信頼性保証部門による保証を受ける必要がある．しかし，GLPのように職員の組織や試験施設に関する規定などは法律で決められていない．通常，これらは各試験機関の実情に合わせて自主

GCP：
good clinical practice

的に規定されている．

3.2 毒性試験

毒性試験の主な目的は，開発候補化合物によって，どのような毒性がどの臓器・組織に現れるか，催奇形性や遺伝毒性の有無などを明らかにすることによって，化合物の安全性を評価することである．毒性は，主作用に基づき薬理作用の延長上にある毒性と，化合物自身の特性によって薬理作用とは関係なく起こる毒性とがある．前者は，予測が可能で発見も容易であるが，後者は予測が困難であり，重大な結果を引き起こす可能性がある．臨床試験を行う前に，新規開発化合物の安全性を確保するために，非常に重要な試験である．すべての毒性試験はGLP省令に従って行われる．

3.2.1 一般毒性試験

単回投与毒性試験，反復投与毒性試験に分けられる．すべての開発候補化合物について実施が義務付けられている．

3.2.1.1 単回投与毒性試験

急性毒性試験ともいう．被験物質を1回投与した時に観察される毒性を質的に量的に明らかにすることが求められている．使用される動物種は2種以上で，1種はげっ歯類（通常ラット）で1種はウサギ以外の非げっ歯類（通常イヌあるいはサル）で行う．観察期間は通常14日間であり，毒性の種類や程度などを観察する．必要に応じて解剖し，組織に肉眼的な異常や病理組織学的な検査を行う．

3.2.1.2 反復投与毒性試験

最大無毒性量（NOAEL）：
no observed adverse effect level
複数の投与量で化合物を動物に投与した際，有害な影響が全く認められなかった最大の暴露量のことを指す．通常，投与量（mg/kg）で表されるが，AUCで表される場合もある．

得られる情報の種類から，亜急性毒性試験，慢性毒性試験ともいう．被験物質を反復投与した時に観察される毒性を質的に量的に明らかにすることが求められる．その際，最大無毒性量（NOAEL）を出し，臨床試験を計画する際の参考にする．使用される動物種は単回投与毒性試験と同様である．投与は，通常1日1回毎日行い，投与期間は臨床で想定される使用期間を考慮して決められる．例えば，臨床で単回投与あるいは1週間以内の連続投与が行われる場合，1か月の反復投与を行う．

試験期間中は，一般状態，体重，摂餌量，飲水量，血液検査，尿検査などを行う．また器官・組織の肉眼的観察のほか，臓器重量や病理組織学的検査を行う．さらに

は，毒性からの回復や遅延性の毒性を明らかにするために，通常1か月から3か月程度の回復性試験を行う．すなわち，投与終了後，一定期間観察する回復性試験により，出現した毒性が可逆性なのか，非可逆性なのかを判定することができる．

3.2.2 特殊毒性試験

3.2.2.1 がん原性試験

がん原性試験は，次のような場合に実施される．

① 遺伝毒性試験の成績からがん原性が懸念される場合
② 製品レベルの暴露によりヒトにがん原性を引き起こすおそれが前もって示されている場合
③ 構造活性相関から遺伝毒性またはがん原性が示唆される場合
④ 反復投与毒性試験において前腫瘍性変化等がみられる場合
⑤ 親化合物または代謝物が長期間組織に停滞し局所の組織変化あるいは病的変化を引き起こす場合

さらに，臨床使用で6か月以上投与される場合，がん原性試験を行うことが求められている．ラットでは24か月～30か月，マウスおよびハムスターでは18か月～24か月の期間，1日1回毎日投与して，発がん性があるかどうかを確認する．

3.2.2.2 抗原性試験

薬物アレルギーは，場合によってはショックなどの重篤な症状を伴うことから，抗原性試験により，その安全性を確保することが求められている．モルモットなどに対して，開発候補化合物および開発候補化合物とタンパク質との結合体を反復投与して感作を行う．感作後2～3週間に候補化合物およびアルブミン結合体などを投与し，全身アナフィラキシー症状や，皮内感作部位におけるアルブミン漏出量などを測定し，アレルギーの可能性を検討する．必要に応じて，皮膚感作試験や皮膚光感作試験などを実施する．

3.2.2.3 遺伝毒性試験

従来，変異原性試験と呼ばれていた試験である．開発候補化合物がDNAに対して，化学反応を起こしたり，その分子構造を変えたりする性質があるかどうかを検討する．遺伝毒性があれば，体細胞に生じると発がん性を有することになり，生殖

細胞に生じると遺伝的障害（先天異常など）を起こすことがあるので，通常は開発を断念する．バクテリアを用いる復帰突然変異試験，哺乳細胞を用いる染色体異常試験およびマウスを用いる小核試験は，必須とされている．

　復帰突然変異試験（Ames試験）は，ネズミチフス菌のヒスチジン要求株が，開発候補化合物の添加により，非要求株に変異するかどうかを調べる．染色体異常試験は，チャイニーズハムスター卵巣細胞などを用い，開発候補化合物の添加によって，染色体の構造の変化，数的変化が出現するかどうかを検討する．これらの試験においては，化合物の代謝物の遺伝毒性を併せて評価する目的で，肝ミクロソーム共存でも行う．小核試験は，染色体異常により生じた染色体断片が，赤血球中において小核として観察されることを利用した試験であり，マウスに化合物を投与した後，骨髄から標本を作成し赤血球を観察する．

3.2.2.4　生殖・発生毒性試験

　哺乳類の生殖・発生に対しての毒性を検討する．すなわち，生殖細胞への影響や胎児への影響，さらには出生後の児への影響などを検討する．すなわち，① 妊娠前および妊娠初期投与試験，② 胎児器官形成期投与試験，③ 周産期および授乳期投与試験の三段階に分けられる．

① 妊娠前および妊娠初期投与試験
　雌雄動物に化合物を投与後，交配させ，交配期間中も引き続き投与する．妊娠した雌に対しては，妊娠初期まで投与を続け，分娩直前に帝王切開を行って母体と胎児を観察する．生殖細胞の形成，性周期，交尾行動，排卵，着床，妊娠初期の胚の発生などに対する影響を検討する．

② 胎児器官形成期投与試験
　妊娠動物に対して着床後から器官形成終了まで投与を続け，一部を帝王切開，一部を自然分娩させる．母動物と胎児，新生児を観察することにより，胚・胎児の発育，催奇形性，出生後の成長などに対する影響を検討する．

③ 周産期および授乳期投与試験
　胎児器官形成期終了後から自然分娩を経て，離乳時まで母動物に投与する．その後，母動物と出生児について観察し，妊娠後期の胎児発生，分娩，授乳，出生後の児動物の成長などに対する影響を検討する．

3.2.2.5　その他

　必要に応じて局所刺激性試験，依存性試験，光毒性試験などを実施する．

3.3 薬理試験

薬理試験は安全性薬理試験と薬効薬理試験からなる．以下，個々に解説する．

3.3.1 安全性薬理試験

一般薬理試験ともいう．安全性薬理試験では，生理機能に対して，化合物の望ましくない薬理学的作用を明らかにすることである．

3.3.1.1 コアバッテリー試験

コアバッテリー試験は，生命維持を司る器官である心血管系，呼吸系および中枢神経系の生理機能に対する望ましくない薬理作用を明らかにする試験である．心血管系では血圧，心拍数，心電図などについて，呼吸系では呼吸数や呼吸機能（1回換気量やヘモグロビン酸素飽和度など）について，中枢神経系では運動量，行動変化，体温などについて，それぞれ評価する．これらの試験はGLP省令に従って行われる．

3.3.1.2 フォローアップ試験

フォローアップ試験は，コアバッテリー試験によって得られた結果から，さらに詳しく評価することが必要であることが判断した際に行われる試験で，心拍出量，心室収縮性，気道抵抗，血液pH，行動薬理，学習・記憶などが評価される．可能な限りGLP省令に従って行われる．

3.3.1.3 補足的安全性薬理試験

補足的安全性薬理試験は，コアバッテリー試験あるいは反復投与毒性試験で検討されていなかった器官系に対して，何か望ましくない作用が懸念される場合に実施される．副次的安全性薬理試験ともいう．例えば，腎・泌尿器系においては尿量，尿比重，尿浸透圧，尿pH，血中尿素窒素，クレアチニンなどが評価される．自律神経系においては，自律神経系に関与する受容体との結合，作動薬・拮抗薬に対する反応などが評価される．胃腸管系においては，胃液分泌能，胃腸管運動能などが評価される．可能な限りGLP省令に従う．

3.3.2 薬効薬理試験

薬効薬理試験とは，開発候補化合物の期待される効能・効果を裏付けるための試験であり，その方法は開発される化合物の目的とする効能・効果によって様々である．動物個体だけでなく，ヒトを含む種々の細胞を用い，薬理効果を裏付けるための試験である．病態動物モデルなどを用いることもある．GLP省令に従う必要はなく，「信頼性基準」に従って実施される．

3.4 薬物動態試験

開発候補化合物の吸収，分布，代謝，排泄を評価する試験である．薬物動態試験の結果を用いて，毒性試験や薬効薬理試験の結果を考察し，治験の計画を立てる際の情報とする．GLP省令に従う必要はない．「信頼性基準」に従って実施される．

濃度時間曲線下面積(AUC)：area under the concentration-time curve

バイオアベイラビリティ：bioavailability 生物学的利用率

3.4.1 吸収

開発候補化合物を投与後，その血漿中濃度推移を評価し，濃度時間曲線下面積（AUC）などを算出し，吸収の速度，程度を明らかにする．さらには，静脈内投与後のAUCと比較し，バイオアベイラビリティを算出する．通常，単回投与および反復投与の両方が行われる．

3.4.2 分布

どの組織にどれくらいの濃度で分布し，どれくらいの速さで組織から消失するかを検討する．通常は放射性物質で標識した化合物を用い，動物を解剖し，各組織を取り出し，放射能濃度を測定する．必要に応じて，組織中未変化体濃度の測定も併せて行う．さらには，放射標識した化合物を投与した後，一定時間後に動物を屠殺し，薄い切片を作成し，フィルムなどで放射能を検出して，組織中の蓄積性，滞留性等を評価することもある．分布試験には，ヒトや動物の血漿を用いたタンパク結合率を検討することも含まれる．

3.4.3 代謝

どの薬物代謝酵素が関与するのか，どのような代謝物が生成するかについて検討する．すなわち，投与後の血漿，尿，糞，胆汁などを測定試料とし，代謝物の構造

を明らかにするとともに，肝ミクロソームや発現酵素を用いて，代謝過程に重要な薬物代謝酵素を同定する．その際，動物だけでなく，ヒトの肝細胞や肝ミクロソームを用いて，実験動物とヒトとの間の種差を明らかにし，臨床試験の計画を立てる際の情報とする．また，主要な薬物代謝酵素に対する阻害活性を検討する．その結果，薬物相互作用が懸念される場合には，臨床試験において薬物相互作用に関する試験を行う．

3.4.4 排　泄

化合物の未変化体あるいは代謝物がどれくらいの速度で胆汁中あるいは尿中に排泄されるのかを検討する．通常は放射能標識した化合物を投与し，尿・糞中の放射能濃度を測定し，排泄経路，排泄速度並びに総排泄量を算出する．必要に応じて未変化体濃度を測定する．これらの試験を行うことにより，体内での蓄積などを明らかにすることもできる．

3.4.5 トキシコキネティクス試験

かつては，毒性試験における毒性作用は，毒性が発現した投与量の大小で毒性の強さを議論してきたが，薬物動態に種差があることから，最近では化合物の血中濃度や暴露量のほうがヒトでの副作用を推定する上で有益な情報となると認識されている．したがって，毒性試験を実施する際，血中濃度を測定し，その暴露量を評価することによって，毒性試験の考察に用いるようになった．この試験のことをトキシコキネティクス試験と呼び，単回投与毒性試験や反復投与毒性試験，がん原性試験などにおいて実施することが必要となっている．トキシコキネティクス試験は，GLP省令に従って実施される．

3.5　製剤学的試験

　製剤学的試験とは，非臨床試験や臨床試験に用いる開発候補化合物の製剤化法および品質評価を決定するための試験である．試験の内容から，物理化学的試験，品質規格試験，安定性試験および製剤化試験に分類される．具体的には，本試験によって，化合物本体の物理化学的性質，製剤学的特性を明らかにし，品質評価法を決定する．さらに，治験薬製造の際の製剤化法，品質評価法を決定する．標準物質を製造し，それをもとに品質規格を定め，その品質を評価するための分析法を設定する．ここでいう品質規格とは，例えば，原薬の含有率，結晶型，粒子径，不純物の種類と量，安定性などを指す．試料中における化合物本体の確認試験，純度試験，

定量試験など薬局方の一般試験法を遵守して実施することが求められている．

3.6 非臨床試験の課題

非臨床試験の目的は，ヒトでの有効性，安全性を確保することにあるが，動物実験の結果からヒトで起こることを推定することは，一般的には，困難であることが多い．薬理作用，薬物動態，毒性など，実験動物とヒトの間で異なる．これを種差という．

例えば，強心配糖体はラットにおいて薬理作用は出にくい．これは作用点であるNa^+, K^+-ATPase の感受性がラットとヒトの間で異なるからである．薬物動態では，さらに種差が大きいと考えられている．とくに，薬物代謝酵素シトクロム P450 (CYP) 酵素の種差は大きく，動物で代謝を担う分子種とヒトでの分子種が異なることが多い．そこで，ヒト肝ミクロソームを用いた試験などを追加することが求められている．毒性に関しては，頭痛，悪心，食欲不振など神経系に関わる毒性，アレルギー反応やリンパ系の毒性，肝障害などは動物実験では検出しにくいといわれている．そのため，ヒト皮膚を用いた試験においてヒスタミン遊離作用を指標とした試験などが試みられている．しかしながら，これも必ずしも有効とはいえないとされる．したがって，ヒトでの有効性，安全性を確保するためには，決められた試験を決められた通り実施するだけではなく，それぞれ開発候補化合物の特性に応じた非臨床試験を行うことが求められている．

3.7 章末問題

A 問　題：次の文の正誤を答えよ．
1. 非臨床試験は，すべて動物を対象とした試験である．
2. GLP の目的は試験の正確性，倫理性，保存性の確保である．
3. 非臨床試験は，すべて GLP 省令を遵守して実施する必要がある．
4. GLP 試験において，運営管理者が試験責任者を指名する．
5. 信頼性保証部門の責任者は GLP 運営の責任を負う．
6. 一般毒性試験はイヌおよびサルを対象に行う．
7. がん原性試験を行い，発がん性のないことを確認した後でなければ，臨床試験を行うことができない．
8. 安全性薬理試験とは，新規候補化合物の効能・効果を裏付ける試験である．
9. コアバッテリー試験は GLP 省令に従って実施する必要がある．
10. 薬物動態試験は GLP 省令に従って実施する必要がある．

第 3 章　非臨床試験

B　解　答

1. 誤．製剤化試験や一部のヒト組織を用いた試験では，動物を対象としない．
2. 誤．GLP の目的は，正確性，網羅性，保存性の確保である．
3. 誤．毒性試験と安全性薬理試験の一部のみが対象である．
4. 正．
5. 誤．GLP 運営の責任者は GLP 運営管理者である．
6. 誤．一般毒性試験は，げっ歯類から 1 種，非げっ歯類から 1 種選択される．
7. 誤．がん原性試験は長期にわたることから，臨床試験と並行して行われることが多い．
8. 誤．安全性薬理試験は望ましくない薬理作用の検討であり，効能・効果を裏付けるのは薬効薬理試験である．
9. 正．
10. 誤．薬物動態試験は，「信頼性基準」で実施される．ただし，毒性試験に付随するトキシコキネティクス試験は，GLP に従う．

第4章

臨床試験

　新たに開発される医薬品の有効性，安全性を立証し，効能・効果，用法・用量，医療上の有用性を決定するためには，ヒトを対象とした臨床試験（治験）の実施が必要不可欠である．治験は，被験者の安全性確保に細心の注意を払いながら実施する必要があるため，ヘルシンキ宣言の基本原則に則り，「医薬品の臨床試験の実施の基準」（GCP）を遵守して行わなければならない．

　薬事法第14条第3項に，「医薬品の製造販売承認を受けようとする者は，厚生労働省令で定めるところにより，申請書に臨床試験の試験成績に関する資料その他の資料を添付して申請しなければならない．」と規定されている．治験実施に際して遵守しなければならない基準が薬事法第80条の二（治験の取扱い）に規定されている厚生労働省令『医薬品の臨床試験の実施の基準』（GCP）であり，治験が倫理的な配慮の下に科学的に適正に実施されるための基準として示されている．わが国における最初のGCPは1989年に厚生省薬務局長通知による行政指導として定められたが，その後，日米欧ハーモナイゼーション国際会議（ICH）において1996年5月に合意されたICH-GCPを基に，1996年の薬事法改正による根拠規定の整備を経て，1997年に厚生省令として新たに法制化された．これにより，治験を依頼する製薬企業のみならず，治験を実施する医療機関および治験を担当する者に対してGCPの遵守が義務付けられた．GCPのポイントは，①治験依頼者の責任の明確化，②文書によるインフォームド・コンセントの実施，③治験審査委員会の機能充実と透明性の確保，④治験依頼者によるモニタリングと監査の実施が挙げられる．なお，ICHについては，第7章で詳しく解説する．

　GCPは，治験および製造販売後臨床試験における試験計画，実施，モニタリング，監査，記録の保存，報告などに関する遵守事項を定めており，その目指すところは，被験者の人権，安全および福祉の保護の下に臨床試験の質とデータの信頼性を確保することにある．GCPは全6章から構成され，主要なものは「GCPの3基準」と呼ばれる第2章（治験の依頼に関する基準），第3章（治験の管理に関する基準），および第4章（治験を行う基準）である．第2章および第3章は治験依頼者（製薬企業）に関する基準であり，第4章は治験を実施する医療機関，医師および医療関係者に関する基準である．なお，現行のGCPは1997年に導入されて以来，医師主

ヘルシンキ宣言：
　Declaration of Helsinki 世界医師会が1964年に採択した臨床試験の倫理に関する宣言であり，臨床試験の実施に当たって倫理原則を考える上での指標とされている．

GCP：good clinical practice

日米欧ハーモナイゼーション国際会議：
　正しくは「医薬品の承認申請に必要な規制要件の国際的な標準化のための日米EU国際会議」(The International Conference on Harmonisation of Technical Requirements for Registration of Pharmaceuticals for Human Use) である．(ICHと略す.)

導治験に係る規定の追記（2003年），治験審査委員会関連規定の改正（2006年）など，全8回の改正を経て現在に至っている．

第4章では，臨床試験に関して，実施に必要な資料，実施における組織と役割，治験審査委員会，第Ⅰ～Ⅳ相臨床試験の内容，インフラ・ストラクチャー，国際化などについて解説する．

4.1 臨床試験の実施に必要な資料

治験届：
　治験依頼者（又は自ら治験を実施しようとする者）は，厚生労働省に治験届を提出し，その臨床試験が薬事法上の治験として行われることを宣言する．治験は，届出をした日から起算して30日を経過した後でなければ，治験を依頼し，又は自ら治験を実施してはならない．ただし，医師が外国の優れた医薬品を患者に緊急に投薬する必要がある場合は投薬を開始した後30日以内に計画を届ければ良いことになっている（薬事法第80条の2）．

治験薬概要書：
　investigator's brochure（IBと略す．）

被験薬と治験薬：
　被験薬は治験の対象とされる薬物あるいは製造販売後臨床試験の対象となる薬物のことであり，治験薬は被験薬および対照薬（プラセボ，対照とする標準薬）をいう．

治験実施計画書：
　protocol
　PCと略すこともある．

　非臨床試験の成績を科学的，倫理的観点から総合的に検討し，有効性，安全性に問題がなければ開発候補化合物は医薬品になる基本的条件が整ったことになる．治験の準備に際し，治験依頼者が行うべき事項がGCP第2章「治験の準備に関する基準」に明記されており，治験の実施に先立ち作成すべき主な資料としては，「業務手順書」，「治験薬概要書」，「治験実施計画書」，「症例報告書」，「説明文書」などがある．これらの資料は，治験実施医療機関の長および治験責任医師，治験審査委員会へ提出するとともに，治験届の際に規制当局へ提出する．

4.1.1 治験薬概要書

　治験薬概要書は，被験薬についてすでに実施されている非臨床試験および臨床試験の成績など，その時点で集約されている情報を掲載した文書である．IBと略す．治験薬概要書の作成は治験依頼者の責務であり，GCP第8条に，「治験を依頼しようとする者は，第5条に規定する試験（非臨床試験）により得られた資料並びに被験薬の品質，有効性および安全性に関する情報に基づいて，治験薬概要書を作成しなければならない．」と規定されている．

　治験薬概要書は，治験責任医師およびその他治験に携わる者に対して，被験薬の特性の理解，起こりうる副作用の予測，治験薬の用法・用量設定の根拠，治験期間中の被験者に対する臨床上の管理に必要な情報などを提供するものである．治験薬概要書には，通常，表4.1に示す内容が含まれる．

　治験薬概要書に記載されるデータは，簡潔，客観的，公平かつ販売促進に関わらないものであること，また，作成に当たっては医師を参加させることが望ましいとされている．被験薬に関連する新たな情報が得られた場合などには，少なくとも年に1回は治験薬概要書を見直し，必要に応じて改定しなければならない．

4.1.2 治験実施計画書

　治験を実施するに当たり，あらかじめ試験計画の詳細を記述した文書を作成して

表 4.1　治験薬概要書の記載内容

1. 目次
2. 要約：
    被験薬の品質，非臨床試験成績，臨床試験成績（すでに実施されている場合）の要約を記載する．
3. 序文：
    被験薬の化学名，薬理学上の分類と期待される効果，治験実施の根拠，治験における留意事項などを記載する．
4. 物理的・化学的および薬剤学的性質並びに製剤組成：
    原薬の化学式，構造式，物理・化学的性質およびその薬剤学的性質の要約．また，被験薬の保存条件，保存期間等の取扱い方法についても記載する．
5. 薬理，毒性，薬物動態および薬物代謝：
    非臨床試験について，方法，結果，並びに検討された治療効果と起こり得る不都合な意図しない作用との関連性について考察する．
6. 臨床試験成績：
    すでに治験が実施されている場合，個々の治験成績の要約を記載する．
7. データの要約および治験責任医師に対するガイダンス：
    有効性・安全性の観点から，非臨床および臨床試験成績を総合的に考察した結果を記載し，治験を担当する医師の治験実施における安全管理や問題点，留意事項の理解に役立つ情報を提供する．

おく必要がある．治験実施計画書は，試験の成否に大きく影響する最も重要な文書の1つであり，GCP第7条には，「治験の依頼をしようとする者は，次に掲げる事項を記載した治験実施計画書を作成しなければならない．」と定められている．一般的に，プロトコールと呼ばれる．PCと略すこともある．治験実施計画書は，治験の背景，治験実施の根拠および目的を定めるとともに，試験対象患者の選定，被験薬の概要，観察や試験項目および方法，評価方法，解析方法など，治験計画で要求されるすべての条件が明瞭に記載されていなければならない．

治験実施計画書を作成する理由として，次の3点があげられる．① 治験審査委員会において治験実施の妥当性を科学的・倫理的観点から事前に審査するためであり，適切な審査を行う上で必要不可欠である．② 試験全体の一貫性を確保することであり，試験の実施方法や患者を試験に組み入れる際の判断基準等を詳細に記述しておく．③ 試験結果を公正に判断するためである．治験は，治験責任医師およびその他治験に携わる者が協力して1つの治験計画書を遵守して進められる．したがって，曖昧で漠然とした記述は避けなければならない．不明確な記載により実施手順が異なったり，測定データにばらつきが生じると正確な結果を得ることができないばかりか，治験に参加した被験者を不用意な危険にさらすことにもなりかねない．また，その治験が実施可能かどうかを十分に検討する必要がある．計画の緻密さを追求するあまり，現実からかけ離れてしまっていては，治験計画書からの逸脱例の増加や症例の確保が困難になるなどの問題が生じることになる．治験実施計画書に記載すべき内容は表4.2のとおりである．

4.1.3　症例報告書

臨床試験データは，最終的に症例報告書という形式をとって集積され，治験依頼

表 4.2　治験実施計画書の記載内容

1. 表紙・表題 　　被験薬名，対象疾患，試験デザイン，試験の種類など．	13. 統計解析
	14. 治験実施計画書の遵守，逸脱または変更，並びに改訂
2. 開発の起源および経緯	15. 治験の終了または中止および中断
3. GCP 遵守	16. 症例報告書
4. 治験実施体制	17. 原資料などの直接閲覧
5. 治験の目的	18. 治験に品質管理および品質保証
6. 対象	19. 治験の倫理的実施
7. 被験者の同意取得および情報提供	20. 記録の保存
8. 治験薬	21. 金銭の支払い
9. 治験の計画	22. 保険
10. スケジュール並びに有効性および安全性の評価項目	23. 健康被害補償
11. 被験者の安全性の確保	24. 公表に関する取り扱い
12. 被験者の中止基準・脱落および手順	25. 参考資料

症例報告書：
　case report form
　（CRF と略す．）

者へ提出される．症例報告書は，GCP 第 2 条（定義）の中で「原資料のデータおよびそれに対する治験責任（分担）医師の評価を被験者ごとに記載した文書をいう．」と定義されている．ケースレポートともいう．また，英語表記の頭文字をとって CRF と略す．症例報告書に記録すべき項目や情報は治験実施計画書に記載されている．したがって，治験実施計画書を遵守した信頼性の高いデータを集積するためには，治験実施計画書との整合性がとれている症例報告書を作成することが重要となる．症例報告書を設計する際は，① 簡潔で一見して理解しやすい内容であること，② 記入者の立場からみて見やすく，かつ記入しやすいこと，③ 入力したデータをコンピュータで処理しやすいこと，などが大切となる．このことは，特に多くの医療機関が共同で行う試験（多施設共同治験）の場合に治験を実施する医師間の理解を統一する上で重要である．また，モニタリングや監査の際には，原資料等の治験関連記録に照らして検証する必要があるが，この作業を効率的に行うためにも，曖昧さを排し，適切に設計された症例報告書の作成が重要となる．なお，モニタリングや監査の内容については後述する．

原資料：
　治験における被験者の臨床所見，観察，その他の情報を記録した文書で治験の再現と評価に必要なものを原データといい，それに加え，診療記録（例えば，カルテ，エックス線写真，写真のネガなど）を含めた元となる文書や記録を原資料という．

4.1.4　説明文書

説明文書：
　インフォームド・コンセント，informed consent のこと．
　（IC と略す．）

　説明文書は，被験者が治験内容について十分な説明を受け，理解した上でその治験に参加するかどうかを選択することであり，その法的根拠は基本的人権として保障されている自己決定権にある．インフォームド・コンセントといい，IC と略す．被験者に治験参加を依頼する際に，治験審査委員会で承認されたインフォームド・コンセントの使用が義務づけられるようになったのは GCP 改定後の 1997 年からであり，GCP 第 9 条には，「治験の依頼をしようとする者は，治験責任医師となるべき者に対して，第 50 条第 1 項（文書による説明と同意の取得）の規定により説明を行うために用いられる文書の作成を依頼しなければならない．」と定められている．インフォームド・コンセントの作成は治験責任医師の責務であるが，治験依

表 4.3 インフォームド・コンセントに記載すべき内容

1. 当該治験が試験を目的とするものである旨
2. 治験の目的
3. 治験責任医師の氏名，職名および連絡先
4. 治験の方法
5. 予測される治験薬の効果および予測される被験者に対する不利益
6. 他の治療方法に関する事項
7. 治験に参加する期間
8. 治験の参加をいつでも取りやめることができる旨
9. 治験に参加しないこと，または取りやめることにより被験者が不利益な取り扱いを受けない旨
10. 被験者の秘密が保全されることを条件に，モニター，監査担当者および治験審査委員会が原資料を閲覧できる旨
11. 被験者に係る秘密が保全される旨
12. 健康被害が発生した場合における実施医療機関の連絡先
13. 健康被害が発生した場合に必要な治療が行われる旨
14. 健康被害の補償に関する事項
15. 当該治験に係る必要な事項

頼者はインフォームド・コンセントの作成に当たって必要な資料・情報を治験責任医師に提供し，作成の協力を行うとされている．インフォームド・コンセントは，治験を担当する医師と被験者の双方向のコミュニケーションの上に初めて成り立つものであり，したがって，専門的な用語の使用は極力避け，素人が理解できる語句を用い，また，絵や図を用いるなど見やすい文書であることが大切である．被験者の同意取得に関しては，GCP 第 50 条（文書による説明と同意の取得），第 51 条（説明文書），52 条（同意文書への署名等），53 条（同意文書の交付），第 54 条（被験者の意思に影響を与える情報が得られた場合），第 55 条（緊急状況下における救命的治療）に詳細な留意点が記載されている．例えば，被験者が同意の能力を欠く場合や未成年者の場合は代諾者の同意を得ること，説明は，説明を行った治験責任医師等と被験者の記名，捺印または署名，日付が記載されて初めて効力が生じること，同意は文書を用いて取得し，その写しを被験者に交付することなどである．GCP に規定されている，インフォームド・コンセントに記載すべき事項は，表 4.3 のとおりであり，説明の要件は，① 試験の内容の要約（目的，方法，リスク，利益，参加しなかった時の治療など）と ② 患者の権利の保護（個人情報の保護，自由参加など）に大別できる．

4.2 臨床試験実施における組織と役割

　治験は，製薬企業（治験依頼者），臨床試験を行う医療機関（実施医療機関），治験ボランティア（被験者）など，多くの人たちの協力を得て初めてその目的は達成される．1997 年の省令 GCP の制定により，治験に携わる組織や担当者の業務内容，役割，責任などが明確に規定された．治験は，GCP を遵守することにより，被験

者の人権，安全および福祉の保護の下に，科学的な質と成績の信頼性が確保される．治験実施体制とそれぞれの組織間の関係を図 4.1 に示す．

4.2.1 治験依頼者における組織

通常，モニタリング部門，品質管理部門，データマネージメント部門などから構成され，さらに，治験実施部門から独立した監査部門が置かれる．

4.2.1.1 モニター

治験依頼者は，治験が被験者の人権の保護，安全の保持および福祉の向上が図られ，治験実施計画書，および GCP を遵守して実施されていること，並びに治験データの信頼性が確保されていることを確認するため，実施医療機関に赴いて，原資料等の治験関連記録との直接閲覧等により治験責任（分担）医師から報告された治験データが正確かつ適切に記録されていることの調査を実施しなければならない（GCP 第 21 条）．この調査をモニタリングという．このため治験依頼者は，適切な

> モニター：
> clinical research associate のこと．
> （CRA と略す．）

> 直接閲覧：
> 治験の評価を行う上で重要な記録や報告（原資料）を直接，調査，分析するとともに整合性を確認する作業．直接閲覧は治験依頼者のモニター，監査担当者および規制当局によって行われる．

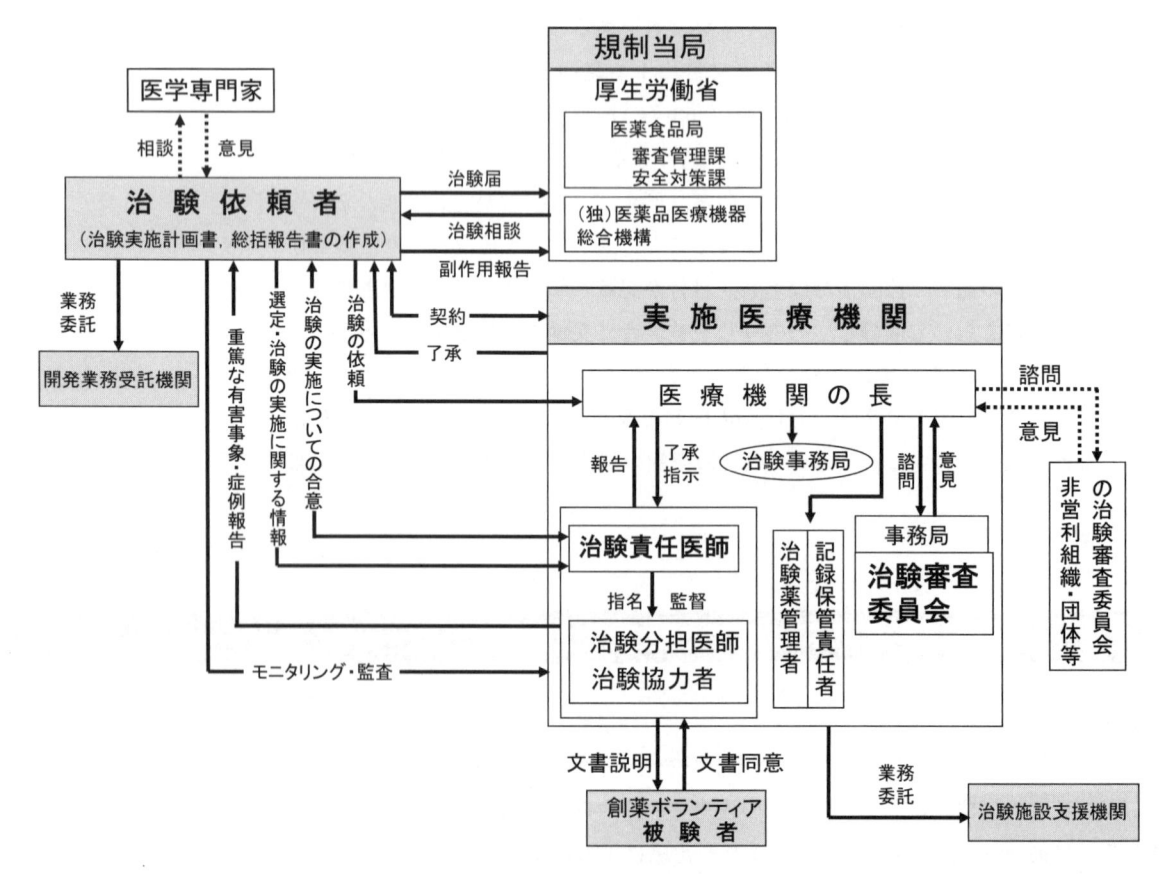

図 4.1　治験実施体制と相互関係

訓練を受け，治験を十分にモニタリングするために必要な科学的および臨床的知識を有する担当者を指名してモニタリング業務を実施させる．この担当者をモニターもしくはCRAという．モニターは，被験薬，治験実施計画書，説明・同意文書およびGCPを熟知し，手順書に従ってモニタリング業務を遂行しなければならない．モニタリングの結果は，モニタリング報告書にまとめ治験依頼者に提出する．GCPや治験実施計画書から逸脱していた場合は，治験責任医師および必要に応じて実施医療機関の長に直ちに伝えなければならない．また，治験依頼者は，通常，モニタリング部門内に品質管理担当者を置き，モニタリングが適正かつ正確に実施されているかを確認する品質管理業務を行う．

4.2.1.2 監査担当者

　監査担当者は，治験の品質保証活動を行うため，治験が手順書，治験実施計画書およびGCPを順守して行われているか否かを監査手順書に従って評価し，その結果に基づき監査報告書を作成して治験依頼者に提出する（GCP第23条）．監査部門は，モニタリングおよび品質管理部門とは分離・独立していなければならない．このため治験依頼者は，治験に直接的に係る業務とは無関係の者で，教育・訓練と経験により監査を適切に行いうる要件を満たしている者を監査担当者として指名する．

　監査は，内部監査と外部監査に分けられ，内部監査は治験依頼者内部の治験システムが適正に構築され，かつ適切に機能しているか，個々の治験が適切に実施されデータの信頼性が確保されているか否かを評価する．外部監査は，直接，実施医療機関および治験実施に係るその他の施設に赴いて，治験システムの構築・機能状況に加え，原資料等を直接閲覧することにより治験の質が十分に確保されていることを確認する．

　モニタリングは基本的には実施医療機関に対する治験システムの適合性や治験データの信頼性を確保する品質管理業務（QC）であり，これに対して監査は，実施医療機関はもとより，治験依頼者側の治験システムやモニタリング業務を含めた治験全体の信頼性を第三者の立場から保証する品質保証業務（QA）である（図4.2）．監査担当者は，監査を行った治験について監査が実施されたことを証明する監査証明書を作成し，治験依頼者に提出する．さらに，監査証明書は治験総括報告書に添付され，被験薬の製造販売承認申請の際に厚生労働省に提出する．

4.2.1.3 データマネージメント担当者および統計解析担当者

　データマネージメント担当者は，治験実施計画書の作成に係るとともに，治験実施計画書に対応した症例報告書の設計・作成を担当する．治験終了後は回収された症例報告書の内容を点検し，不十分なデータの処理を行い，最終的な集計・解析を

監査担当者：
　GCP auditor のこと．

品質管理業務：
　quality control のこと．（QCと略す．）

品質保証業務：
　quality assurance のこと．（QAと略す．）

総括報告書：
　clinical study report のこと．治験が終了し，収集したデータを集計，解析した結果に基づき臨床試験成績をまとめ，科学的な評価を記載した文書をいう．その際には試験実施計画書との整合性がとれており，試験目的と結論がきちんと対応していることが重要となる．治験総括報告書の作成に関するガイドラインがICH E3に記載されている．

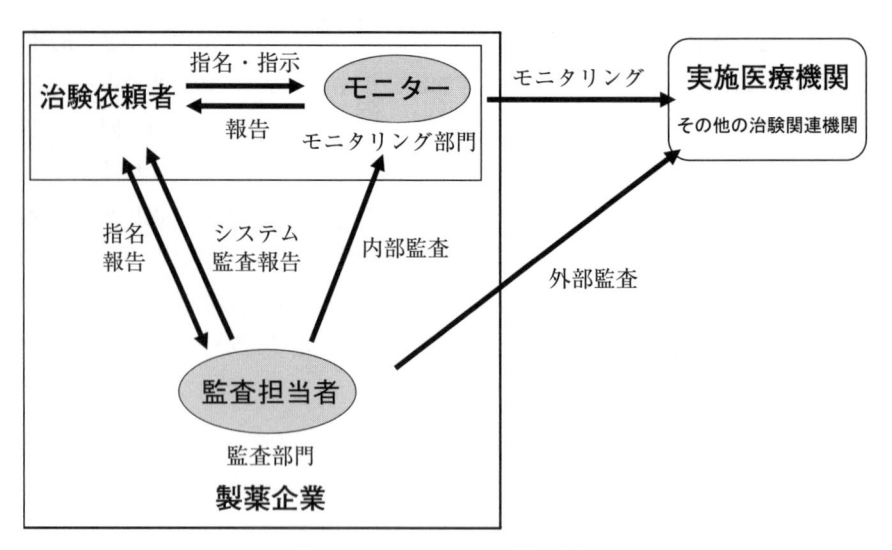

図 4.2 モニタリングと監査

統計解析：biostatistics

行う．統計解析担当者は，あらかじめ治験実施計画書の作成段階で定められた解析手法・手順に従って，データの統計解析を実施し，目的とした仮説の検証ができているかどうかを検討する．

4.2.2 治験依頼者の役割

　治験依頼者は，「治験の依頼に関する基準」（GCP 第 4 条～第 15 条）および「治験の管理に関する基準」に則り，治験薬概要書，業務手順書，治験実施計画書を作成し，実施医療機関・治験責任医師を選定し，モニタリングと監査を含めた治験全般の業務を遂行するとともに，総括報告書を作成することが責務である．

　治験依頼者の実施項目および順守すべき項目の概略を，GCP の記載に準じて表 4.4 に示す．なお，GCP 記載内容の詳細は，「医薬品の臨床試験の実施の基準（GCP）に関する省令の運用について」にそれらの具体的事項が記載されている．

　治験が終了したのちは，症例報告書を回収し，データの信頼性が確保されていることを確認したのち統計解析を行い，最終的に治験成績を総括報告書にまとめる．ついで，被験薬の有効性，安全性等の観点からその有用性を総合的に評価し，医薬品としての製造販売承認を得るに足る結果が得られたと判断されれば，非臨床試験成績とともに申請書を作成し，厚生労働省に製造販売承認申請を行う．

　新 GCP が施行され，科学的かつ倫理的な臨床試験の実施が義務付けられた．製薬会社にとっては開発業務の効率的な実施が重要な課題となり，この社会的要請に応えるために開発業務受託機関が設立された．英語表記の頭文字をとって CRO と略す．設立当初は膨大な業務の受け皿の印象が強かったものの，最近では，治験実施体制の中の重要な組織の一つと認識されている．CRO の詳細については第 7 章で述べる．

表 4.4　治験依頼者の責務

治験依頼の基準
i　治験の依頼，管理に係る業務を遂行するための業務手順書を作成し，これに従って業務を行う．
ii　治験の依頼，管理に係る業務を行うために必要な専門的知識・経験を有する者を確保する．
iii　治験実施に必要とされる非臨床試験（品質・毒性・薬理作用など）を終了する．
iv　治験薬概要書，治験実施計画書など，必要な資料を作成する．
v　治験実施に必要な要件を満たす実施医療機関，治験責任医師を選定する．
vi　治験審査委員会での審査・承認後，実施医療機関の長（病院長など）と文書による契約を締結する．
vii　被験者の健康被害の補償のため，保険契約等の措置を講じる．
viii　治験の依頼・管理業務の一部を第三者に委託する場合は，委託業務の範囲，責任を明確にして受託者と文書により契約を締結する．

治験管理の基準
i　治験薬の容器・被包に，定められた事項を記載し，適切に管理する．
ii　実施医療機関との契約を締結したのちに，治験薬を実施医療機関へ交付する．（2008年のGCP改正により，運搬業者などを用いての交付が可能となった．）
iii　治験を多施設の医療機関で実施する場合は，細目について調整するための治験調整医師，あるいは治験調整委員会を置くことができる．
iv　被験薬の有効性・安全性を評価し，治験継続の可否や内容の変更を提言することを目的とした効果安全性評価委員会を設置することができる．
v　治験薬の品質，有効性および安全性に関する情報など，治験を適正に実施するために必要な情報を実施医療機関へ提供する．
vi　治験実施計画書およびGCPに準拠して治験が実施されているかどうかを，手順書に従って実地に調査（モニタリング）する．
vii　治験実施部門（モニタリング部門を含む）から独立した監査部門を設置し，モニタリングが適正に実施され，データの信頼性が確保されていることを手順書に従って監査を実施する．
viii　実施医療機関において，委託契約条項（治験実施計画書やGCPからの逸脱など）に違反が見られた場合や安全性等の問題から治験の中断・中止を決定した場合は，実施医療機関へその旨を文書で通知する．
ix　治験を終了または中止した時点で，治験結果を取りまとめた総括報告書を作成する．
x　治験に係る必要な書類（治験実施計画書，症例報告書，総括報告書など）は，治験薬の製造販売承認後，あるいは開発中止後，原則として3年間保存する．

4.2.3　医師主導の治験

　2003年（平成15年）の薬事法改正により，医師主導の治験（自ら治験を実施する者による治験）の実施が可能となった．この制度は，すでに欧米では標準的に使用されている薬剤でありながら国内で未承認，あるいは既承認であっても適応がない薬剤など，企業が採算性の面などから開発を行わない薬剤について医師が治験を計画・実施するものである．医師主導であっても薬事法上の位置づけは企業主導の治験と同様であり，医師はGCP準拠など製薬企業（治験依頼者）と同様の責務を負う（図4.3）．医師は，製薬企業（治験薬提供者）との協議に基づき治験薬の提供および治験薬に関する情報の提供を受けるとともに，医療機関内外の様々なスタッフの協力が必要となる．また，モニタリングや監査の実施も医師の責務である．治験実施の結果，良好な成績が得られたならば，治験薬を提供した企業は，治験を実施した医師の協力を得て，最終的には企業によって製造販売承認申請が行われる．なお，医師主導の治験が法制化されてから今日までの5年間で6品目が承認を取得

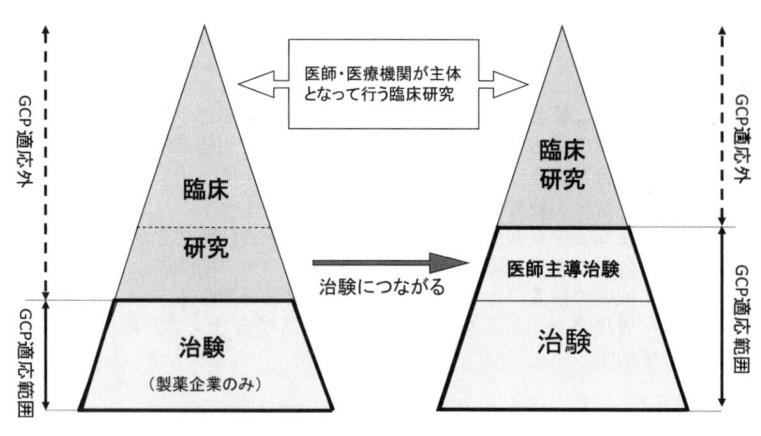

図 4.3　医師主導治験

している．

4.2.4　実施医療機関の組織と役割

4.2.4.1　実施医療機関

　医療機関における治験実施の組織・体制は，医療機関の規模や特性により異なるが，基本的には図 4.4 に示すように，医療機関の長の下に治験事務局が設置されており，実際の治験は各診療科の治験責任医師，治験分担医師などによって実施され

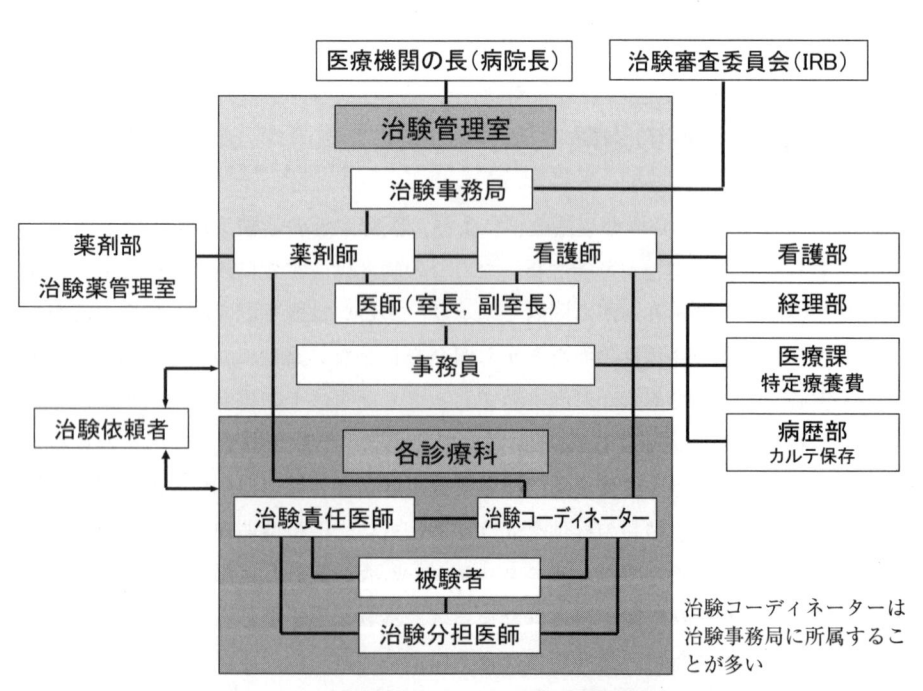

図 4.4　医療機関における治験実施体制の例

表 4.5 実施医療機関の要件

1) 十分な臨床観察および試験検査を行う設備および人員を有していること.
2) 緊急時に被験者に対して必要な措置を講ずることができること.
3) 治験責任者など, 薬剤師, 看護師その他治験を適正かつ円滑に行うために必要な職員が十分に確保されていること.

る. さらに, 治験薬管理者, 看護師, 臨床検査技師, 医事担当者など多くの職種のスタッフが治験に携わる. それらスタッフとのコミュニケーションを積極的に図ることは, 治験を適正かつ円滑に遂行する上で重要となる.

実施医療機関は, 治験を安全かつ科学的に実施するための体制, 設備が備わっており, 治験に関係する職員が十分に確保されていることが求められ, GCP 第 35 条には実施医療機関の要件が規定されている (表 4.5).

4.2.4.2 医療機関の長

治験を実施する医療機関の長 (病院長, 診療所長) が果たすべき責務が GCP 第 36 条から 41 条に示されている. 治験に係る標準的な手順書の作成, 実施医療機関における適切な情報伝達, 治験事務局の設置, 治験責任医師, 治験分担医師および治験協力者の指名, 治験審査委員会への諮問・答申に基づく治験開始や中止の決定, 治験依頼者が実施するモニタリングや監査への協力, 治験薬の施設内での適正な管理, 記録の保存等, 治験に係る様々な業務の責任を医療機関の長が負うことになる. また, 治験の契約は, 実施医療機関の長が治験審査委員会の意見に基づいて治験の実施を了承した後に, 治験依頼者と実施医療機関の間で文書により締結する.

4.2.4.3 治験事務局

医療機関における治験の事務に係る業務については,「医療機関の長は, 治験に係る業務の関する事務を行う者を選任しなければならない.」(GCP 第 38 条) とされ, 医療機関の長の業務を含め, 治験の事務業務全体を担う組織である治験事務局 (治験管理室, 臨床試験部など) を設置しなければならない. 治験事務局は, 治験の契約, 手順書の作成, 治験に関する申請や報告の受付, 治験委員会の委員の指名, 治験実施委員会の意見に基づく医療機関の長の指示・決定に関する通知文書の作成と治験責任医師および治験依頼者への伝達, 記録の保存などの治験に係る広範囲な事務業務を行う. 通常は治験審査委員会の事務局を兼務するケースが多い. また, 治験コーディネーターや治験薬管理者が治験事務局に所属している組織もある. なお, 治験コーディネーターについては後述する.

実施医療機関側の組織として治験施設支援機関が急速に発展している. 英語表記の頭文字をとって SMO と略す. 治験依頼者側における CRO に相当し, 科学的かつ論理的な臨床試験の効率的な実施を支援する. SMO の詳細については第 7 章で

表 4.6 治験責任医師の要件

治験責任医師は，次に掲げる要件を満たしていなければならない．
1) 治験を適正に行うことができる十分な教育および訓練を受け，かつ，十分な臨床経験を有すること．
2) 治験実施計画書，治験概要書および第 16 条第 7 項または第 26 条の 2 第 7 項に規定する文書に記載されている治験薬の適切な使用方法に精通していること．
3) 治験を行うのに必要な時間的余裕を有すること．

述べる．

4.2.4.4 治験責任医師・治験分担医師

　治験責任医師は，医療機関の長の指示・決定に従い，治験実施計画書および GCP を遵守して治験を実施する．治験実施チームにおけるすべての責任は治験責任医師にある．治験責任医師の要件は，GCP 第 42 条に規定されている（表 4.6）．

　実施すべき内容としては，治験実施計画書および症例報告書の案，最新の治験薬概要書などの作成並びにその他の資料・情報を基に治験依頼者と協議し，治験実施の倫理的・科学的妥当性について十分に検討したのち治験の実施に合意する．治験業務の一部を治験分担医師または治験協力者に分担させる場合には，担当者のリストを作成し，あらかじめ医療機関の長に提出してその指名を受ける．治験責任医師は，治験分担医師，治験協力者に対して治験実施計画書，治験薬およびそれぞれの業務などについて十分な情報を与え，指導・監督しなければならない．

　治験の目的に適合した被験者を選定し，治験参加への同意を求める際には，治験審査委員会で承認された同意説明文書を用いて治験について十分に説明し，被験者の自由意思によって同意を取得たのち治験に参加させる．同意説明文書には，説明を行った治験責任医師または治験分担医師並びに被験者となるべき者の記名捺印または署名，日付を記入する．なお，治験協力者が補助的な説明を行った場合も同様に記入する．また，同意の能力を欠くなどにより被験者となるべき者（未成年者や重篤の認知症患者など）の同意を得ることが困難な場合には，代諾者への説明および代諾者の文書による同意を取得する必要がある．

　治験計画書からの逸脱行為があった場合は，その理由などを説明した記録を治験依頼者に提出するとともに，逸脱に関する通知書を治験依頼者および実施医療機関の長へ提出しなければならない．また，重篤な有害事象が発生した場合は，直ちに適切な処置を行い，重篤な有害事象に関する報告書を治験依頼者および医療機関の長に提出する．

　治験責任医師または治験分担医師は，治験依頼者が実施するモニタリングおよび監査を受け入れるとともに，原資料の閲覧を伴うモニタリングや監査の際は，必要に応じて立ち会うこととされている．

4.2.4.5 治験コーディネーター

　GCP の求める厳格な要求を満たしつつ治験を適正に実施するためには，治験責任医師を支援し，治験全体をコーディネートする専任スタッフの協力が不可欠である．これを治験コーディネーターという．英語表記の頭文字をとって CRC と略す．
　治験コーディネーターは，GCP 第 2 条に「実施医療機関において，治験責任医師または治験分担医師の下にこれらの者の治験に係る業務に協力する薬剤師，看護師その他の医療関係者」と定義されている．すなわち，治験を実施するチームのメンバーで，治験責任医師によって指導・監督され，専門的立場から，治験責任医師の業務のうち医学的判断を伴わない治験業務に協力するスタッフであり，従来，わが国には存在しなかった新しい職種である．治験コーディネーターについては第 7 章で詳述する．

治験コーディネーター：
clinical research coordinator
（CRC と略す．）

4.2.4.6 治験薬管理者

　医療機関における治験薬の管理責任は実施医療機関の長が負う．医療機関の長は，医療機関内のすべての治験薬を適正に管理させるために治験薬管理者（原則として実施医療機関の薬剤師）を選任しなければならないとされている（GCP 第 39 条）．治験薬管理者は治験契約の締結後に治験薬を受入れ，治験薬管理簿を作成し，治験依頼者が作成した治験薬に関する手順書に従って治験薬の保管・管理，受払に関する数量管理，払い出し，調剤を行う．治験が終了または中止した際は，治験依頼者の指示に応じて治験薬の回収あるいはしかるべき処分を行い，その種類・数量を記録する．

4.3 治験審査委員会

　ヘルシンキ宣言に述べられているように，臨床研究を実施するためには，あらかじめ倫理委員会の承認を得なければならない．治験においても，「医療機関の長は，治験を行うことの適否その他の治験に関する調査審議を次に掲げる治験審査委員会に行わせなければならない．」（GCP 第 27 条）と規定されている．英語表記の頭文字をとって IRB と略す．
　この条文は，2008 年の省令 GCP 改定により改正されたものであり，従来は，「実施医療機関の長は，治験を行うことの適否その他の治験に関する調査審議を行わせるため，実施医療機関ごとに一の治験審査委員会を設置しなければならない．」とされ，さらに，「ただし，当該実施医療機関が小規模であることその他の事由によ

治験審査委員会：
institutional review board
（IRB と略す．）

表 4.7　治験審査委員会の構成等（GCP 第 28 条）

1. 治験審査委員会は，次に掲げる要件を満たしていなければならない．
   1) 治験について倫理的および科学的観点から十分に審議を行うことができること．
   2) 5 名以上の委員からなること．
   3) 委員のうち，医学，歯学，薬学その他の医療または臨床試験に関する専門的知識を有する者以外の者が加えられていること．
   4) 委員のうち，実施医療機関と利害関係を有しないものが加えられていること．
   5) 委員のうち，治験審査委員会の設置者と利害関係を有しない者が加えられていること．
2. 治験審査委員会の設置者は，次に掲げる事項について記載した手順書，委員名簿並びに会議の記録およびその概要を作成し，当該手順書に従って業務を行わせなければならない．
   1) 委員長の選任方法
   2) 会議の成立要件
   3) 会議の運営に関する事項
   4) 継続審査（第 31 条第 1 項）の適否の審査の実施時期に関する事項
   5) 会議の記録に関する事項
   6) 記録の保存に関する事項
   7) その他必要な事項
3. 治験審査委員会の設置者は，前項に規定する当該治験審査委員会の手順書，委員名簿および会議の記録の概要を公表しなければならない．
4. 治験審査委員会の設置者は，治験審査委員会の事務を行う者を選任しなければならない．

り当該実施医療機関に治験審査委員会を設置することができないときは，当該治験審査委員会を次に掲げる治験審査委員会に代えることができる．」とされていた．平成 20 年の改定では，治験審査委員会活用の多様化の観点から「自らの施設内に治験審査委員会を設置して，審議を依頼する．」という原則を廃止するとともに，従来，特例として利用可能であった外部機関設置の治験審査委員会のほかに，医療機関を持つ国立大学法人，地方独立行政法人，学校法人および独立行政法人が設置する治験審査委員会の活用が追加された．また，審議の透明性の向上，審議の質を確保することを目的として，委員名簿，会議の記録の概要等をホームページなどで公表することが定められたことが大きな変更点である．

　治験審査委員会に関する規定は，GCP 第 27 条（治験審査委員会の設置）から第 34 条（記録の保存）までに記載されている．なお，治験委員会の構成等を表 4.7 に示す．

　治験審査委員会では，科学的および倫理的な面から治験実施の妥当性が審議される．科学的妥当性はその分野の専門家によって検討されるが，倫理的妥当性の検討には非専門家の意見が重要となる．この点を GCP は明確に規定しており，倫理面での審査をより重要視しているといえる．構成委員のうち，4) と 5) は同一人物であることもあり得るが，別人であるか複数であること，また，男女両性で構成されることが望ましいとされている．

　第 29 条（治験委員会の会議）では，審査の対象となる治験に係る審議および採決に参加することができない者として，治験依頼者の役員または職員その他の治験依頼者と密接な関係を有する者，実施医療機関の長，治験責任医師等または治験協力者とされており，審議に参加しない委員は，採決に参加することはできない．た

だし，審議内容を充実させるために治験責任医師や治験依頼者が適宜説明を行うことは問題ない．

治験が長期に継続する場合は，少なくとも1年に1回以上は治験の現状を踏まえて改めて審査を受ける必要がある（継続審査，GCP第31条）．

4.3.1 治験審査委員会の責務

治験審査委員会は，医療機関の長から最新の審査対象資料（治験実施計画書，治験薬概要書，インフォームド・コンセントなど）を入手し，それらに基づいて治験実施の適否について被験者の人権・安全・福祉を守るという観点から，また，実施医療機関が治験を適切に実施するための条件が整っているかどうかを審議することが責務である．審議の結果は治験審査委員会の意見として文書で表明し，実施医療機関の長へ通知する．審議結果の意見は原則として，① 承認する，② 修正の上で承認する，③ 却下する，のいずれに該当するかを明確に示す．

治験審査委員会が，治験を行うことが適当でない旨の意見を述べたときは，医療機関の長は治験の実施を承認することはできない（GCP第33条）．これは，治験の継続に関する審議においても同様である．治験審査委員会の記録は，医薬品として承認を受ける日，または治験の中止あるいは終了のあと3年を経過した日のうちいずれか遅い日までの期間保存しなければならない（GCP第34条）．

4.4 臨床試験の種類

開発候補化合物が人類にとって真に必要な医薬品となるためには，有効性と安全性を含む総合的で適切な薬効評価を厳正に行う必要がある．実験動物を用いた非臨床試験は臨床における薬物治療の仮説を提供しているにすぎず，そのままヒトに外挿することはできない．例えば臨床での副作用である眠気，鎮静，嘔吐，血圧の変化や下痢，食欲不振などは動物実験の結果から予知可能であるが，悪心，めまい，頭痛，疲労，耳鳴りなどについては予知がほとんどできない．そのため臨床試験を避けて通ることはできない．

非臨床試験の結果，開発候補化合物が有効性・安全性の観点から目的とするプロファイルを有し，かつその開発候補化合物が患者および社会にとって有益と判断できれば，次のステップとして臨床試験に入る．臨床試験は，最初に安全性（忍容性）と薬物動態の確認，ついで有効性の確認，そして有効性と安全性の検証と段階的に実施され，第Ⅰ相臨床試験から第Ⅳ相臨床試験までに分類される．第Ⅰ相臨床試験から第Ⅲ相臨床試験までは治験であり，第Ⅳ相臨床試験は発売後の安全性と使用方法の確認のため実施される試験であるが，これらすべての試験にGCPが適用

臨床試験：
clinical study/trial

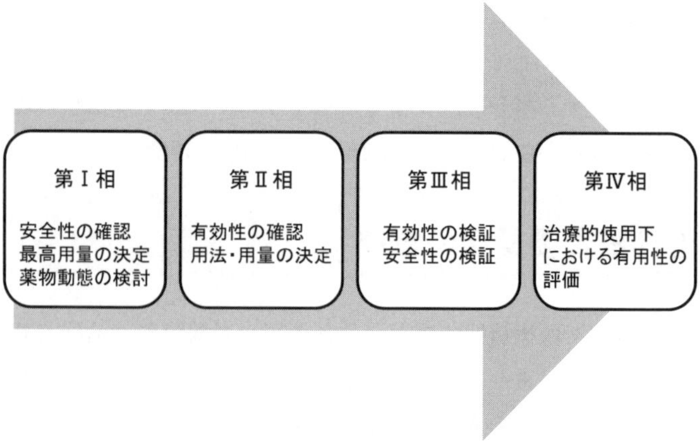

```
          第Ⅰ相          第Ⅱ相          第Ⅲ相          第Ⅳ相
        安全性の確認      有効性の確認    有効性の検証    治療的使用下
        最高用量の決定    用法・用量の決定  安全性の検証    における有用性の
        薬物動態の検討                                  評価
```

図 4.5　治験の流れと主な目的

される．図 4.5 におおよその治験の流れと主な目的を示したが，開発候補化合物のプロファイル次第で目的は変わりうる．

　臨床試験はその目的から，臨床薬理試験，探索的試験，検証的試験，治療的使用に分類される．各々，第Ⅰ相，第Ⅱ相，第Ⅲ相，第Ⅳ相臨床試験で実施されることが多いが，例えば，臨床薬理試験は第Ⅱ〜Ⅳ相でも実施されるので，個々が対応しているわけではない．

　臨床薬理試験は，健康なヒトを対象として，忍容性，薬物動態，薬物相互作用などの評価の目的で実施される．一方，探索的試験は，患者に対する試験であり，目標効能に対する探索的使用の目的で実施され，用量-反応の関係を検討し，用法・用量が決定される．検証的試験とは，有効性，安全性を検証する目的で実施される試験を指す．探索的試験より多数の患者を対象とする．治療的使用とは，一般的な使用状況下におけるリスク・ベネフィットの関係をより明確にする目的で実施される試験であり，出現頻度の低い副作用などが明らかとなる．

4.4.1　第Ⅰ相臨床試験

第Ⅰ相臨床試験：phase I

表 4.8　第Ⅰ相臨床試験まとめ

目的	安全性の確認，最高用量の決定，薬物動態の検討
対象	健康成人男子
投与薬剤	治験薬
用法・用量	十分に安全と思われる用量から，単回投与と反復投与
試験デザイン	二重盲検法など
得られる結果	安全性，薬物動態，蓄積性

4.4.1.1　目　的

忍容性：tolerability

安全性（忍容性）を確認し，忍容しうる最高用量を決定する．また，薬物動態の検

討，薬力学的な評価，初期の薬効評価なども実施される．

薬物動態：pharmacokinetics（PK と略す．）

4.4.1.2 被験者選定と用量設定

一般的に，比較的少数の健康成人（健常人）男子を対象とする．初めてヒトに投与する治験であるため，十分に安全性の余裕を見た用量から開始される．一般に最初の用量は，単回投与毒性試験や反復投与毒性試験において毒性が発現しなかった最高用量（最大無毒性量）をもとに決定される．

被験者：subject

4.4.1.3 試験実施と結果解析

安全性と薬物動態を確認する単回投与試験と，体内への蓄積や長期投薬の安全性を確認する反復投与試験の2種類が実施される．

単回投与試験では治験薬を1回投与する．低用量から順次増やして想定される最高用量まで増量する．

表4.9に単回投与試験で得られる薬物動態の結果を示した．なお，数例のプラセボ投与群を設けておくと，データを客観的に判断しやすい．表4.9に示したように，薬物動態パラメータと用量の相関，つまり線形性が確認できる．表4.10には単回投与試験で得られる安全性に関する結果を示した．有害事象の発現率と用量の関係から，因果関係が否定できない有害事象（＝副作用）か否かを判断する．以上の結果から，治験薬の安全域と臨床用量を推定する．

薬物動態パラメータ：PK パラメータともいう．

さらに，尿中排泄率から，その治療薬の消失経路，すなわち，肝代謝型か腎排泄

表4.9　第Ⅰ相臨床試験の薬物動態結果

薬物動態（単回投与）

投与量 (mg)	n	C_{max} (ng/mL)	T_{max} (h)	$T_{1/2}$ (h)	AUC (ng・h/mL)
25	12	25	5	3.7	415
100	12	130	5	3.6	1312
200	12	272	5	3.9	2415
400	12	550	5	4.1	4650

薬物動態（反復投与）

投与量 (mg)	初回投与からの日数	n	C_{max} (ng/mL)	T_{max} (h)	$T_{1/2}$ (h)	AUC (ng・h/mL)
200	1日目	12	212 ± 25	5 ± 0.3	3.9 ± 0.2	2415 ± 251
200	3日目	12	272 ± 32	5 ± 0.3	3.3 ± 0.1	3098 ± 298
200	9日目	12	268 ± 12	5 ± 0.2	3.2 ± 0.5	3052 ± 301
200	15日目	12	283 ± 43	5 ± 0.5	3.9 ± 0.7	3223 ± 325

単回投与では投与量に対応して C_{max} と AUC が増加していることから用量相関が明らかである．反復投与では C_{max} と AUC が初回投与3日からほぼ定常状態であり，半減期に変化がなく，15日目においても AUC が増加していないことから蓄積性はない，と結論される

表 4.10　第Ⅰ相臨床試験の安全性結果

因果関係を問わない有害事象

	25 mg	100 mg	200 mg	400 mg
評価例数	12	11	12	11
有害事象発現例数	3	1	3	4
耳および迷路障害	0	0	1	0
眼障害	1	0	0	0
胃腸障害	0	1	2	4
神経障害	1	0	0	0
呼吸器・胸郭障害	1	0	0	0

因果関係が否定できない有害事象（副作用）

	25 mg	100 mg	200 mg	400 mg
評価例数	12	11	12	11
有害事象発現例数	1	1	2	4
胃腸障害	0	1	2	4

因果関係を問わない有害事象のなかで胃腸障害のみが用量の増加とともに発現件数が増加し，因果関係が否定できない有害事象でも同様であることから胃腸障害が副作用であることが推測される．

型かを判別する．特に肝代謝型の場合は，血液もしくは尿を用いて，代謝物の同定，血中濃度測定も行う．

クロスオーバー法：
cross-over

　治療薬が経口薬の場合には，薬物動態に対する食事の影響を検討する．通常，クロスオーバー法により，同一被験者に空腹時と食後に投与する．薬物動態を比較し，第Ⅱ相臨床試験以降における投与のタイミング，つまり食前投与か食後投与かを決定する．

　単回投与試験において，薬効が期待される用量域で線形性が確認でき，安全性が確認できれば，反復投与試験を実施する．反復投与試験における1回用量は，単回投与試験で求めた推定臨床用量を中心に2～3の用量が選択される．1日の投与回数は血中半減期を，投与期間は治療薬の薬理学的特性を参考に決定される．反復投与試験は，治療薬の蓄積性と長期投薬時の安全性の有無を確認するために実施される．

4.4.1.4　安全性

　過去の第Ⅰ相臨床試験成績の集積から副作用の発現頻度は約4％以下，重篤な副作用は0.01％程度で第Ⅰ相臨床試験は安全であると結論されている．ところが2006年に第Ⅰ相臨床試験において極めて深刻な事件が発生した（表4.11）．このことは免疫系に作用する薬物がヒトに対して深刻な危険性を有する可能性と動物試験から臨床試験への移行の困難性を示唆している．

表 4.11　TGN1412 事件（2006 年）

・薬物名：TGN1412　ヒト化モノクローナル抗体
・薬効分類：T 細胞表面抗原スーパーアゴニスト
・予定適応症：リウマチ，リンパ性白血病
・製造：ベーリンガーインゲルハイム（ドイツ）
・臨床試験の概要（第 I 相臨床試験）
・第 I 相臨床試験，単一施設，二重盲検，プラセボ対照，8 名健康成人へ静脈単回投与
・投与量：0.1 mg/kg を静脈内投与
・結果：投与 5 分後から重篤症状発現
・経過：激しい頭痛，高熱，嘔吐，下痢，浮腫，全身疼痛，苦悶，意識不明，多臓器不全
・予後：12 時間以内に全員が集中治療室，2 週間後，4 名が退院，1 名が 3 週間後意識回復するも手足を切断

英国医薬品庁（MHRA）の最終調査結果
・この副作用はヒト免疫系細胞に対する，この薬物の特異的活性化作用に起因する
・薬物の製造，製剤化，投与のいかなる過程にも過誤はなかった
・この副作用は非臨床試験からは全く予想がつかないものであった
・これは複雑な科学的事件であり，この種の薬物がヒトに深刻な危険性を有する可能性と動物試験から臨床試験への移行の困難性を示唆している

4.4.2　前期第 II 相臨床試験

前期第 II 相臨床試験：early phase II

表 4.12　前期第 II 相臨床試験まとめ

目的	有効性の確認，用法・用量の探索
対象	少数の患者
投与薬剤	治験薬（プラセボ）
用法・用量	推定推奨用量およびその前後
試験デザイン	無作為割り付け，二重盲検法
得られる結果	有効性，安全性，用量-反応の関係（予備的データ），適切と思われる用法・用量

4.4.2.1　目　的

　少数の患者を対象として，有効性の確認し，用量-反応の関係を探索する．また，患者における安全性も確認する．

4.4.2.2　被験者選定と用量設定

　選択基準と除外基準に合致した比較的少数の患者を対象とする．選択基準および除外基準は，治験薬の有効性と安全性が適切に評価できるため評価を妨げる因子を除くために設けている．表 4.13 に一例を示した．第 I 相臨床試験から得られた推定推奨用量を中心に，2～3 の用量で実施される．

表 4.13　患者の選択基準と除外基準の例

・同意の得られた患者
・診断基準に合致した患者
・成人（未成年，高齢者は除外）
・性別は不問
・合併症を有しない患者
・対象疾患の重症度は軽度から中等度

4.4.2.3　試験実施と結果解析

二重盲検法：
　double-blind test

プライマリーエンドポイント：
　primary endpoint

コンセプトの立証試験：
　proof of concept

　通常，無作為割り付け法による二重盲検法によって実施される．治験薬の有効性を示す指標は疾患ごとに異なるが最も重要な評価項目は，プライマリーエンドポイントと呼ばれる主要評価項目である．比較的少数の対象患者におけるコンセプトの立証試験であることから，治験薬の特徴が浮き彫りとなるような主要評価項目を選定することが必要である（図 4.6）．なお，安全性についても第 I 相臨床試験に続いて評価を行う．

　治験薬の用法・用量と有効性・安全性の関係を探索をすることもこの相では重要である．比較的少数の患者ではあるが，治験薬の適切な用法・用量を推定する．以上の評価を終え，有効性と安全性に問題がなく，治験薬のコンセプトが証明できれば後期第 II 相臨床試験に進む．

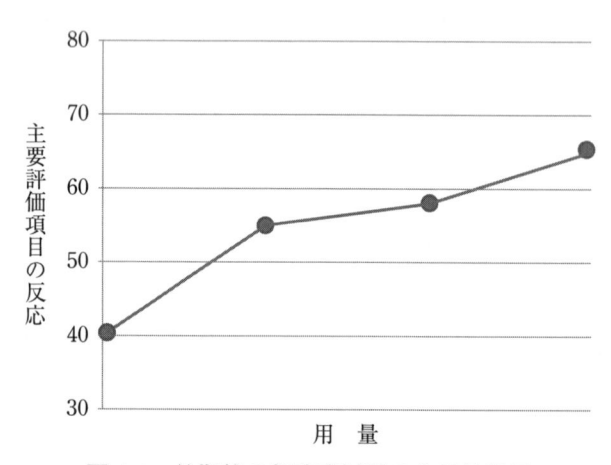

図 4.6　前期第 II 相臨床試験の有効性結果

臨床試験において目標とする評価項目をエンドポイントといい，主要なものをプライマリーエンドポイント（主要評価項目）という．有効性では用量反応に単調増加が見られ，各投与量での反応の高さの比較ではなく，投与量の増加に応じて反応が高くなる全体的な傾向を示すことが必要である．

4.4.3　後期第Ⅱ相臨床試験

後期第Ⅱ相臨床試験：late phase Ⅱ

表 4.14　後期第Ⅱ相臨床試験まとめ

目的	有効性の確認，用法・用量の決定
対象	比較的多数の患者
投与薬剤	治験薬，プラセボ（対照薬）
用法・用量	推定推奨用量およびその前後
試験デザイン	無作為割り付け，二重盲検法
得られる結果	有効性，安全性，用量-反応の関係，用法・用量

4.4.3.1　目　的

用法・用量を決定する．この試験は用量設定試験とも呼ばれている．

4.4.3.2　被験者選定と用量設定

この相では有効性と安全性がある程度確認された後の治験であるため，患者選択基準は前相より広くすることが多い．例えば，年齢についてはある程度の高齢者も含めたり，ある程度の基礎疾患や合併症を有する患者や既治療の患者，少し重症度の高い患者も含める．したがって，対象患者数は前期第Ⅱ相臨床試験より多数になる．

用法・用量は前期第Ⅱ相臨床試験で推定した用法・用量を中心として設定する．推定最小有効量，推定推奨用量，推定最高用量という．通常，これらの他にプラセボ群を設ける．プラセボの使用に倫理的問題がある場合などでは陽性対照薬で代替することもある．

4.4.3.3　試験実施と結果解析

通常，無作為割り付け法による二重盲検法によって実施される．この相においても最も重要な指標は主要評価項目である（図 4.7）．

安全性については用量ごとに発生した副作用の種類，発現頻度からそれらが忍容できるものかどうかを確認する．

このようにして得られた有効性と安全性の成績より，治験薬の至適用量幅を明確にし，推奨用量を設定し，第Ⅲ相臨床試験へ移行する．

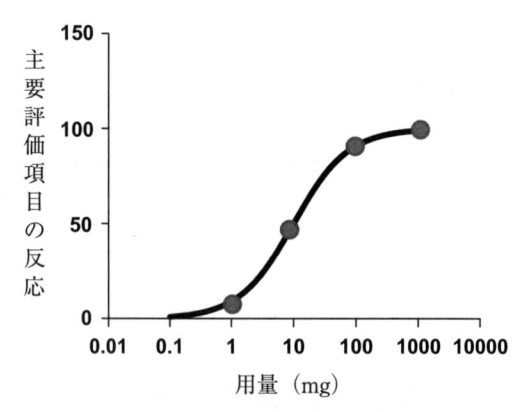

図 4.7　後期第Ⅱ相臨床試験の有効性結果

有効性において図に示すような用量反応が見られ，最小有効量（1 mg），推奨用量（10 mg），最高用量（100 mg）を推定する．さらに最高用量である 100 mg より高い 1000 mg がプラトーであることが望ましい．これらの結果の場合，次相である第Ⅲ相臨床試験の推奨用量は 10 mg とする．

第Ⅲ相臨床試験：Phase Ⅲ

4.4.4　第Ⅲ相臨床試験

表 4.15　第Ⅲ相臨床試験まとめ

目的	有効性と安全性の検証
対象	多数の患者
投与薬剤	治験薬，プラセボ（対照薬）
用法・用量	推定推奨用量
試験デザイン	無作為割り付け，二重盲検法
得られる結果	有効性，安全性，有用性

4.4.4.1　目　的

有効性，安全性を検証する．

4.4.4.2　被験者選定と用量設定

　対象は，後期第Ⅱ相臨床試験で設定した選択・除外基準とほぼ同じである．患者数は，後期第Ⅱ相臨床試験結果をもとに，統計的に仮説を証明し得る症例数とする．通常数百例規模となる．用量は設定した推奨用量とする．主要評価項目は後期第Ⅱ相臨床試験と同じ場合が多いが異なる主要評価項目を設定または追加する場合もある．

　仮説の証明は，対照群と比較して，治験薬群が有意に優っていることを検証する場合と，劣っていないことを検証する場合に大別される．前者の場合は，優越性検証と呼ばれ，プラセボを対照とした場合にこの検証が必要である．後者の場合は，

非劣性検証と呼ばれ，評価の定まっている薬剤を陽性対照とした場合にこの検証が必要である．

4.4.4.3 試験実施と結果解析

多数の患者を対象として，すでに有効性と安全性が明確となっている薬剤を対照群として設定し，二重盲検法による比較試験を行う．なお，有効性と安全性が明確となっている薬剤が存在しない場合は，プラセボ群をコントロールとして設定する．表4.16に示すように対照薬に対する優越性が検証され，安全性の面でも副作用の程度と発生件数が忍容できる範囲であることを証明する．

表 4.16　第Ⅲ相臨床試験有効性結果

	有効率 % (n/N)	オッズ比	P 値
治験薬	44.4 (155/349)	3.91 (2.74~5.59)	< 0.0001
プラセボ	17.7 (61/344)		

主要評価項目である反応率において治験薬は44.4%を示し，対照薬（この場合はプラセボ）の17.7%より有意（危険率0.0001）に勝っていることを示している

4.5　承認申請・審査

第Ⅲ相臨床試験により，治験薬の有効性・安全性の検証が行われ，その結果，治療上の有効性が証明されれば，非臨床試験の成績などとともに，厚生労働省に対して製造販売の承認申請を行う．承認申請と審査については第5章で解説する．

4.6　第Ⅳ相臨床試験

新しく承認された新薬の適正使用を確立するためには，市販後も継続して，有効性，安全性に関する情報を収集，評価，分析して，すべての医療関係者に提供することが重要となる．これを市販後調査という．英語表記の頭文字をとってPMSと略す．副作用・感染症報告制度，市販直後調査制度，再審査制度，再評価制度などの制度が確立している．再審査は，使用成績調査，特定使用成績調査，製造販売後臨床試験からなり，このうち製造販売後臨床試験を第Ⅳ相臨床試験という．詳しく

市販後調査：
post-marketing surveillance
（PMSと略す．）

は第8章で解説する．

4.7 臨床試験の環境の変化と国際化

4.7.1 国際共同試験

国際共同試験：global study

国際共同試験とは，世界的規模で新薬の開発・承認を目指して実施される治験で，一つの治験に複数の国の医療機関が参加し，共通の治験実施計画書で，同時並行的に実施する治験である．

4.7.1.1 目　的

海外で承認された医薬品の国内承認の遅れ（ドラッグ・ラグ）解消のために行われる．

4.7.1.2 背　景

患者や医療現場では欧米諸国ですでに承認され，使用されている新医薬品が日本で速やかに使用できない問題が発生している．これは海外で承認された医薬品の国内承認の遅れ，つまりドラッグ・ラグに起因している．ドラッグ・ラグの原因は，治験スタート時期の差，臨床期間の差，審査期間の差の三つの合計要因から成り，欧米諸国に比較して約4年遅れでしか使用できていない（図4.8）．このドラッグ・ラグの解消のために日本での新医薬品の開発時期を海外と同調させ，開発早期から日本が治験に参画することでこれらドラッグ・ラグの原因を解消して同時に承認を得る開発方法で，近年その実施件数は急速に増加している．

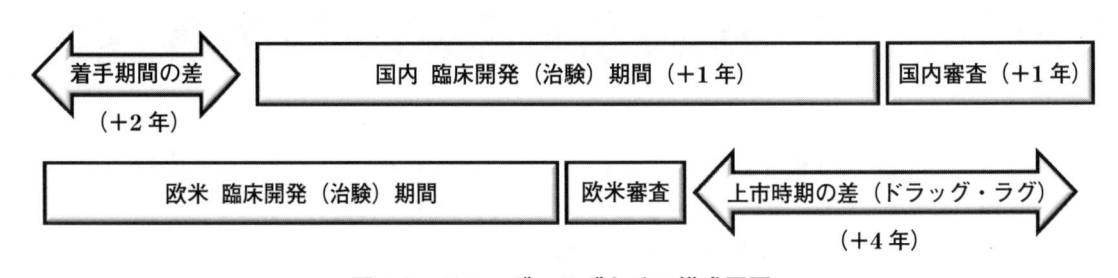

図 4.8　ドラッグ・ラグとその構成要因

日本製薬工業協会の調査の例では国内開発は治験のスタート時期（着手時期）で欧米より約2年遅れ，臨床期間で約1年遅れ，審査期間で約1年遅れの合計約4年遅れとなり，これがドラッグ・ラグの期間4年になっている．

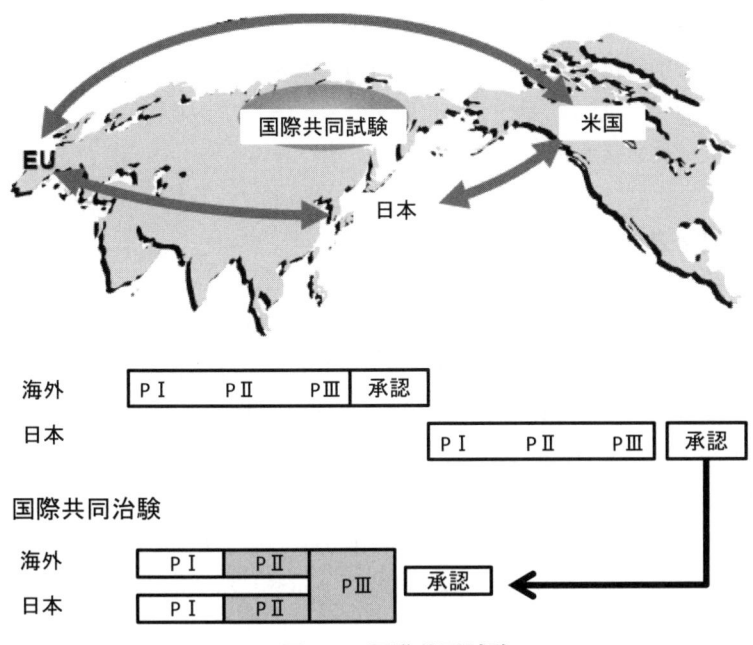

図4.9 国際共同試験

国際共同試験では日・米・EU共通のプロトコールで実施するため，各国のデータで互いに補完でき，併合解析も可能になる．開発スピードでも従来の海外先行の試験デザインよりPⅠ＋PⅡ＋PⅢの期間が短縮される．ブリッジング試験を実施した場合でも少なくともPⅠ＋PⅡの期間が短縮される．PⅠ：第Ⅰ相臨床試験，PⅡ：第Ⅱ相臨床試験，PⅢ：第Ⅲ相臨床試験．

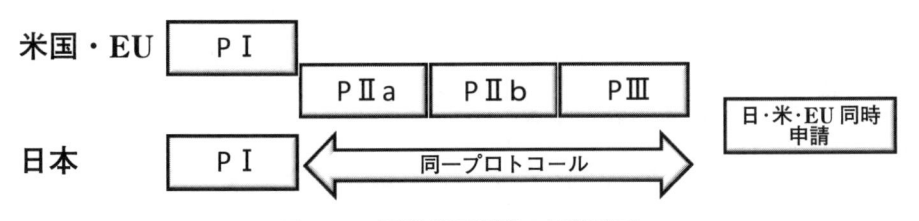

図4.10 国際共同試験の開発戦略

国際共同試験では各国で第Ⅰ相臨床試験（PⅠ）を実施，PKや安全性において民族間で大きな差がないことを確認，各国同一プロトコールで日・米・EUのいずれかの地域において前期第Ⅱ相臨床試験（PⅡa）を実施，治験薬のコンセプトを確認〔proof of concept（POC）試験〕，後期第Ⅱ相臨床試験（PⅡb，用量設定試験）で用量反応の差異を明らかにし推奨用量を決定する．第Ⅲ相臨床試験（PⅢ，検証試験）ではプラセボに対する優越性を検証する．これらの試験は全集団と日本人集団との間で一貫した結果が得られる同一プロトコールで実施する．この場合各国独自にプラセボとの優越性を検証する必要はなく，併合解析で評価は可能である．また地域間や民族差が少なければいずれの地域でも検証試験は可能となる．

　日本は医師・被験者の治験参加意欲が欧米と比べて低く，治験手続きの煩雑さ，症例エントリーの遅延などの理由もあり，1症例当たりの治験費用は米国の2.5倍，その他諸国の5倍以上になる．開発スピードは遅く，開発費用は増大して，日本で

創出された治験薬であっても海外で臨床開発を先行実施することが増えている．これを国内治験の空洞化という．これらを解消するため，開発早期から国際共同治験を実施することで図 4.10 に示すように開発のスピードアップが可能になり，承認取得時期が大幅に短縮される．

4.7.1.3 実施方法

安全性や PK に大きな差がないことを各国の第Ⅰ相臨床試験で確認した後に，同一プロトコールで各国いずれかの地域において前期第Ⅱ相臨床試験で治験薬の開発コンセプトを確認，後期第Ⅱ相臨床試験で推奨用量を確認し，第Ⅲ相臨床試験でプラセボに対する優位性を検証する．これらの結果を同時に日・米・EU で申請する．国際共同試験では承認申請時にすでに有効性と安全性における人種差を明らかにすることができ，未知の副作用検出頻度や有効性の確証が 1 カ国のみの試験に比べて各段に高くなり，強固なエビデンスを示すことができる（図 4.11）．

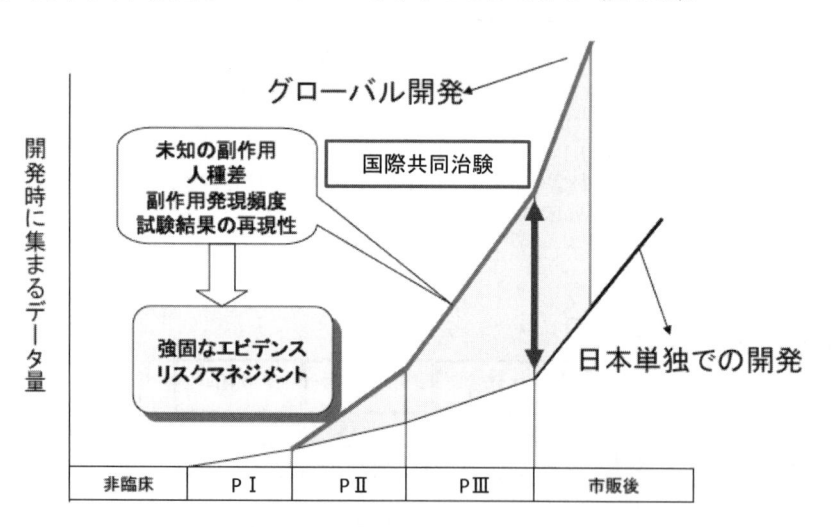

図 4.11 国際共同治験（グローバル開発）の利点
(出典：日本製薬工業協会医薬品評価委員会資料，2006 年 3 月)

4.7.2 ブリッジング試験

ブリッジング試験：
bridging study

ブリッジング試験とは海外で行われた臨床試験データを自国（この場合は日本）に外挿できるようにするために自国（日本）で実施される補完的な試験のことを指す．

4.7.2.1 目 的

海外で実施された外国臨床データを効率よくかつ経済的に利用することで日本で

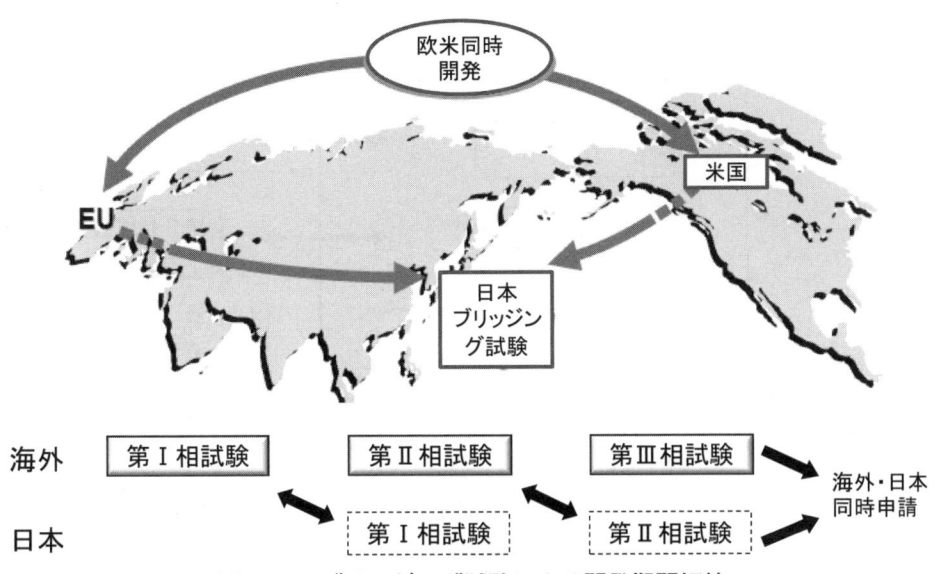

図 4.12 ブリッジング試験による開発期間短縮

日本で欧米より遅れて試験がスタートしても第Ⅰ相臨床試験（主としてPK試験）と第Ⅱ相臨床試験（主として用量設定試験）を日本での実施，民族的類似性を示すことで欧米の第Ⅲ相臨床試験データを日本に外挿することができる．結果的に日本で第Ⅲ相臨床試験をスキップすることで欧米と日本での同時申請が可能になり，日本での開発期間が短縮できる．

の新薬の開発期間を短縮し，開発コストを節約するために行われる（図 4.12）．

4.7.2.2　背　景

　ICH E5 ガイドラインにより効能効果に関わる主要な海外臨床データを日本で利用することが可能となった．これは海外と日本の間で薬剤の反応性に類似性があるならば，海外で行われたすべての臨床試験データを日本に外挿できる，との考え方である．ブリッジング試験の対象となる試験は有効性と安全性を同時に検討できるデザインで行われる後期第Ⅱ相臨床試験である用量設定試験が多い．さらに 2002 年の薬事法改正で全面委託製造が可能となり，海外の製薬企業が日本に製造工場を持たないで新薬の販売ができるようになったこともブリッジング試験が増加することに寄与している．

ICH E5 ガイドライン：外国臨床データの受け入れの際に考慮すべき人種・民族的要因に関するICHのガイダンス．

4.7.2.3　実施条件と方法

　ブリッジング試験は，民族間での遺伝的差異などの内因性要因と食事などの外因性要因が薬効反応に及ぼす影響が不明なため，両地域間で臨床データを比較，民族間での薬効反応の類似性を明らかにするための試験と言い換えることができる．ブリッジング成立のためには，診断・検査方法，病態，薬物，その他の療法，医療習慣・制度などの外因性要因に大きな差異がないこと，プラセボ対照の用量反応試験

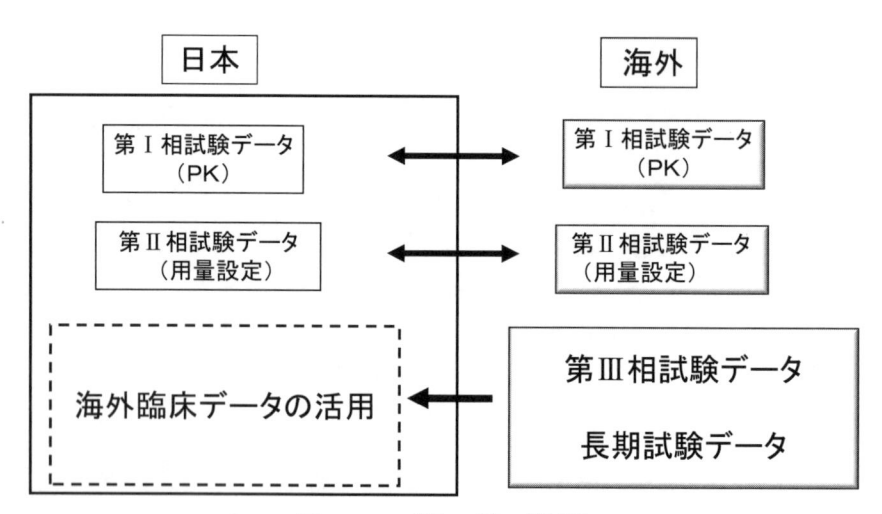

図4.13 ブリッジング試験

海外で実施した第Ⅰ相臨床試験(主に薬物動態試験)と比較可能な試験を日本で実施して薬物動態に民族差異がないことを示し,次に既に海外で実施されている第Ⅱ相臨床試験(主に用量設定試験)と比較可能で,有効性と安全性を同時に検討できるデザインの用量設定試験を日本で実施,用量反応の類似性を示す.これらの試験で民族間の類似性が示されれば海外で実施された第Ⅲ相臨床試験(検証試験,標準薬との比較試験,長期試験)や特殊なグループでの臨床試験(腎・肝機能障害患者を用いた試験など),などが外挿可能になる.

など試験デザインが類似していること,類似性が示せるような十分な症例数,試験の質が保持されていることなどが条件になる.

海外臨床データを外挿する場合,完全な臨床データ・パッケージが日本での規制要件を満たすレベルであることが必要である.完全な臨床試験データ・パッケージとは,日本での薬物動態データ,日本での薬力学および用量反応データ,安全性と有効性および用量反応を確立した海外臨床試験データの三つが基本的な構成要素である(図4.13).

完全な臨床データ・パッケージ:
complete clinical data package

4.7.3 大規模臨床試験

大規模臨床試験とは,解析するのに十分な症例数(数千例)があり,多施設共同研究により,二重盲検比較試験またはPROBE法で実施する試験を一般的に指す.

PROBE法:
prospective randomized open blind endpointの略.同時比較の対照群と治療群をオープン試験とし,エンドポイントの判定を盲検化した試験デザイン.エンドポイントが何であるかが実施者にわからないようにすることでバイアスの混入を防ぐ.

4.7.3.1 目 的

Evidence based medicine (EBM) の根拠となるデータ作成,真のエンドポイントの検証,頻度が少なくかつ重篤な副作用検出などのために行われる.

4.7.3.2 背　景

　高血圧，脂質異常，糖尿病などの生活習慣病については，診断と治療のガイドラインが作成されるが，そのガイドラインの根拠となるのが大規模臨床試験の結果である．エンドポイント（主要評価項目）とは介入的な治療法により変化（改善）する項目であり，真のエンドポイント true endpoint と代替エンドポイント surrogate endpoint の二つがある．

　臨床試験の真のエンドポイントは死亡，失明など疾病の結果起こる臨床的に重要な事象を示し，QOL の改善や医療経済学的な評価も含まれる．代替エンドポイントは真のエンドポイントと互いに関連する変数である．第Ⅲ相臨床試験での薬効の証明に真のエンドポイントを用いることが理想であるが，実際には莫大な時間とコストがかかるため，実施困難な場合が多い．そのため，真のエンドポイントを正しく反映していると思われる検査項目や臨床症候を代替エンドポイントとして使用する．大規模臨床試験は代替エンドポイントを使って有効性が示された医薬品に対して真のエンドポイントでの有効性を検証するために実施される．脂質異常症治療薬の場合，真のエンドポイントは，心筋梗塞の発症による死亡率であり，代替エンドポイントは血中コレステロール低下作用である．コレステロール値の高値が心血管死に関連があることは古くから知られていたが，コレステロール降下薬を用いた治療的介入によって死亡率の低下を明確に示した（図 4.14）．

　安全性に関する評価で頻度が少なく（千例に一例程度）重篤な副作用を第Ⅲ相臨

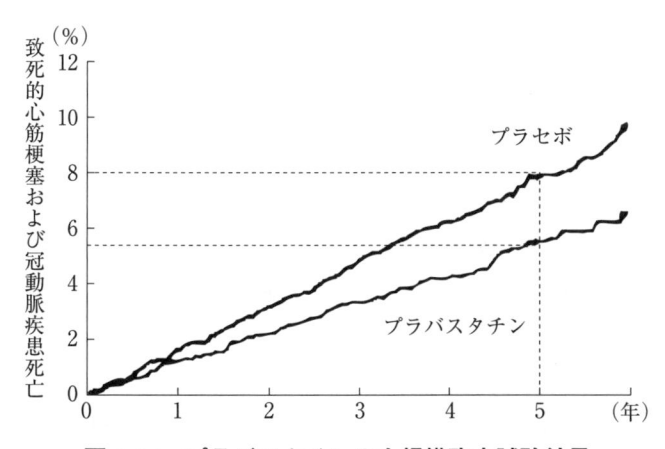

図 4.14　プラバスタチンの大規模臨床試験結果

研究対象集団 6595 例をランダムにプラセボ投与群 3293 例とプラバスタチン 40 mg 投与群 3302 例の 2 群構成でエンドポイントを非致死的心筋梗塞と冠動脈疾患死亡の発生率として 5 年間観察，その結果，エンドポイントである致死的心筋梗塞と冠動脈疾患死亡の発生率はプラセボ群の発生率 7.9％に対してプラバスタチン投与群 5.5％で有意に低下し，血中脂質低下（代替エンドポイント）が死亡率低下（真のエンドポイント）をもたらすことが証明された．
(Shephard, J. et al., N. Eng. J. Med. **333**, 1301, 1995)

床試験で検出することは難しい．そのため十分な症例数のある大規模臨床試験が必要となる．例えば，鎮痛薬として米国で承認されたシクロオキシゲナーゼ-2阻害薬は大規模臨床試験（無作為化二重盲検比較試験）によって心血管イベントの増加が示され，市場から姿を消した．

4.7.3.3 実施方法

無作為割り付け二重盲検群間比較試験が望ましいが，すでに市販されている医薬品ではプラセボ群を設置したり無作為化して割り付けたりすることは実施困難である．その場合はオープン・ラベル試験の割り付けとして，有効性・安全性の評価者をブラインドにしておくPROBE法によって，評価の客観性を担保する方法を採用する．また，安全性については前向き介入研究で実施すること自体が困難である場合が多い．

> オープン・ラベル試験：盲検化法に対して対照を置かない非対照臨床試験で盲検化法が困難な場合に用いられる．
>
> 前向き介入研究：将来疾病が発生するかどうかを調べる．この場合は薬剤投与によって将来副作用の発生頻度がどうなるかを調べる．

4.8　章末問題

A　問　題：次の文の正誤を答えよ．
1. 治験依頼者は，治験薬の容器に期待される効能・効果を記載しなければならない．
2. 医薬品の臨床試験の実施の基準（GCP）は，倫理性，科学性，信頼性を基盤としている．
3. 治験審査委員会の委員には，法律の専門家を参加させなければならない．
4. 医師主導の治験が法制化されたことにより，医師が製造販売承認申請を行うことが可能となった．
5. 治験に参加した被験者は，いつでも自由に治験への参加を撤回することができる．
6. モニタリングとは，治験システムや治験データの信頼性確保等を評価する品質保証業務をいう．
7. 治験コーディネーターは薬剤師でなければならない．
8. インフォームド・コンセントは，治験審査委員会で承認されたものでなければならない．
9. モニターは，治験終了後に監査を実施しなければならない．
10. 治験を依頼しようとする者は，治験を依頼するのに必要な毒性，薬理作用等に関する試験を終了していなければならない．
11. 医療機関の長は，治験審査委員会に参加することはできるが，審議・採決に加わることはできない
12. 治験届が受理されれば臨床試験の開始や次相への（例えば第Ⅰ相臨床試験から第Ⅱ相臨床試験へ）ステップアップの判断は企業がする．
13. 第Ⅰ相臨床試験の主な目的は患者で治験薬の安全性と薬物動態を判断することである．
14. 被験者の選定で選択基準と除外基準を設けるのは有効性と安全性の評価を妨げる因子を除くためである．
15. 代替エンドポイントは真のエンドポイントと必ずしも関連しなくてもよい．
16. 第Ⅲ相臨床試験では治験薬の主要評価項目が対照薬に比べて平均値が劣ってないことを示せばよく，必ずしも統計上の有意差は必要ない．

第4章 臨床試験

17. 承認された適応症以外の新しい適応症に新薬を使う場合，改めてその新薬について承認を得る必要はない．
18. 日本の治験は手続きが煩雑で治験費用が高く，症例エントリーが遅いため国内製薬企業は治験を国外で先行させている．
19. 国際共同試験とは各国が独自のプロトコールで同時に治験を実施して同時に申請する方法である．
20. 治験薬の薬物動態に民族間の違いが見られてもブリッジング試験は成立する．
21. 大規模臨床試験はEBMの根拠になる有効性データを確認するための試験で安全性に関する評価は行わなくてよい．
22. 医師主導治験はGCPの適用を受けない．
23. 第Ⅲ相試験では小児や妊婦に関するデータを必ず提出しなければならない．
24. 治験で副作用の疑いのある重篤な症例が見られた場合は，この治験薬が優れた治療効果を有していても，この治験薬の製造販売承認は与えられない．

B 解　答

1. 誤．期待される効能・効果や用法・用量は記載してはならない．
2. 正．正しい記述．
3. 誤．非専門家は必ずしも法律の専門家である必要はない．
4. 誤．製造販売承認申請は製薬企業が行う．
5. 正．正しい記述．
6. 誤．モニタリングは品質管理業務である．
7. 誤．必ずしも薬剤師である必要はない．
8. 正．正しい記述．
9. 誤．監査は，モニタリング部門から独立した監査部門が行う．
10. 正．正しい記述．すべての非臨床試験を終了している必要はない．
11. 正．正しい記述．
12. 正．
13. 誤．
14. 正．
15. 誤．
16. 誤．
17. 誤．
18. 正．
19. 誤．
20. 誤．
21. 誤．
22. 誤．
23. 誤．
24. 誤．

第5章

医薬品の承認申請・審査

　製造販売承認は，医薬品開発の最終段階であり，承認を与えられた医薬品は，市場に供給され，患者の元に提供される．そのため，承認審査は，様々な規制に従って実施された試験の結果を適切かつ正確に反映した信頼のできる資料に基づいて，厳格に行われる．

　第5章では，医薬品の定義と分類，承認申請と審査，審査体制，申請区分および申請資料について解説する．なお，関連する法律などについては該当箇所を示すのみとするため，詳細については原文を参照されたい．

5.1 医薬品の定義と分類

5.1.1 医薬品の定義

　薬事法で定められる「医薬品」とは，次に掲げる物をいう（薬事法第2条）．
① 日本薬局方に収められている物
② 人または動物の疾病の診断，治療または予防に使用されることが目的とされている物であって，機械器具，歯科材料，医療用品および衛生用品でないもの（医薬部外品を除く）
③ 人または動物の身体の構造または機能に影響を及ぼすことが目的とされている物であって，機械器具，歯科材料，医療用品および衛生用品でないもの（医薬部外品および化粧品を除く）

5.1.2　医薬品の分類

5.1.2.1　医療用医薬品

　医師もしくは歯科医師によって使用され，またはこれらの者の処方せんもしくは指示によって使用されることを目的として供給される医薬品をいう．法的な定義ということではなく，医療用医薬品であっても，処方せん医薬品に指定されていなければ，薬局などにおいて処方せんなしに購入できる．

5.1.2.2　一般用医薬品

　薬事法により「医療用医薬品以外の医薬品」と定義されていたが，2006年の改正（2009年6月1日施行）により，「医薬品のうち，その効能および効果において人体に対する作用が著しくないものであって，薬剤師その他の医薬関係者から提供された情報に基づく需要者の選択により使用されることが目的とされているもの」と定義された．英文表記の頭文字をとってOTCと略す．

OTC : over the counter

　安全性のリスクの程度に応じて，第一類，第二類および第三類に分類されている．第一類は特にリスクが高い一般用医薬品であり，薬剤師による情報提供が必要である．第二類はリスクが比較的高い一般用医薬品であり，薬剤師または登録販売者による情報提供が必要とされている（努力義務）．第三類は上記以外のリスクが比較的低いものであり，販売にあたっては規制を受けるものの，相談があった場合を除いて，説明を行う必要はない．

5.2　医薬品の承認申請

　医薬品（厚生労働大臣が基準を定めて指定する医薬品および薬事法第23条の2第1項の規定により指定する体外診断用医薬品を除く）の製造販売をしようとする者は，品目ごとにその製造販売についての厚生労働大臣の承認を受けなければならない（薬事法第14条第1項）．

5.2.1　承認要件

　以下のいずれかに該当するときは，製造販売の承認を与えられない（薬事法第14条第2項）．

〔承認拒否事由〕

① 申請者が，製造販売業の許可を受けていないとき

　医薬品の種類に応じ，厚生労働大臣の許可を受けた者でなければ，業として，医薬品の製造販売をしてはならない．製造販売業の許可の基準として，GQPおよびGVPを満たさなければならない．なお，GQPおよびGVPとは，各々「医薬品等の品質管理の基準」および「医薬品等の製造販売後安全管理の基準」のことであり，英文表記の頭文字をとって，GQPおよびGVPと略す．

② 申請品目を製造する製造所が，製造業の許可または認定を受けていないとき

　製品区分ごとに，厚生労働大臣の許可を受けた者でなければ，業として，医薬品の製造をしてはならない．製造業の許可の基準として，製造所の構造設備は，厚生労働省令で定める基準に適合しなければならない．

③ 申請品目の名称，成分，分量，用法，用量，効能，効果，副作用その他の品質，有効性および安全性に関する事項の審査の結果，以下のいずれかに該当するとき

・効能，効果を有すると認められないとき

・効能，効果に比して著しく有害な作用を有することにより，医薬品としての価値がないと認められるとき

・その他，医薬品として不適当なものと厚生労働省令で定める場合に該当するとき

④ 申請品目が政令で定めるものであるときは，製造所における製造管理または品質管理の方法が，厚生労働省令で定める基準に適合していると認められないとき

　医薬品は，品質を確保するために適正な管理の下に製造されなければならない．そのため，製造業者は，製造所における製造管理または品質管理の方法をGMPに適合しなければならない．なお，GMPとは，「医薬品の製造管理および品質管理の基準）」であり，英文表記の頭文字をとってGMPと略す．

なお，承認を取得した後でも，承認拒否事由に該当することが判明した場合または何らかの理由により該当することとなった場合には，承認の取り消しや承認内容の変更が命じられる．

5.2.2　承認権限

医薬品のうち，特定の医薬品については，農林水産大臣または都道府県知事による承認が必要である．

① 農林水産大臣による承認（薬事法第83条）

　専ら動物への使用を目的とする医薬品は，農林水産大臣の承認が必要である．また，人と動物に共用する医薬品は，農林水産省との合議の上，厚生労働大臣

製造販売業の許可権限は，薬事法施行令第80条により，都道府県知事に委任されている．

GQP：good quality practice

GVP：good vigilance practice

製造業の許可権限は，薬事法施行令第80条により，生物学的製剤などの製造所を除いては都道府県知事に，生物学的製剤などの製造所においては地方厚生局長に委任されている．

GMP：good manufacturing practice

が承認することになっている．

② 都道府県知事による承認（薬事法第81条，薬事法施行規則第80条第2項第5号）

　一般用医薬品については，承認審査の合理化・透明化を推進するため，薬事・食品衛生審議会の意見に基づいて，薬効群ごとに具体的な承認基準を定める作業が進められている．厚生労働大臣が指定する種類に属する医薬品であって，有効成分の種類，配合割合および分量，用法・用量，効能・効果，その他品質，有効性および安全性に係る事項につき厚生労働大臣が定める範囲内のものは，都道府県知事に承認権限が委任されている．

　〔厚生労働大臣が指定する医薬品〕風邪薬，解熱鎮痛薬，鎮咳去痰薬，胃腸薬，瀉下薬，鎮暈薬，点眼薬および洗眼薬（眼軟膏，ソフトコンタクトレンズの適用を除く眼科用薬），ビタミン主薬製剤，浣腸薬，駆虫薬，鼻炎用点鼻薬，鼻炎用内服薬，外用痔疾用薬，みずむし・たむし用薬に属する一般用医薬品および医療用ガス

5.2.3　承認不要医薬品

　日本薬局方に収載されている医薬品のうち，添加剤や調剤補助剤，専ら他の医薬品の製造の用に供されるものなどとして，厚生労働省が承認不要医薬品として告示する医薬品は承認を要しない．ただし，製造販売業者は，製造販売をしようとするときは，あらかじめ，品目ごとに，厚生労働大臣にその旨を届け出なければならない．

　例えば，結晶セルロース，ステアリン酸マグネシウム，乳糖，白色ワセリン等がこれに該当する．

5.3　医薬品の承認審査

PMDA：
　pharmaceuticals and medical devices agency

　厚生労働大臣は，独立行政法人医薬品医療機器総合機構に，医薬品（専ら動物のために使用されることが目的とされているものを除く）の承認のための審査および調査を行わせることができる（薬事法第14条の2，薬事法施行規則第27条）．機構は，英文表記の頭文字をとってPMDAと略す（図5.1）．

5.3.1　承認審査

　PMDAにおける承認審査は，医薬品の有効性および安全性が科学的なデータと

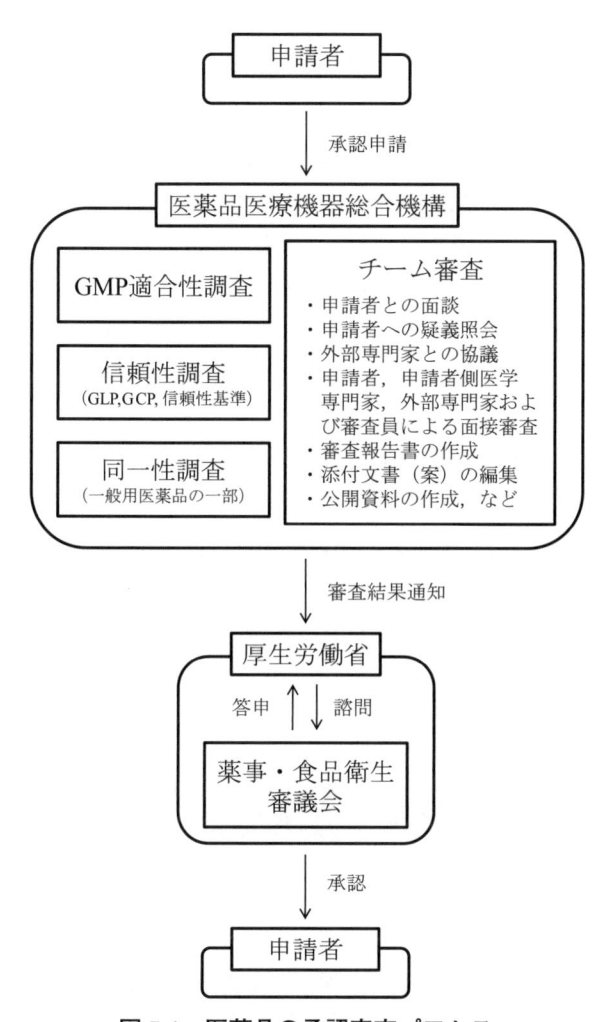

図 5.1　医薬品の承認審査プロセス

して示されているか，品質に問題はないかなどについて，添付資料に基づいて確認される．これらは，薬事法に定められた承認拒否事由（「5.2.1　承認要件」を参照）に該当しないことの確認である．

5.3.2　外部専門家との協議

　新規性の高い品目の審査では，大学や研究機関等の外部専門家と意見交換を行い，最新の知見や医療現場の実状を把握するとともに，審査の専門性や審査基準・結果の妥当性を確認する．また，必要に応じて，申請者や申請側の専門家の同席のもとで協議されることもある．

5.3.3　信頼性調査および GMP 適合性調査

承認審査と並行して，各試験が GLP および GCP に準じて適切に実施され，試験の結果が，「申請資料の信頼性の基準」に従って正確に作成されているかを調査する．なお，GLP および GCP とは，各々「医薬品の安全性に関する非臨床試験の実施の基準」および「医薬品の臨床試験の実施の基準」のことであり，英文表記の頭文字をとって，GLP および GCP と略す．また，医薬品の製造所が，GMP の基準に従って，適正な管理の下に製造しているかを調査する．

> GLP：
> 　good laboratory practice
>
> GCP：good clinical practice

5.3.4　薬事・食品衛生審議会

PMDA での審査終了後，審査結果が厚生労働省に通知される．厚生労働大臣は，承認の可否についてあらかじめ省内に設置した薬事・食品衛生審議会に諮問する．厚生労働大臣に対し承認の答申がなされた医薬品については，申請者に承認書が交付される．

5.4　審査体制

5.4.1　独立行政法人医薬品医療機器総合機構

PMDA は，「医薬品の副作用または生物由来製品を介した感染等による健康被害の迅速な救済を図り（健康被害救済），医薬品・医療機器等の品質，有効性および安全性の向上に資する指導・審査等の業務を行い（承認審査），医薬品等の市販後の安全性に関する情報の収集・整理，調査・分析，提供を行う（安全対策）ことを通じて，国民保健の向上に貢献すること」を目的として法律に基づいて設立されている（図 5.2）．承認審査について，以下，詳述する．それ以外の業務は 5.4.2 で述べる．

5.4.1.1　承認審査

新医薬品（新薬）の承認審査では，薬学，医学，獣医学，生物統計学等を専門とする審査員が，「規格・安定性」，「毒性」，「薬理」，「薬物動態」，「臨床」および「生物統計」の担当に分かれてチーム審査を行う．審査チームは，治療薬の分野ごとに編成されており，その分野に属する申請品目を専門的に審査する．審査の内容

> 新医薬品とは，新有効成分含有医薬品，新医療用配合剤，新投与経路医薬品，新効能医薬品，新剤型医薬品および新用量医薬品をいう．

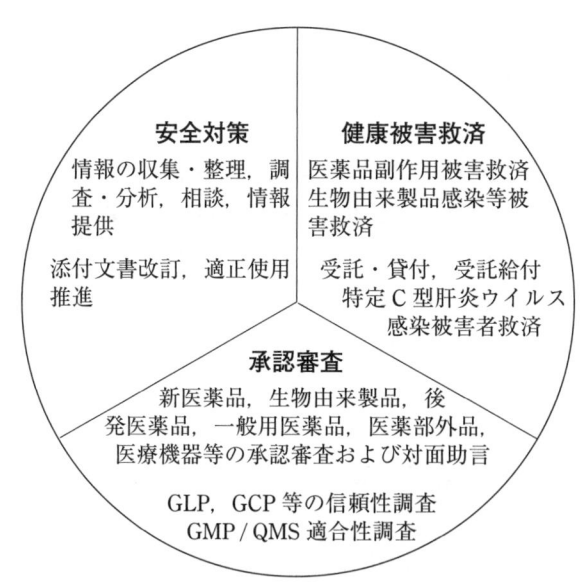

図 5.2 医薬品医療機器総合機構の業務

安全対策
情報の収集・整理，調査・分析，相談，情報提供
添付文書改訂，適正使用推進

健康被害救済
医薬品副作用被害救済
生物由来製品感染等被害救済
受託・貸付，受託給付
特定C型肝炎ウイルス感染被害者救済

承認審査
新医薬品，生物由来製品，後発医薬品，一般用医薬品，医薬部外品，医療機器等の承認審査および対面助言
GLP，GCP 等の信頼性調査
GMP／QMS 適合性調査

は，「審査報告書」として，「審議結果報告書」および「申請資料概要」とともに公開される．

より優れた医薬品をより早く医療現場に提供するために，標準的事務処理時間（タイムクロック）の目標が設定されており，業務の迅速化が図られている．また，データの国際的な相互受け入れを実現することを目的とした日米欧ハーモナイゼーション国際会議（ICH）の合意内容が積極的に取り入れられている．ICHの詳細については，第7章で述べる．

新医薬品のほか，後発医薬品，一般用医薬品，医薬部外品，組換えDNA技術応用医薬品，再生医療（細胞組織利用医薬品），遺伝子治療用医薬品，医療機器の審査や医薬品の再審査・再評価等も行う．なお，再審査，再評価の概要については第8章で述べる．

5.4.1.2　対面助言

開発段階にある新薬や新医療機器の治験および医薬品・医療機器の再評価・再審査に係る臨床試験の計画，承認申請に必要となる臨床試験の種類等，申込者（多くの場合製薬企業）の相談事項に対し，PMDAの見解が具体的に提示される．また，品質や非臨床試験などについても指導・助言を行う．対面助言は，承認申請後に審査を担当するチームが対応し，相談と審査の一体化を図っている．この他，後発医薬品，一般用医薬品および医薬部外品などの簡易的な相談についても，対面のうえ指導・助言を行う．

GPSP：
good post-marketing study practice

5.4.1.3 信頼性調査

　医薬品・医療機器の承認申請または再審査・再評価申請された品目について，承認申請書に添付される資料（承認申請資料）の根拠となる試験が，GLP，GCP，GPSPおよび試験実施計画書に基づいて，倫理的および科学的に適切に実施されているかどうか，また，承認申請資料が，「申請資料の信頼性の基準（薬事法施行規則第43条）」に従って，試験結果に基づいて適切かつ正確に作成されているか，を実地および書面にて調査を行う．

5.4.1.4　GMP/QMS 適合性調査

　医薬品，医薬部外品または医療機器の製造所に対して，これら医薬品などをGMPまたはQMSに基づいて適正な管理の下に製造し，高い品質を確保しているかについて実地および書面にて調査を行う．国内で製造販売する製品については，製造販売するために医薬品等の承認を受けようとするとき，承認の内容を一部変更しようとするときおよび承認取得後5年ごとに調査を受けることになっている（薬事法第14条第6項，薬事法施行令第21～第23条）．

QMS:
quality management system

5.4.2　独立行政法人医薬品医療機器総合機構におけるその他の業務

5.4.2.1　健康被害救済

　PMDAの上述以外の業務として，以下の①～⑤の業務がある．①医薬品を適正に使用したにもかかわらず副作用による一定の健康被害が生じた場合に，医療費などの給付を行い，これにより被害者の救済を図る医薬品副作用被害救済，②生物由来製品を適正に使用したにもかかわらず，その製品が原因で感染にかかり，入院が必要な程度の疾病や障害などの健康被害が生じた場合に救済を行う生物由来製品感染など被害救済，③受託・貸付業務（スモン患者），④受託給付業務（HIV感染者）および⑤特定C型肝炎ウイルス感染被害者救済を行う．

5.4.2.2　安全対策

　医薬品・医療機器等による副作用，不具合，感染症および開発段階で発生した副作用等に関する企業からの安全性情報を迅速かつ効率よく収集・整理し，それらの情報を科学的に調査・分析する．必要に応じて添付文書の改訂の指導や適正使用の推進を行うほか，医薬品・医療機器などの安全性向上のための製薬企業等への指

導・助言，国民に対する安全性相談および情報提供などを行う．なお，GMP/QMS適合性調査のうち，承認取得後に行われる定期調査は安全対策に含まれる．

5.4.3 薬事・食品衛生審議会

医学，薬学，歯学，法学などを専門とする学識経験者から厚生労働大臣が任命した30人以内の委員で組織されている．薬事・食品衛生審議会には，薬事分科会と食品衛生分科会が置かれている．薬事分科会では，薬事法，毒物および劇物取締法，安全な血液製剤の安定供給の確保などに関する法律，有害物質を含有する家庭用品の規制に関する法律，独立行政法人医薬品医療機器総合機構法などの規定により審議会の権限に属された事項を処理する．

薬事・食品衛生審議会薬事分科会の主な諮問事項は，以下のとおりである．

医薬品などについて，承認および承認取消，生物由来製品・特定生物由来製品の指定，再審査期間の指定および延長，再評価に係る範囲の指定，基準を定める政令等の制定・改定，毒薬および劇薬の指定，希少疾病用医薬品・医療機器の指定，日本薬局方の制定および改正，副作用・感染などの救済給付の支給に関する医学薬学的判定，血液製剤の供給・安全性確保・適正使用の推進，生物由来原料基準の調査審議，感染症定期報告・副作用報告・回収報告の調査審議，一般用医薬品の区分指定および変更，指定薬物の指定，化学物質による環境汚染防止，家庭用品の安全性確保，動物用医薬品などの基準の調査審議，など

5.5 申請区分

医薬品の製造販売をしようとする者は，以下の申請区分に従って製造販売承認申請を行う（図5.3）．

5.5.1 医療用医薬品

① 新有効成分含有医薬品
　既承認医薬品および日本薬局方に収載されている医薬品のいずれにも有効成分として含有されていない成分を有効成分として含有する医薬品（他の目的で用いられていても医薬品として新しいものはこれに相当する．例えば，添加剤としては汎用されていても，有効成分として初めてならばこれに該当する）．
② 新医療用配合剤
　既承認医療用配合剤および日本薬局方に収載されている配合剤と有効成分または配合割合が異なる医療用配合剤

```
医療用医薬品 ─┬─ 新医薬品など ─────────┬─ 新有効成分含有医薬品
              │                              ├─ 新医療用配合剤
              │                              ├─ 新投与経路医薬品
              │                              ├─ 新効能医薬品
              │                              ├─ 新剤型医薬品
              │                              ├─ 新用量医薬品
              │                              ├─ 剤型追加に係る医薬品（再審査期間中のもの）
              │                              ├─ 類似処方医療用配合剤（再審査期間中のもの）
              │                              └─ その他の医薬品（再審査期間中のもの）
              │
              └─ 新医薬品など以外の医薬品 ─┬─ 剤型追加に係る医薬品（再審査期間中でないもの）
                                            ├─ 類似処方医療用配合剤（再審査期間中でないもの）
                                            └─ その他の医薬品（再審査期間中でないもの）
```

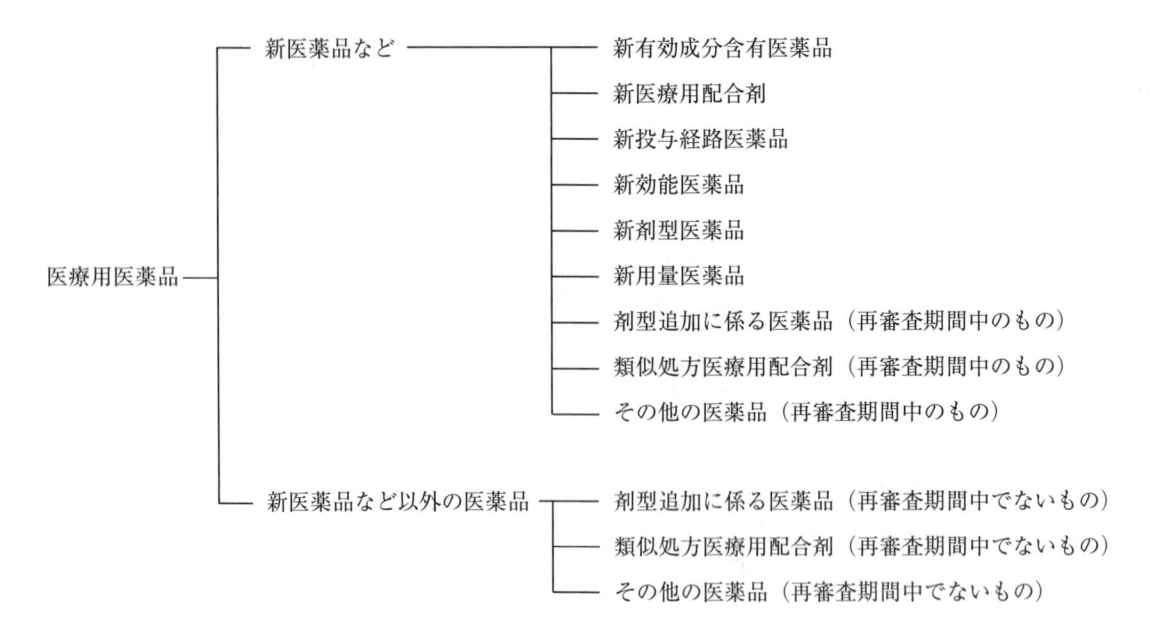

図 5.3　医療用医薬品の申請区分

③ 新投与経路医薬品

　既承認医薬品などと有効成分は同一であるが，投与経路が異なる医薬品

④ 新効能医薬品

　既承認医薬品などと有効成分および投与経路は同一であるが，効能・効果が異なる医薬品

⑤ 新剤型医薬品

　既承認医薬品などと有効成分，投与経路および効能・効果は同一であるが，徐放化等の薬剤学的な変更により用法等が異なるような新たな剤型の医薬品．ただし，剤型追加に係る医薬品は除く．

⑥ 新用量医薬品

　既承認医薬品などと有効成分および投与経路は同一であるが，用量が異なる医薬品

⑦ 剤型追加に係る医薬品

　既承認医薬品などと有効成分，投与経路，効能・効果および用法・用量は同一であるが，剤型または含量が異なる医薬品

⑧ 類似処方医療用配合剤

　既承認医療用配合剤および日本薬局方に収載されている配合剤と有効成分および配合割合が類似していると判断される医療用配合剤

⑨ その他の医薬品

　上記①〜⑧のいずれにも分類されない医薬品

5.5.2 一般用医薬品

申請区分(1)：新有効成分含有医薬品（いわゆるダイレクト OTC）
申請区分(2)：既承認成分であるが，一般用として初めて有効成分を含有する医薬品（いわゆるスイッチ OTC）
申請区分(3)：一般用として既承認の有効成分のみを含有する医薬品であるが，有効成分の組合せ，効能・効果または用法・用量が異なる医薬品およびその薬効群で初めての有効成分を配合する医薬品など
申請区分(4)：その他の医薬品〔申請区分(1)～(3)以外〕．一部は地方委任医薬品として都道府県知事に承認権限が委任されている（「5.2.2　承認権限」を参照）

既に抗真菌薬，H_2 ブロッカーなどがスイッチ OTC 化されている．一方，現在のところダイレクト OTC 薬は 1 品目（発毛剤）だけである．

なお，承認を受けた者が承認された事項の一部を変更しようとするときは，原則として，その変更について承認を受けなければならない（一部変更承認申請，薬事法第 14 条第 9 項）．ただし，これは，品目の同一性や同等性を失わない場合に限る．すなわち，原則として，販売名，有効成分もしくはその分量または剤型の変更については，新規の承認申請を行う．有効成分以外の成分もしくは分量，用法・用量，効能・効果，製造方法または規格および試験方法，ならびに貯蔵方法および有効期間欄の変更は，一部変更承認申請を行う．一方，その変更内容が軽微なものについては届出をもって足りることとされている（軽微変更届出，薬事法第 14 条第 10 項）．

ダイレクト OTC については，限られた試験では，その有効性および安全性の把握に限界があり，一般消費者が自由に使用することのできる一般用医薬品としてなじまないと考えられることから，原則として医療用医薬品の方から申請することとされている．

5.6　申請資料

医薬品の承認審査には，信頼性のある資料に基づく厳格な審査が必要であるため，承認申請資料は，その時点における医学薬学などの学問水準に基づき，倫理性，科学性および信頼性を確保していることが不可欠である．承認申請資料を収集または作成する際に従うべき基準として，GLP，GCP および申請資料の信頼性基準が定められており，厚生労働省のガイドライン（通知）に基づき編集される．

5.6.1　資料の内容

承認申請資料には以下のようなものがある．医薬品の製造販売承認申請に添付すべき資料の内容は，承認を得ようとする区分（申請区分）により異なる．最も新規性の高い「新有効成分含有医薬品」に対しては，生物学的同等性に関する資料を除くほとんどの資料の添付が必要である（個々の医薬品の特性に応じて添付が判断さ

れる資料もある).一方,例えば,「新効能医薬品」では,品質や製剤の安定性,毒性等に関する資料は,既に承認を与えられている効能の申請時に審査されているため,原則として,これらの資料を新たに添付する必要はない.

① 起源または発見の経緯,外国における使用状況並びに特性および他の医薬品との比較検討等に関する資料
② 構造決定および物理的化学的性質,製造方法,規格および試験方法等の原薬および製剤の品質に関する資料
③ 長期に保存したときや苛酷な状況下に置いたときなどの製剤の安定性に関する資料
④ 効力を裏付ける試験,副次的薬理・安全性薬理などの薬理作用に関する資料
⑤ 吸収,分布,代謝,排泄,生物学的同等性などの薬物動態に関する資料
⑥ 動物に単回・反復投与したときの急性・亜急性・慢性毒性や催奇形性,遺伝毒性,癌原性などの毒性に関する資料
⑦ 臨床試験の成績に関する資料

5.6.2 コモン・テクニカル・ドキュメント

CTD:
common technical document

CTD は,日米欧で異なった新医薬品の承認申請資料の構成を統一することを目的とした国際共通化資料であり,その内容は,ICH で合意されている.

CTD は,承認申請書に添付すべき資料の構成を示したものであり,申請に要求される試験に言及したものではない.CTD の利用により,申請する国ごとに資料を作成する必要がなくなるため,文書編集に要する時間および資源を軽減できる.また,審査の効率化や海外の審査当局との情報交換を容易にすることが可能になる.2003 年 7 月以降,新医薬品の承認申請については,CTD による申請が義務付けられている.

CTD の構成は,第1部:申請書,添付文書などの各国特異的な情報に関する文書,第2部:すべての試験の概要,第3部:品質に関する文書,第4部:非臨床試験報告書,第5部:臨床試験報告書からなり,承認申請に添付すべき資料を CTD の決められた部分に編集する.

5.7 章末問題

A 問題:次の文の正誤を答えよ.
1. 人の疾病の診断,治療または予防に使用される,あるいは人の身体の構造または機能に影響を及ぼすことを目的とする物はすべて薬事法上の「医薬品」に該当する.
2. 医薬品の製造販売をしようとする者は,品目ごとにその製造販売について都道府県知事の許可を受けな

ければならない．
3. 医薬品の製造販売承認を取得するためには，製造販売業の許可および製造業の許可または認定を受けなければならない．
4. 製造販売業の許可要件として，GQP および GMP を満たさなければならない．
5. 著しく有害な作用を有する医薬品であっても，わずかでも効果があれば医薬品として承認される．
6. 承認を取得した医薬品であっても，製造管理または品質管理の不備などの理由により承認を取り消されることがある．
7. 風邪薬，解熱鎮痛薬などの指定された種類に属する一般用医薬品の承認権限は，都道府県知事に委任されている．
8. 医薬品の製造販売承認の審査を実際に行うのは，医薬品医療機器総合機構という独立行政法人である．
9. 医薬品医療機器総合機構における医薬品の承認審査は，大学や研究機関などの外部の専門家の意見を形式的にまとめる形で行われる．
10. 医薬品医療機器総合機構で実施されている相談業務（対面助言）は，承認申請時の手続きについて相談するものであり，臨床試験（治験）の計画や承認申請に必要となる試験に関しては相談できない．
11. 薬事・食品衛生審議会は，法律に基づいて厚生労働省と農林水産省の諮問事項を調査審議する機関である．
12. 薬事・食品衛生審議会は，医薬品の承認のほか，医薬品の再審査期間・再評価範囲の指定，毒薬および劇薬の指定，副作用・感染等の救済給付の支給に関する医学薬学的判定，希少疾病用医薬品の指定についても答申する．
13. 医薬品の承認申請資料を収集しまたは作成する際に従うべき基準として，GLP，GCP および GPSP がある．
14. 医薬品の承認申請時に必要な提出資料は，申請区分によらず共通のものとなっている．
15. 新医薬品の承認申請資料は，国際共通化資料である CTD の構成に準じて作成しなければならない．
16. CTD は，承認申請書に添付すべき資料の構成と申請に要求される試験を示したものである．

B 解 答

1. 誤．これらを目的とする物であっても，薬事法上の「医薬部外品」および「化粧品」，並びに機械器具，歯科材料，医療用品および衛生用品は，「医薬品」に該当しない．
2. 誤．厚生労働大臣の承認が必要である．
3. 正．
4. 誤．GMP は，製造所の製造管理および品質管理の基準に関する省令であり，製造販売業の許可要件としては，品質管理の基準である GQP と製造販売後安全管理の基準である GVP を満たさなければならない．
5. 誤．効果があっても医薬品としての価値がなければ承認されない．
6. 正．
7. 正．
8. 正．
9. 誤．薬学，医学，生物統計学等を専門とする審査員が，それぞれの担当に分かれてチーム審査を行い，意見をまとめる．審査の過程で外部の専門家と協議を行う．

10. 誤．臨床試験の計画や承認申請に必要となる試験など，相談者が希望する相談事項に従って行われる．
11. 誤．厚生労働省の諮問機関である．
12. 正．
13. 誤．GPSP は，製造販売後の調査および試験の実施の基準である．承認申請資料を収集・作成する際には GLP および GCP 以外に，「申請資料の信頼性の基準」に従わなければならない．
14. 誤．提出資料の内容は，申請区分により異なる．さらに，医薬品の特性によって添付が判断される資料もある．
15. 正．
16. 誤．要求される試験については言及されていない．

第6章

医薬品の製造と品質

　創薬の過程を経て創出された化合物がそのまま医薬品になることは非常にまれである．多くの場合，候補化合物の安定性や薬理作用の発現速度の調整および使用性などを考慮した製剤修飾を加えて初めて医薬品となる．その過程を製剤設計という．新規医薬品の開発時には，製剤設計は2段階で実施されることが多い．非臨床試験，臨床試験の第Ⅰ相または前期第Ⅱ相に投与するまでの製剤の設計をプレフォーミュレーションという（第1段階目の製剤設計）．ついで，後期第Ⅱ相臨床試験の開始までに包装形態を含めて市場に提供する製剤の設計が行われる（第2段階目の製剤設計）．この医薬品の開発と製剤設計の流れを図6.1に示す．経口投与製剤の開発を例にとると，第Ⅰ相臨床試験で使用する剤形は，開発する製薬会社によって考え方は異なるが，液剤や懸濁剤または硬カプセル剤などの比較的簡便な剤形が採用されることが多い．一方，市場に出た製剤との間に治療上の乖離をなくすために，後期第Ⅱ相臨床試験の開始前までに市場に出すものと同じ剤形を開発する．後期第Ⅱ相臨床試験以降で剤形を変更する場合には変更前後の製剤間での生物学的同等性を証明する必要がある．万一，非同等の場合には，臨床試験をやり直す．

プレフォーミュレーション：
preformulation

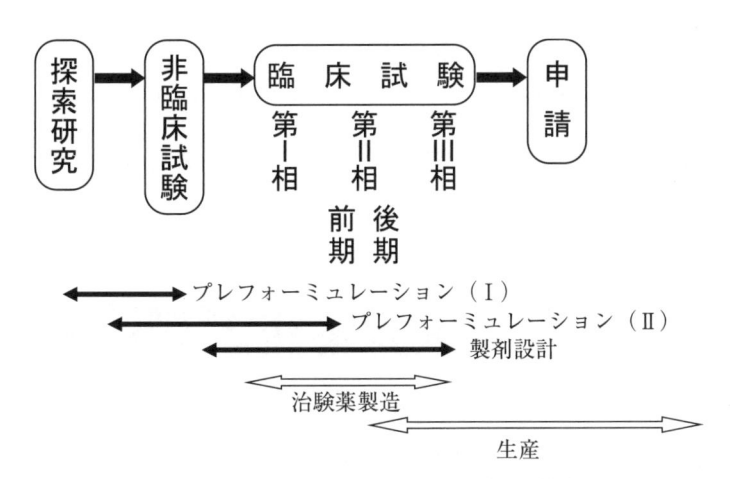

図 6.1　医薬品の開発と製剤設計と製造
注：プレフォーミュレーションの（Ⅰ）は主に可溶化の検討を行い，
　　（Ⅱ）では製剤化の検討を行う．
（川島嘉明，他編（2007）最新製剤学　第2版，p.127，（廣川書店，一部変更）

第6章では，医療品の製造と品質に関して，製剤設計，医薬品の生産，生物学的同等性試験，医薬品の品質管理と品質保証について解説する．

6.1 プレフォーミュレーションと製剤設計

プレフォーミュレーションに必要な情報としては，化合物の物理化学的特性，安定性，製剤工学的特性，生物学的特性がある．それぞれの代表的な特性を表6.1に示す．

つぎに，プレフォーミュレーション段階での経験や，それまでの臨床試験成績（用法や用量など），市場でのニーズを考慮して，市場に流通させる医薬品を製剤設計する．製剤設計には，多くの情報が必要であり，代表的なものを図6.2に示す．その情報は，主薬の生物学的性質や物理化学的性質，患者の生理的要因，添加剤の特性，製剤特性・評価，製造工程，その他などに分類することができる．例えば，腸溶性製剤の場合には，製剤を錠剤のように一つの製剤に多量の薬物を含有するような製剤にするか，顆粒剤のように薬物を複数の個数に分割するかの剤形の選択を行ったあとで，患者の胃のpHや胃内通過時間などの生理的要因，溶解pHの添加剤の特性，溶出性などの製剤特性を考慮して設計が行われる．

表6.1 プレフォーミュレーションで対象となる主な特性

物理化学的特性	分子量，純度（光学異性体），融点，pKa，分配係数，溶解度（溶解速度）
安定性	化学的安定性；加水分解，酸化分解，脱水反応，異性化反応など 光による分解； 物理的安定性；結晶化，転移，昇華，吸湿 添加剤との相互作用；
製剤工学的特性	結晶形（多形），結晶化度，結晶水，溶媒和，粒子形状，粒子径，粒度分布，比表面積，ぬれ・接触角，吸湿等温線，かさ密度，安息角，タッピング密度，圧縮性，充てん性
生物学的特性	絶対的バイオアベイラビリティ，バイオアベイラビリティ（C_{max}，T_{max}，AUC），生物学的半減期（$t_{1/2}$），吸収部位，吸収機構，初回通過効果（肝臓，消化管），線形性，食餌の影響，代謝・分布，タンパク結合，腸肝循環，排泄経路，薬理作用，刺激性，副作用

6.2 医薬品の生産

製造する医薬品の量は，医薬品の開発が進むにつれて増えていく．非臨床試験や第I相臨床試験では，数キログラム以下の量で製剤を製造する．市場に提供する製剤を考慮する後期第II相臨床試験以降では，予想される市販時の生産量の10%またはそれ以上の量で製造することが要求される．例えば，市販するロットが100

第6章 医薬品の製造と品質

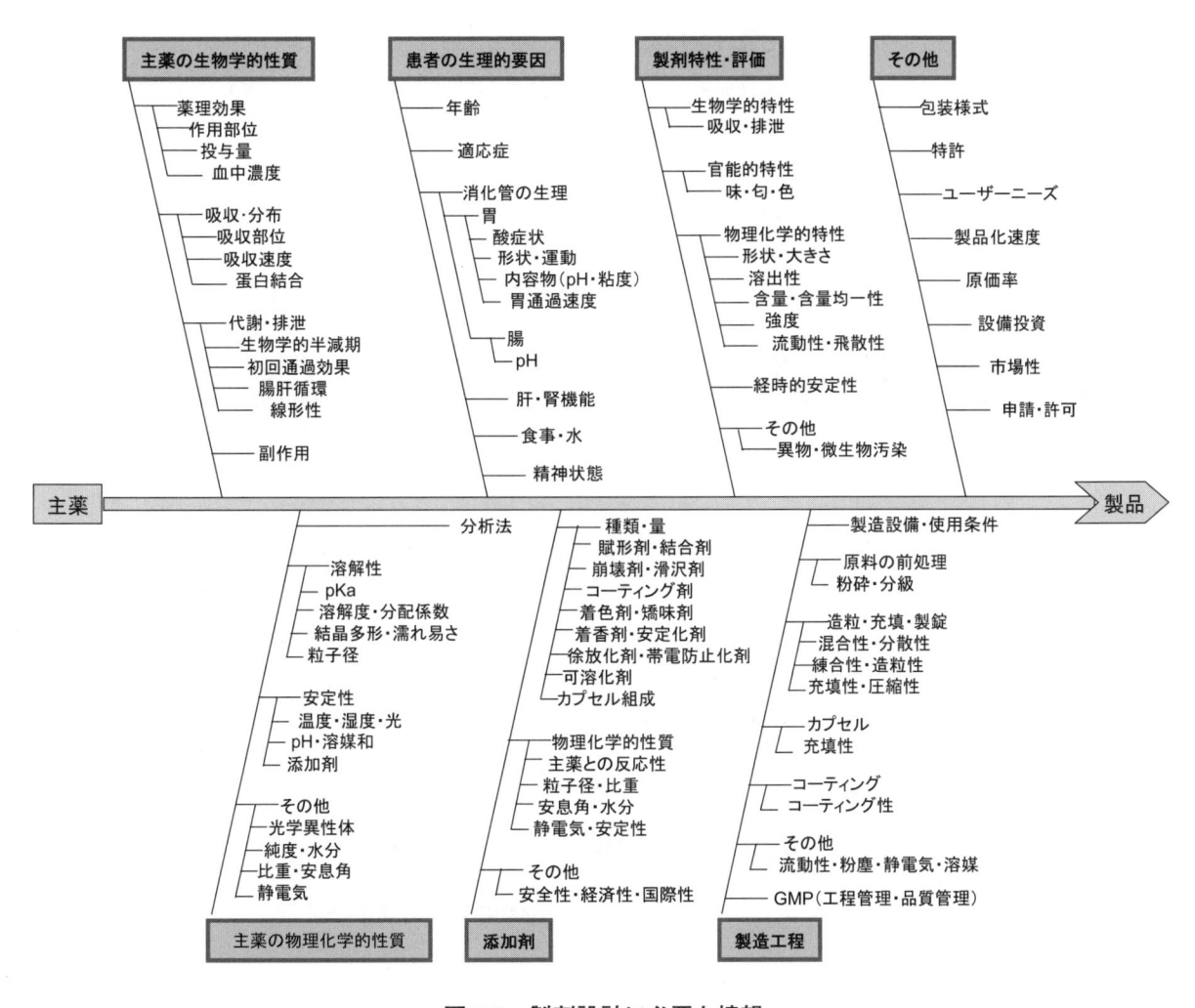

図6.2 製剤設計に必要な情報

主薬の生物学的性質
- 薬理効果
- 作用部位
- 投与量
- 血中濃度
- 吸収・分布
- 吸収部位
- 吸収速度
- 蛋白結合
- 代謝・排泄
- 生物学的半減期
- 初回通過効果
- 腸肝循環
- 線形性
- 副作用

患者の生理的要因
- 年齢
- 適応症
- 消化管の生理
  - 胃
    - 酸症状
    - 形状・運動
    - 内容物(pH・粘度)
    - 胃通過速度
  - 腸
  - pH
- 肝・腎機能
- 食事・水
- 精神状態

製剤特性・評価
- 生物学的特性
  - 吸収・排泄
- 官能的特性
  - 味・匂・色
- 物理化学的特性
  - 形状・大きさ
  - 溶出性
  - 含量・含量均一性
  - 強度
  - 流動性・飛散性
- 経時的安定性
- その他
  - 異物・微生物汚染

その他
- 包装様式
- 特許
- ユーザーニーズ
- 製品化速度
- 原価率
- 設備投資
- 市場性
- 申請・許可

主薬 → 製品

主薬の物理化学的性質
- 分析法
- 溶解性
- pKa
- 溶解度・分配係数
- 結晶多形・濡れ易さ
- 粒子径
- 安定性
- 温度・湿度・光
- pH・溶媒和
- 添加剤
- その他
- 光学異性体
- 純度・水分
- 比重・安息角
- 静電気

添加剤
- 種類・量
- 賦形剤・結合剤
- 崩壊剤・滑沢剤
- コーティング剤
- 着色剤・矯味剤
- 着香剤・安定化剤
- 徐放化剤・帯電防止剤
- 可溶化剤
- カプセル組成
- 物理化学的性質
- 主薬との反応性
- 粒子径・比重
- 安息角・水分
- 静電気・安定性
- その他
- 安全性・経済性・国際性

製造工程
- 製造設備・使用条件
- 原料の前処理
- 粉砕・分級
- 造粒・充填・製錠
- 混合性・分散性
- 練合性・造粒性
- 充填性・圧縮性
- カプセル
- 充填性
- コーティング
- コーティング性
- その他
- 流動性・粉塵・静電気・溶媒
- GMP(工程管理・品質管理)

kgと想定される場合には，最初は1kg以下の量で製造し，途中に10kgの過程をはさんで，最終的に100kgの製造となる．これを製造のスケールアップと称する．製造する量の違いは，重量，遠心力，熱，水分値などの違いとなり，製品の品質に影響を与えることがある．したがって，これらのことを念頭において製剤設計をする必要がある．例えば，ビーズ状の顆粒を回転造粒装置（転動造粒装置）で製造する場合には，同じ回転数の場合には小型の装置に比して大型の装置では，遠心力が大きいために，製造される顆粒の密度が大きくなり，溶出性に違いが生じることをしばしば経験する．そのような場合には，小型機の回転数を増して，遠心力を大型の装置に近似させるなどの工夫をこらす．このように，スケールアップする場合には，薬物の安定性や溶出性などの特性を確認しながら進めることにより，品質に違いが発生しないように注意する．特に，後期第Ⅱ相臨床試験以降は市販を想定したものであり，例えば添加剤の種類やその添加量の変更は原則として許されない．もしも，変更する必要が生じた場合には，生物学的同等性試験を実施して同等である

ことを確認しなければならない．

　製剤の安定性試験は，非臨床試験または前期第Ⅱ相臨床試験までに予備的に実施されるが，市販する剤形で承認申請用の試験を実施しなければならない．一般的には，製造法が最終化した後期第Ⅱ相臨床試験と同時期に開始することになる．生物学的同等性試験の結果，製剤の一部を変更する場合には，再度安定性試験を行うことになるため，最終製剤の決定は慎重に行わなければならない．

6.3　生物学的同等性試験

6.3.1　生物学的同等性とは

生物学的同等性：
bioequivalence

生物学的利用率：
bioavailability

同等：equivalence

　生物学的同等性とは，同一活性成分を同一含量含む異なる製剤間において，生物学的利用能すなわち薬物が生体内に吸収される量と速度が同等である性質をいう．生物学的に同等な製剤間では，治療に関わる効能や効果に加えて副作用までもが同等であり，治療にあたっては互換使用ができる．

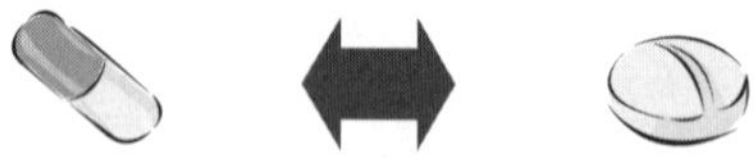

❖ 効能・効果と副作用が同等
❖ 治療上互換使用ができる

図 6.3　生物学的に同等な製剤

　1970 年代初め，生物学的同等性の異なる製剤を服用した患者が，重篤な副作用を引き起こした事件が多く発生したことを契機に，医薬品承認申請において剤形や処方の変更の際，当該資料の重要性が認識されるようになった．その後，生物学的非同等な後発医薬品が数多く医療現場に出回っているという指摘を発端にして，後発医薬品の申請時における生物学的同等性に関する資料の大幅な見直しがなされた．そして 1997 年の「後発医薬品の生物学的同等性試験ガイドライン」を皮切りに，表 6.2 に示すように各種ガイドラインが策定され，その後質疑応答集とともに改訂版が発行されて現在に至っている．

表 6.2　日本における生物学的同等性試験に関する各種ガイドライン

ガイドライン名	発行年月日[*]	通知名
後発医薬品の生物学的同等性試験	1997.12.22	医薬審 487 号
含量が異なる経口固形製剤の生物学的同等性試験	2000.2.14	医薬審 64 号
経口固形製剤の処方変更の生物学的同等性試験	2000.2.14	医薬審 67 号
剤形が異なる製剤の追加のための生物学的同等性試験	2001.5.31	医薬審 783 号
局所皮膚適用製剤の後発医薬品のための生物学的同等性試験	2003.7.7	薬食審査発 0707001 号

*　初版が発行された年月日

6.3.2 生物学的同等性試験の概要

　生物学的同等性試験ガイドラインは，投薬時に水溶液である静脈用注射剤を除くすべての製剤が対象となるが，ガイドライン中で具体的に試験手順が示されたものは経口投与製剤のみであるため，ここでは経口投与製剤について概説する．当該試験の基本となる試験手順が収載されているのが，「後発医薬品の生物学的同等性試験ガイドライン」であり，文字通り後発医薬品が臨床上，先発医薬品と同等であることを担保するための内容となっている．

　本来臨床上の同等性を明らかにするためには，対象となる二製剤間の患者における有効性・安全性の比較試験を行い，両医薬品が同等であることを示さなければならない．しかし患者間，患者内での変動が大きいこれらの特性に関して，信頼性の高い評価を行うには多くの被験者を対象にした試験が必要となる．すでに臨床の場で多用されている製品の互換品，すなわち後発医薬品の開発において，臨床比較試験はその規模や人的・金銭的資源の浪費の観点から相応しくない．そこで医薬品が示す効果や作用の種類・強弱は，作用発現部位における薬物濃度に支配されているとの事実のもと，後発医薬品が示す薬物濃度が先発医薬品のそれと同等であることを示すことで，両医薬品のすべての作用・効果が同等であることが立証できる．全身作用を期待する経口投与医薬品の場合には，消化管吸収された薬物は血液を経由して全身に送達されるため，通常，作用発現部位における薬物濃度に代わり薬物血中濃度を代用する．したがって「後発医薬品の生物学的同等性試験ガイドライン」では，経口投与後のヒトによる薬物血中濃度比較試験（ガイドラインでは生物学的同等性試験という）が基本的な試験に位置づけられている．加えて，被験者間での薬物血中濃度のバラツキが大きく検出力が乏しい場合を考慮して，in vitro 溶出試験を組み入れ，溶出挙動の類似性も併せて判定基準を設けているのが特徴である．

　具体的な両試験法の試験内容と判定基準の概略を図6.4に示す．製剤間の生物学的同等性は，ヒトによる生物学的同等性試験における薬物血中濃度時間曲線下面積（AUC）と最高血中濃度（C_{max}）の対数値の平均値の差の90%信頼区間が規定範囲内にあるとき同等であると判定される．加えて上記の判定に外れていたとしても，in vitro 溶出試験結果がすべての試験液において類似性が認められる場合，両パラメーターの対数値の平均値の差そのものが規定範囲内にあるときには同等であると判定される．薬物の溶解性が低く，ヒトでの血中濃度にバラツキが大きい製剤を考慮に入れ，後者の判定法が設定されている．なお，以上は溶出制御が施されていない通常製剤および腸溶性製剤の場合の判定法である．投与時の食事の有無や in vitro 溶出挙動が薬物血中濃度へ高感度に影響を与える徐放性製剤の場合においては，絶食時と食後の両方の評価が課せられる．また，溶出の同等性（類似性の用語に代わって用いられる）の規定範囲が，平均溶出率の差で15%以内から10%以内へと厳密化されている．

f2関数
　2つの製剤間の溶出挙動の類似性を表する指標である．f2の値は次式にて算出する．

$$f2 = 50 \log \left[\frac{100}{\sqrt{1 + \frac{\sum_{i=1}^{n}(Ti - Ri)^2}{n}}} \right]$$

ここで，Ti および Ri はそれぞれ各時点における後発製剤および先発製剤の平均溶出率，n は平均溶出率を比較する時点の数である．すべての時点で溶出率が同一であるとき，f2 = 100 となり，すべての時点で溶出率の差が ± 10% のとき，f2 = 50 となる．

生物学的同等性試験
◆ ヒトによる血中濃度比較試験
◆ 試験方法
- 実験計画： 2群間でのクロスオーバー試験
- 被験者： 健康成人志願者
- 投与量： 1投与単位または臨床常用量
- 投与条件： 原則として絶食時，単回投与
- 測定： 原則として血液を採取．有効成分の未変化体を測定
- 同等性評価パラメーター：AUCおよびC_{max}
- 同等性の判定：
    1) 対数値の平均値の差の90％信頼区間がlog 0.80～log1.25の範囲内
       あるいは
    2) 対数値の平均値の差がlog 0.90～log 1.11の範囲内で，かつ溶出試験結果が類似

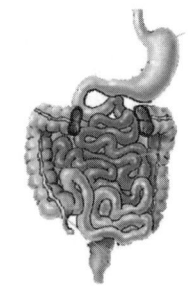

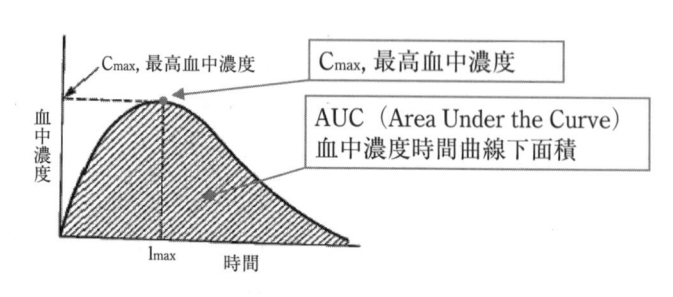

in vitro 溶出試験
◆ 日本薬局方に従った製剤からの薬物溶出挙動の比較試験
◆ 試験方法＊
- 試験回数： 1条件につき各製剤12ベッセル以上
- 試験時間： pH 1.2では2時間，その他の試験液で6時間
- 試験条件： 装置）パドル法（50 rpm），試験液量）900 mL，温度）37±0.5℃
- 試験液： 基本は，3種のpH（例えばpH 1.2, 4.0, 6.8），および水の4種類
- 溶出の類似性パラメーター：
       各時点における平均溶出率，あるいは溶出挙動全体から求めたf2関数
- 溶出の類似性の判定（原則）：
    1) 溶出速度ごとに規定された時点での平均溶出率の差が15％以内
       あるいは
    2) f2関数の値が42以上
＊薬物や製剤の特性によって一部変更される

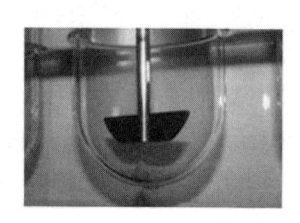

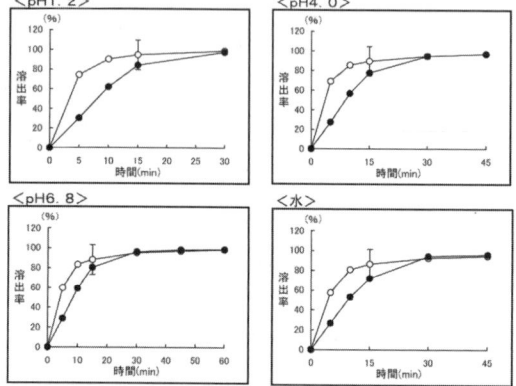

図 6.4　生物学的同等性試験の試験内容と同等性の判定

6.3.3 生物学的同等性試験を適用する事例

　生物学的同等性試験は本来，後発医薬品での患者を対象にした有効性・安全性の比較試験（先発医薬品でいう臨床試験）を免除するために設定された試験である．これは，有効成分とその配合量が同じであれば基本的な薬理作用や生物に対する影響には差がないということを前提としている．しかしながら，医薬品添加剤の種類や量などの製剤処方，製剤化の手法（製造法）は異なるため，製剤としての効果の同等性を生物学的同等性試験で保証する必要がある．したがって後発医薬品を開発する際の最終目標は，ヒトに投与後，先発医薬品と薬物血中濃度推移が同等になることである．このヒトでの生物学的同等性試験は候補製剤が決まれば原則やり直しができないため，後発医薬品メーカーはまず，ガイドラインで規定された複数の条件で in vitro 溶出挙動が先発医薬品のそれにできる限り近づくように製剤設計を行うのが通例である．表 6.3 に生物学的同等性試験を適用する事例をまとめたが，事例 1 が上記に該当する．

　生物学的同等性試験が利用されるのは，後発医薬品の開発に限らない．先発医薬品，後発医薬品ともに，市販後，医薬品の有効性・安全性の変更は伴わない範囲で製剤処方の一部を変更することがしばしば行われる（事例 2）．また 1 回に複数投与していた低含量製剤の代わりに新たに高含量の製剤を追加して開発する場合など，市販後異なる含量製剤を追加することがある（事例 3）．これらの事例では，先行製剤・後続製剤ともに同一メーカーにて製剤設計を手掛けているため，開発メーカーが異なる後発医薬品の開発の場合と違って処方変更の内容が明らかである．こうした事例では，「経口固形製剤の処方変更の生物学的同等性試験ガイドライン」，「含量が異なる経口固形製剤の生物学的同等性試験ガイドライン」を参照する．当

表 6.3　生物学的同等性試験を適用する事例

	具体的な開発事例	先行製剤 （標準製剤*）	後続製剤 （試験製剤*）	開発内容
1	後発医薬品の開発	AB社	XY社	後発医薬品メーカーが先発医薬品の溶出にあわせて製剤設計する．
2	市販後の処方変更	abc	abc	開発メーカー（先発，後発とも）が市販薬の製剤処方の一部を変更する．
3	含量違い製剤の開発	3　3	6	開発メーカー（先発，後発とも）が含量の異なる製剤を市販製剤の製剤処方に基づき新たに開発する．
4	新薬の開発中における製剤変更			先発医薬品メーカーが後期第 II 相臨床試験後に製剤（処方，剤形）を変更して開発を継続する．

* ガイドライン上での呼び名．

該ガイドラインには処方変更の変更度合いに応じた A〜E の 5 水準が設定され，水準ごとに生物学的同等性に関わる資料の範囲が異なっている．軽微な変更である A 水準や B 水準では，*in vitro* 溶出挙動が同等であれば（変更前後の製剤での平均溶出率の差が 10 % 以内），後発医薬品の開発で必須とされているヒトでの生物学的同等性試験は免除される．

また先発医薬品メーカーが新薬を開発中においても，生物学的同等性試験が利用される場合がある．新薬の開発では，一般に開発期間を短縮するため開発初期段階では設計に手間を要しないプレフォーミュレーション製剤を用い，開発が進むにつれて最終製剤（市販製剤）へ近づけていく．また，異なる含量から成る複数の製剤を市販する場合，中心となる含量製剤のみを用いて臨床試験を実施することがある．こうした場合，市販製剤とは異なった製剤より得た臨床試験データを申請に用いるため，開発中に用いた各製剤間や市販するすべての含量製剤間の生物学的同等性が要求されるのである．実際には，被験者数が多くなる後期第Ⅱ相臨床試験以降の変更においては，一連の生物学的同等性試験ガイドラインに従った同等性の証明が必要となってくる（事例 4）．

6.4 医薬品の品質管理と品質保証

GLP：
good laboratory practice

GMP：
good manufacturing practice

GQP：good quality practice

GVP：
good vigilance practice

製造物責任法（PL 法）
1995 年施行，製造物の欠陥により損害が生じた場合の製造業者等の損害賠償責任について定めた法規のことをいう．製造物責任という用語に相当する英語の product liability から PL 法と呼ばれる．

院内製剤
医療機関で製造される製剤のこと．

遵守しなければならない規範は開発の段階でかわる．例えば，探索または非臨床の段階では GLP に従って，製造および品質の管理は実施される．正確には，GLP は安全性に係る非臨床試験の実施規範であるが，データの信頼性の保証のためには製剤においても GLP に従って実施するのが通例である．治験に係る段階以降では，GMP に従って製造し，品質の確認が実施される．GMP の基本方針は，製品の品質管理と製造を分離することにある．なお，GLP については第 3 章に示した．

2006 年改定薬事法により，医薬品の承認制度は製造承認から製造販売承認に大きく転じた．医薬品の品質に関しては，製造業において GMP で品質が管理されるだけでなく，製造販売業においてその品質を保証することが必要である．品質保証の規範は GQP である．また製造販売後の安全管理規範は GVP である．GQP および GVP については第 8 章で詳しく解説する．

医薬品を含めた製造物に関しては，その製造物の欠陥により被害が発生した場合には，製造物責任法（PL 法）によって，損害を賠償しなければならない．製造記録をそのために，保存することが必要であり，その保存期間は特に定められていないが 10 年以上保存することが多い．なお，薬剤師による調剤は，サービスの一環とみなされ，製造物としての対象ではない．院内製剤と製造物責任との関係については，責任があるとする説と，関係はないとする説の両説がある．

6.5 章末問題

A 問 題：次の文の正誤を答えよ．
1. 第Ⅰ相臨床試験では，市販するものと同じ製剤を用いる必要がある．
2. 申請に必要な市販する製剤の安定性試験は，通常は臨床試験の後期第Ⅱ相臨床試験と同時期に開始する．
3. 臨床試験を開始した後で，添加剤の種類や量を変更する時には，生物学的同等性試験を実施し，同等であることを必ず証明しなければならない．
4. 医薬品を製造するときの規範は GMP である．
5. 製造販売業において，品質管理の規範は GCP である．
6. 薬剤師による調剤は，製造物責任法に該当しない．
7. 医薬品は製造物責任法の対象外である．
8. 後発医薬品の開発では，被験者での評価を一切行うことなく申請ができる．
9. 製剤間の生物学的同等性を証明するためには，生物学的同等性試験に加え，in vitro 溶出試験をあわせて実施する．
10. 生物学的同等性を評価するパラメーターは，AUC（血中濃度時間曲線下面積）と T_{max}（最高血中濃度到達時間）である．
11. 生物学的同等性試験ガイドラインを参照して開発を行うのは，後発医薬品メーカーに限られる．

B 解 答
1. 誤．後期第Ⅱ相臨床試験以降では市販するものと同じ製剤であるか，生物学的に同等な製剤でないといけないが，第Ⅰ相臨床試験では，そのような規制はない．
2. 正．
3. 誤．第Ⅰ相臨床試験から前期第Ⅱ相臨床試験までは生物学同等性試験は原則として不要である．
4. 正．
5. 誤．品質管理の規範は GQP である．
6. 正．
7. 誤．通常の医薬品は製造物責任法に該当する．
8. 誤．ヒトでの生物学的同等性試験が必要である．
9. 正．
10. 誤．AUC と C_{max}（最高血中濃度）である．
11. 誤．先発医薬品メーカーにおいても，市販後の処方変更や含量が異なる製剤を開発する場合には，生物学的同等性試験ガイドラインを参照する．

第7章

医薬品開発に関する環境の変化

　第7章では，医薬品開発に関する環境の変化について，世界動向と国内動向に分けて解説する．とくに，1997年の新GCP施行に伴い，わが国で発展してきた新しい業務について詳述する．

7.1 世界動向

7.1.1 ICHの発足

　日本，米国および欧州各国では，医薬品の販売開始前に政府による評価・承認を行うため，1970年代頃に各国で独自の法令やガイドラインが整備され，新医薬品の品質，有効性および安全性についてのデータ報告・評価の体制が整備された．しかしながら，医薬品の承認審査のために要求する科学的な成績の量や質は各国間で異なっており，外国で承認されている医薬品でも自国で承認を得るには，その地域の規制に応じて非臨床試験や臨床試験を何度も繰り返さざるを得なかった．また試験報告書や申請書類の書式も異なっており，これらも実務作業を煩雑にさせる要因となっていた．これらの現状の継続は，資源の浪費，医薬品開発コストの拡大および必要とする患者への新薬提供の遅延等が起こりうるとし，世界的に共通の問題として認識されていた．このような背景より，日本，米国およびEUの三極の各医薬品規制当局と業界団体の6者が集まり，医薬品規制に関する様々な問題点について国際的共通化を図るために定期的に会議を行うことが1990年に合意された．この会議が日米欧ハーモナイゼーション国際会議（ICH）である（図7.1）．日米EU三極の新医薬品の承認審査関連規制の調和を図ることにより，データの国際的な相互受け入れを実現し，臨床試験等の不必要な繰り返しを防ぎ，承認審査を迅速化するとともに，新医薬品の研究開発を促進し，優れた医薬品をより早く患者の手元に届けることを目的としている．ICHは1991年にベルギーのブリュッセルにて第1回

日米欧ハーモナイゼーション国際会議：正しくは「医薬品の承認申請に必要な規制要件の国際的な標準化のための日米EU国際会議」（The International Conference on Harmonisation of Technical Requirements for Registration of Pharmaceuticals for Human Use）である．（ICHと略す．）

本会議が開催されたのを皮切りに，その後は2～3年に1回の頻度で加入各国において開催され，日本では1995年に横浜と2003年に大阪で開催されている．

7.1.2　ICHの役割

ICH発足以来，これまでに50を超えるガイドラインが合意（調和）に至っている．ICHで議論されるポイントは医薬品の品質，安全性，有効性および複合領域等である．それぞれの分野は対象となる複数のトピックが項目ごとにコード化されている．品質分野（コードQ）では医薬品の品質規格および安定性を主として扱っており，これらの試験法や基準の共通化を目標としている．安全性分野（コードS）では，動物や *in vitro* 等の非臨床での毒性試験や薬物動態試験の実施方法や結果の解釈を扱う．有効性分野（コードE）では医薬品の有効性のみならず安全性を含む臨床開発全般に関して検討されている．具体的には，臨床試験の倫理，手続き，統計解析，報告書の様式および個別の治療に関するガイドラインも含まれる．複合領域分野（コードM）は，上記3分野に合致しない分野を統合したものである．承認申請に際して申請書に添付すべき資料等が含まれる．ここでいう資料はコモン・テクニカル・ドキュメントのことであり，第5章で詳しく解説した．

> コモン・テクニカル・ドキュメント：
> common technical document
> （CTDと略す．）

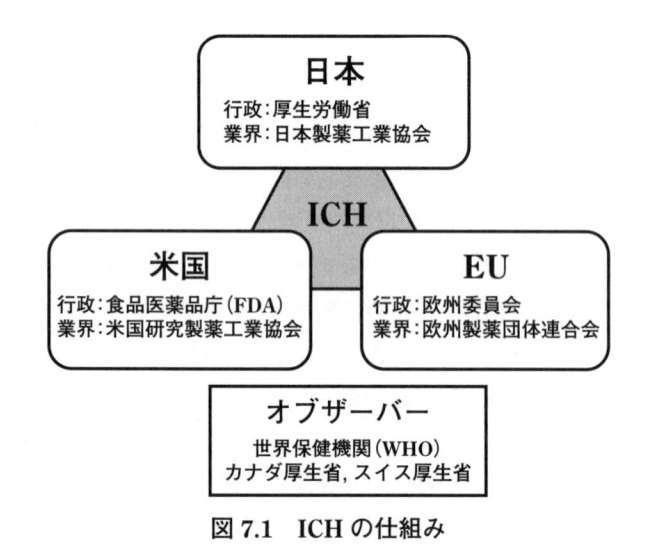

図7.1　ICHの仕組み

7.2　国内動向

7.2.1　GCP改正と新GCPの施行

　1989年に医薬品の臨床試験実施の基準について厚生省薬務局長通知（薬発第874号）として我が国初のGCPが定められた．本GCPは，日本での臨床試験を科学的かつ倫理的に実施するための基準であったが，口頭同意を認めるなど日常臨床の枠を越えることはできなかった．また治験審査委員会や治験統括医師の責任体制が不透明な面があり，日本の臨床試験は外国と比較して質が低いと評価されていた．そこで，治験の適正な実施と質的向上を図るため，日米欧ハーモナイゼーション国際会議（ICH）が開催され，各地域で実施される臨床治験の質を均一化し，国際的に適用するルールづくりを行った．1996年には，これらの会議において合意された国際基準のICH-GCPに準拠したGCP改正が行われた．この改正により，治験を依頼する治験依頼者（製薬企業）のみならず，治験を実施する医療機関および治験を担当する者に対して，その遵守を義務付けることとなり，新GCPとして，1997年に「医薬品の臨床試験の実施の基準に関する省令」（厚生省令第28号）により定められ，1998年4月から全面施行された．省令として定められたことにより，この新GCPは省令GCPともいわれる．新GCPでは治験実施に係るすべての責任主体は製薬会社にあり，治験実施の責任は各医療機関の治験責任医師にあることが明確化されている．この他に治験実施の適正さ，被験者への倫理的配慮を審査する治験審査委員会の機能強化や治験データの管理および調査の義務化が新たに盛り込まれている．なお，新GCPで変更となった点を表7.1にまとめた．新GCPの施行により，海外にて行われた臨床試験の成績を国内の医薬品承認申請に用いる製薬会社が増加した他，特定保健用食品の承認でも新GCPを遵守するなど，その適用を拡

GCP：good clinical practice

表7.1　新GCPで変更となった主な点

(1) 被験者となるべき者に対する治験に関する文書による説明と同意の取得
(2) 治験総括医師制度の廃止
(3) 治験依頼者の責任範囲の拡大と強化
　ⅰ．業務手順書，治験実施計画書，治験薬概要書等の作成義務
　ⅱ．モニタリング・監査等の治験管理の実施
　ⅲ．治験総括報告書の作成
(4) 治験審査委員会の機能の充実
　ⅰ．外部委員，非専門家委員の参加の義務付け
　ⅱ．審査機能，責務の明確化
(5) 治験責任医師の責任と業務の明確化
(6) 医療機関における治験事務局の強化

大する方向にある．

7.2.2　新 GCP 施行後の変化

7.2.2.1　治験実施体制の変化

治験実施計画書：protocol
PC と略すこともある．

治験審査委員会：
investigational review board
（IRB と略す．）

モニタリング：モニターがモニタリングを実施する．モニターは CRA と略す．clinical research associate に由来する．

直接閲覧：
source document verification
（SDV と略す．）

治験事務局担当者：
site management associate
（SMA と略す．）

　新 GCP により，治験実施の責任が明確化され，治験実施計画書の整備および補償措置が必要となり，モニター教育の改善が必要となった．この他に治験依頼者は，治験の企画・立案，治験実施計画書の設定，施設の選定，モニタリングや直接閲覧，有害事象報告，データマネジメントおよび解析，総括報告書の作成等と多くの人的資源の投入が必要となった．一方，医療機関においては，医療機関の長および責任医師の責務が明確化し，各種文書の作成，治験実施計画書逸脱への対応，有害事象報告など，ここでも多くの人的資源が必要になった．結果的に治験に関する多くの業務がアウトソーシングされ，後述する開発業務委託機関，治験施設支援機関が発展することとなった．また，治験コーディネーターという新たな職種を生むこととなった．アウトソーシングを利用した治験実施体制を図 7.2 に示した．

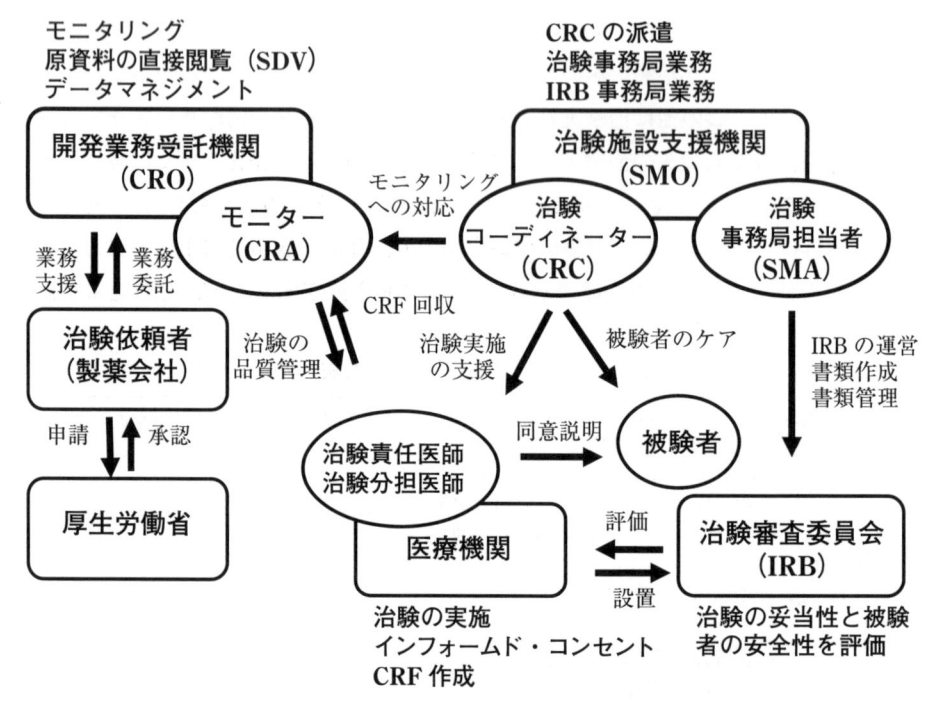

図 7.2　アウトソーシングを利用した治験実施体制

7.2.2.2 治験届出数の変遷

図 7.3 に国内における治験届の推移を示す．国内の治験数は，治験届出数で見ると年々低下し，とくに新 GCP が施行された 1998 年とその翌年は 1993 年の約 1/3 まで低下した．その原因として承認審査が厳しくなり，新規性のない医薬品開発が減少したことが一因と考えられる．2000 年以降の新薬の初回治験届出数は 40〜60 件で推移しており，2003 年からの治験届出数および初回治験届出数は増加傾向にある．しかしながら，海外データの受け入れなどの事例が多くなり，国内で必要とされる治験数は減少傾向にあり，全体での治験数は減少している．

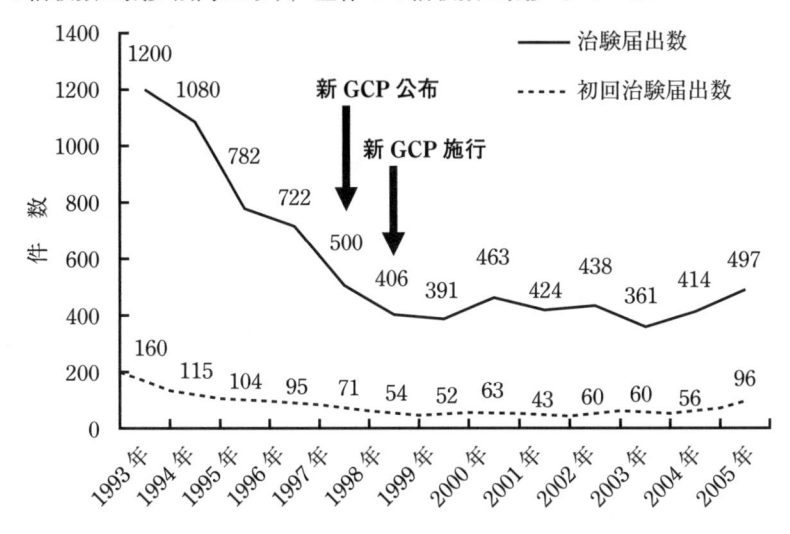

図 7.3 治験届出数の変遷

7.2.3 開発業務受託機関（CRO）

新 GCP が施行されて以来，科学的かつ倫理的な臨床試験の実施が製薬会社に義務づけられるようになった．一方，医薬品が承認されるまでには数多くの段階があり，膨大な時間，労力および経費が必要とされ，製薬会社にとって限られた資源をいかに効率良く利用していくかが極めて重要な課題となった．そこで，医薬品の研究開発を効率的に進めるために ① 重点開発領域の絞り込み，② 研究開発における他社との提携，③ 一部業務のアウトソーシング，等の取り組みが進んだ．とくに自らが保持する開発要員は必要最小限に留め，一部の業務を外部へ委託することにより，効率化を図る企業が増加し業務の受け皿として開発業務受託機関が発展することとなった．本機関は英語表記の頭文字をとって CRO と略される．なお業務委託については，省令 GCP 第 12 条にて「治験の依頼をしようとする者は，治験の依頼および管理に係る業務の一部を委託する場合には，当該受託者との契約を締結しなければならない」と定められている．

開発業務受託機関：
contract research organization
（CRO と略す．）

7.2.3.1 CRO の歴史

欧米で 1970 年代より製薬会社の開発経験者が市販後の臨床試験のコンサルタントを行っていたのが CRO の始まりである．当初は市販後の臨床試験のモニター業務等，当時あまり重要視されなかった業務の受託を受けていたが，1980 年代からはモニタリングを中心とした業務範囲を拡大し，1987 年には FDA より CRO の位置づけが公的文書中に規定された．そこでは，CRO は，「治験依頼者の業務を治験依頼者と契約し責任を負う，治験依頼者から独立した受託者」と定義されている．日本では 1980 年代からデータマネジメントや解析業務を請け負う会社が設立され，国内に研究開発拠点を持たない外資系製薬企業の業務を受託していた．1994 年に設立された日本 CRO 協会は発足時には 4 社の会員で構成されていた．本協会では CRO としての事業展開を検討し，自主ガイドラインとして 1997 年に「受託業務の適正な実施に関するガイドライン」を，1998 年に「モニター教育マニュアル」および「新 GCP 準拠医療機関の治験実施 CRC 教育マニュアル」を作成した．その後，日本 CRO 協会は急速に発展を続けて同協会には 36 社が会員として登録されており，2009 年度における会員数は総計で約 9,000 名である．

7.2.3.2 CRO の業務

第 4 章で詳しく述べたように，臨床試験の実施に際しては，治験薬概要書，治験実施計画書，症例報告書，説明文書（インフォームド・コンセント）が必要であり，さらに実施に際しては，治験依頼者側の組織として，モニター，監査担当者，データマネジメント担当者，統計解析担当者が必要である．CRO は，基本的には，これらすべての文書作成，業務の委託を受ける．図 7.4 に，CRO から見た受託業務領域と業務内容の実績を示した．CRO の業務の大部分が製薬企業からの医薬品開

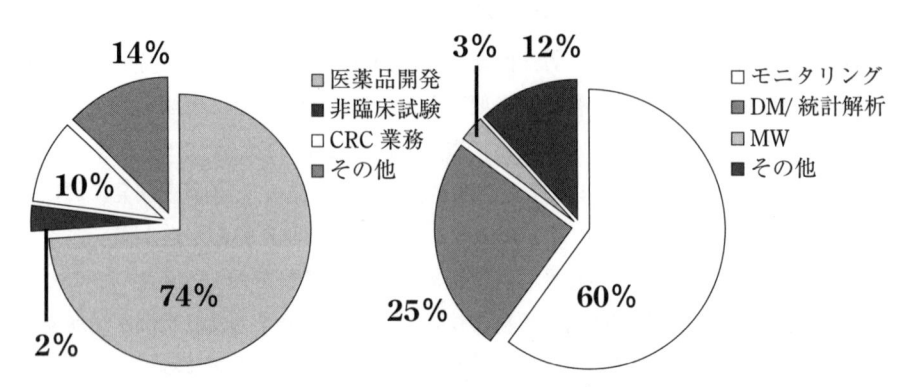

図 7.4 CRO の受託業務領域（左）および業務内容（右）

発に関する業務であり，実に，全体の60%をモニター業務が占め，データマネジメント業務がこれに続く．

7.2.4 治験施設支援機関（SMO）

　新GCP施行により臨床治験の効率化並びに迅速化が促されると期待されたが，治験を実施する医療機関での書類管理や事務的手続きが複雑になった．その結果，多くの製薬会社にて国内ではなく，むしろ海外で治験を実施する傾向が加速化された．そこで国内での治験が円滑に進むように治験の外部支援機関として治験施設支援機関が誕生し，2003年7月の改正GCP省令において，法令上，正式に認められた．本機関は英語表記の頭文字をとってSMOと略される．治験は依頼者である製薬企業と医療機関が協力して実施するが，CROとSMOは共に受託機関であるものの，CROは製薬企業を支援するのに対し，SMOは医療機関の業務の一部を実施医療機関から受託または代行するものである．

　一般的に治験は大学病院等の規模の大きい施設で実施されていたが，疾患によっては治験の対象となる患者が少ないこと，長距離通院など患者への負担増により，十分な協力を得ることが困難な局面もあった．その結果，治験自体の進行が遅延し，治験期間の延長に伴う開発コストの増加等のデメリットも生じた．一方，糖尿病および脂質異常症等の生活習慣病や感染症のような急性疾患の場合は，開業医が主体となって治療が行われている．これらの疾患を対象とする治験は地域密着型とすることにより，治験に協力する患者数の増加が期待され，治験期間を大幅に短縮できると考えられている．SMOは治験体制の構築をサポートして医療機関のスタッフの負担を軽減し，治験にかかわる医療行為以外の部分を支援することで，効率的かつ円滑に治験実施を図ることに大きく貢献している．

治験施設支援機関：
　site management organization
　（SMOと略す．）

7.2.4.1　SMOの歴史

　SMOは1970年代の米国にて治験に係わる医師からの要望で管理的業務を外部委託し，効率的な臨床治験を図る目的で創立された．一方，日本では治験依頼者の要望で設立されている．また欧米と比較してその歴史は比較的新しく，1999年にCROの団体である臨床試験受託事業協会のSMO部会が発足した．2002年の厚生労働省「SMOの利用に関する標準指針策定検討会」の報告書が提出された後，SMO団体は急激に増加し，2003年には日本SMO協会が発足し，現在約40社が加盟している．

7.2.4.2　SMOの業務

　これも第4章で詳しく述べたことであるが，臨床試験の実施に際しては，医療機

関側の組織として，医療機関の長，治験事務局，治験責任医師，治験分担医師，治験コーディネーター，治験薬管理者などがあり，これらとは別に，治験審査委員会が機能を果たしていることが重要となる．SMO は，基本的には，これらのうち治験審査以外の業務を実施する．

7.2.5 治験コーディネーター（CRC）

7.2.5.1 CRC の歴史

新薬の治験を依頼される治験責任医師は，その領域における十分な知識と経験を有する専門家であるが，外来や病棟での多くの患者の診療を行いながら，治験を実施しているのが実情である．このような状況下で新 GCP の求める厳格な基準を満たしつつ治験を適正に実施するためには，治験責任医師を支援しながら全体をコーディネートする専任スタッフの協力が必須となり，1997 年に治験コーディネーターが誕生した．英語表記の頭文字をとって CRC と略される．CRC は，医学的判断を伴わない治験に関する業務を治験責任医師に代わり，治験が円滑に進むように努める役割を担っている（図 7.5）．CRC が医療機関において行う業務として，治験事務局の設置・運営に関する業務，治験の実施に関する手順書の作成業務，治験審査委員会に関する業務，治験薬の管理に関する業務，治験について被験者に対するインフォームド・コンセントの補助，治験依頼者が行うモニタリングおよび監査並びに治験審査委員会による調査への協力，症例報告書の作成補助，治験中の副作用報告等がある．また CRC は治験責任医師の支援と治験依頼者の対応を行うだけでなく，ボランティアとして参加する被験者に対して十分なケアを提供しながら治験への参加に伴う負担を軽減するとともに，被験者側のメリットが大きくなるように

治験コーディネーター：
clinical research coordinator
（CRC と略す．）

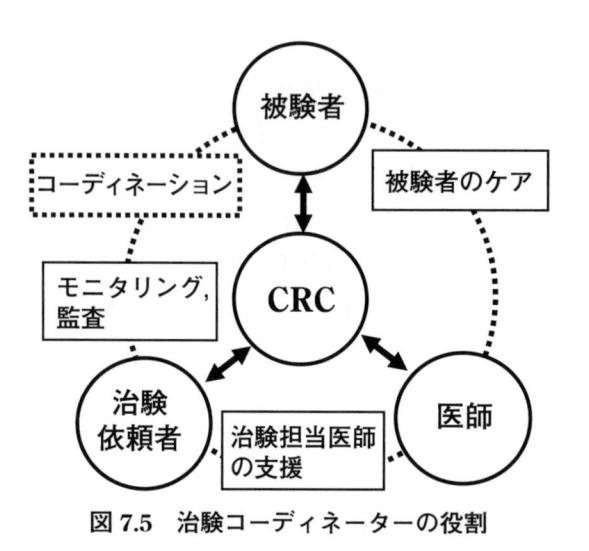

図 7.5 治験コーディネーターの役割

努めながら治験が適正かつ円滑に進むように努める役割を担っている．

CRCは医療機関に所属して選任された場合とSMOに所属して派遣されるタイプに二分される．日本病院薬剤師会の調査では，2005年までに2000名以上のCRCが医療機関に配置されている．全体として薬剤師資格を有するCRCは約68％であり，看護師資格を有するCRCは約30％で，両者で約98％を占めている．とくに日本において薬剤師資格を有するCRCが多いことは，米国や欧州と比較すると特徴的である．またSMOからの派遣CRCは全体の約26％を占め，とくに100床以上の医療機関での需要が増加している．

7.2.5.2　CRCの業務

CRCの業務を治験の流れにあわせて図7.6に示した．治験の開始前では治験内容の確認と治験実施計画書およびインフォームド・コンセントの事前ヒアリングを行い，また診療スタッフへの治験説明を行う．治験の実施に際して被験者の選定や適格性を確認すると共にインフォームド・コンセントの補助業務を行う．ここでは，疾病・治療方法についての説明補助，治験の意味合いについての説明補助，当該治験の説明補助，同意に関してのわかりやすい説明補助等を行う．また被験者の様々なケア，例えば，スケジュール確認，服薬指導・服薬状況の確認，生活指導等もCRCの重要な業務である．この他に治験実施スケジュールの管理やGCP遵守支援

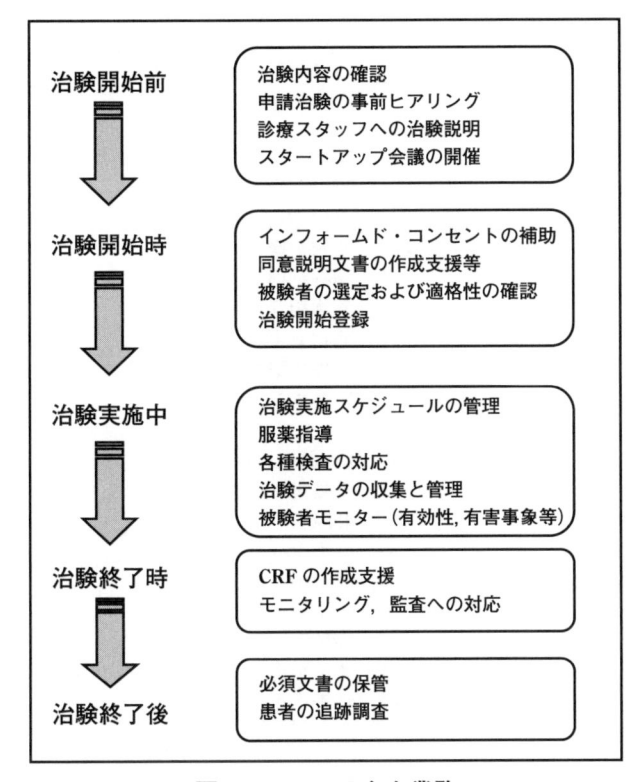

図7.6　CRCの主な業務

として医師への資料・情報提供を行う．有害事象が発生した際には各種データの確認，医師への報告，治験依頼者への報告等も行う．治験終了後は症例報告書の作成支援，モニタリングおよび原資料等の直接閲覧対応等を行う．

　新GCP施行に伴う治験実施数の減少により，日本においても治験を円滑に行うためにはCRCの必要性が求められた．このような状況より，2003年4月に厚生労働省および文部科学省は「全国治験活性化3ヵ年計画」を発表した．本計画ではCRCが治験の質の向上，被験者の同意に関して重要な役割を担っている点から，CRC研修により，その増員を図ろうとしている．現在，日本臨床薬理学会においてもCRCの養成と認定に関する委員会が研修ガイドラインを制定した（表7.2）．本学会では2004年より薬剤師，看護師および臨床検査技師を対象としてCRCの認定を行っている．この他に日本SMO協会およびSMOネットワーク共同組合でもCRC資格認定の試験を行っている．

表7.2　日本臨床薬理学会 CRC の養成・認定に関する委員会作成の研修ガイドライン

A　総論	D　医薬品の開発と臨床試験
1. CRC の概念と定義	1. 非臨床試験
2. 医療コミュニケーション	2. 臨床試験への移行
3. 臨床試験の歴史	3. CRC に必要な試験計画
4. 臨床試験の倫理性	4. EBM と大規模臨床試験
5. GCP	5. CRC に必要なデータマネジメント
6. 被験者への恩恵と負担の軽減	6. 医薬品の承認審査制度
	7. 医薬品情報
B　CRC の役割と業務	
1. 業務内容と役割	E　薬物治療・臨床試験に必要な薬理作用と
2. 治験チーム内におけるコーディネーションと協力	薬物動態のポイント
	1. 薬理作用
	2. 薬物動態
C　臨床試験・治験の基盤整備と実施	3. 薬物動態の個人差
1. 臨床試験・治験に関与する体制	4. 薬物相互作用
2. 治験実施のプロセス	5. 薬物有害反応
3. 治験事務局	6. 合理的薬物治療
4. 治験審査委員会	7. 服薬コンプライアンス
5. インフォームド・コンセント	
6. モニタリング・監査	F　臨床試験の留意点
7. 治験情報の提供	1. 腎障害
8. 有害事象発現時の対応	2. 肝障害
9. 賠償と補償	3. 心不全
10. 健康保険制度と特定療養費	4. 妊産婦
11. 臨床検査実施時の留意点	5. 新生児・小児
12. 信頼性の確保と調査	6. 高齢者
13. CRO	7. 悪性腫瘍
14. SMO	8. 精神疾患

7.3 章末問題

A　問　題：次の文の正誤を答えよ．
1. 被験者に対する治験の説明は CRA の業務である．
2. 治験における被験者のリクルートは CRO の業務である．
3. 原資料の直接閲覧は CRA の業務である．
4. CRC は治験における症例データの統計学的解析を行う．
5. 被験者のケアは CRC の業務である．
6. CRO の受託業務としてデータマネジメントがある．
7. 治験参加への文書による同意は，被験者本人に限られる．
8. IRB は治験について倫理的および科学的観点から審議を行う組織である．
9. 平成 10 年に施行された新 GCP では，被験者への口頭による治験の説明と同意が明確化された．
10. CRO の受託業務で最も高い割合を占める領域は医薬品開発である．
11. CRO の業務内容で最も高い割合を占めるのはモニタリングである．
12. CRA の業務として治験の品質保証がある．
13. CRF は臨床開発モニターを意味する．
14. CRC はインフォームド・コンセントに係わる説明の補助を行う．
15. モニタリングは CRA の業務である．
16. SMO の受託業務として IRB 事務局の管理がある．
17. SDV は治験コーディネーターを意味する．
18. 新 GCP 施行に伴い，治験統括医師の制度は廃止された．
19. CRC は治験の効率化および迅速化に貢献する．
20. モニタリングでは治験薬の有効性を検証する．

B　解　答
1. 誤．治験の説明は CRC の業務である．
2. 誤．被験者のリクルートは CRC の業務である．
3. 正．
4. 誤．統計解析は CRO の業務である．
5. 正．
6. 正．
7. 誤．本人が自分で判断できない場合は，家族への説明により同意を得ることもできる．
8. 正．
9. 誤．治験への同意取得には文書による説明が必要となった．
10. 正．

11. 正.
12. 誤. CRA は治験の品質管理を行うが，品質保証は監査担当者の業務である.
13. 誤. case report form の略で，症例報告書を意味する.
14. 正.
15. 正.
16. 正.
17. 誤. source data（document）verification の略で，治験評価の記録や報告を直接閲覧すること.
18. 正.
19. 正.
20. 誤. 治験薬の有効性検証は治験依頼者が主として行う.

第8章

市販後調査

　最新の学術研究，科学技術の進展とともに，医薬品も新たなものが創製される．社会的にも，人口構造や疾病構造の変化などによって，医薬品市場や医療環境にも変化が生じ，医療体制や医薬品規制のあり方も変遷する．医薬品，医薬部外品，化粧品及び医療機器の規制の基本法である薬事法も，そのときに応じて改正されてきた．医薬品市場のグローバル化，新医薬品への対応の仕方，開発する者や使用する者の責務のあり方等を考え，これらが薬事法改正の中に盛り込まれ，医薬品開発，承認申請，市販後における調査の規範や体制などが大きく変遷してきた．

　医薬品は，承認申請さえ通ればその後何の問題もなく認められるというものではない．医薬品開発の段階での情報は限られていて，全てが網羅されているわけではない．医薬品が市場に出るようになると，様々な患者や長期間の投与など，治験とは違った新たな条件や環境において使用されることから，有効性や安全性に関する様々な新たな情報が発生してくることになる．したがって，市販後の安全管理は極めて重要で，最新の情報に基づいた使用や対策が必要となる．表8.1に，臨床試験の段階における条件，得られる情報と市販後の条件や情報の違いについて，対比して示した．医薬品を開発する企業は，これに関して最も大きな責務を負っている．また，医療関係者も情報提供や対策に協力し，医薬品使用にあたっての責任と管理が求められる．また，行政は，規制や情報発信を的確に行っていかなければならない．

　第8章では，医薬品の市販後の規制や対策の実態の概要を述べる．市販後調査に関する規範については，主に企業に関するものであるが，医療機関や行政にも，果

薬事法：1960年に定められた日本国における医薬品，医薬部外品，化粧品および医療機器に関する運用などを定めた法律で，行政の承認，許可，監視の下に，これらは開発，販売，輸入等が行われる．

表8.1　治験時と市販後における使用条件，環境の違い

	治　験	市販後
患者数	通常，数百人程度	数万人から数十万人
投与法	投与量が画一的である． 投与期間が短い．	様々な投与量で使用される． 投与期間も長期に及ぶことがある．
対象	通常，高齢者，小児，妊産婦は含まれない． 合併症や併用薬が制限されている．	多様な患者に使用される．
施設	専門医が使用し評価する． 専門的医療施設で実施される．	一般の臨床医が使用し，評価する．

たさなければならない責務があり，これらについても紹介する．

8.1 市販後調査の概要

市販後調査:
post-marketing surveillance
（PMSと略する.）

製造販売承認制度:
製造販売承認制度では，医薬品の承認を取り市場に出す者が製造及び販売の全責任を負う形をとり，製造を他に全面委託できるようになっている．一方，旧薬事法の製造承認制度では，医薬品を製造する者が承認許可をとることになっており，製造設備を持たないと，製造も承認も得られず，ごく一部の委託しか認められていなかった.

GPMSP:
good post-marketing surveillance practice

GQP: good quality practice

GVP:
good vigilance practice

GPSP:
good post-marketing study practice

　医薬品の市販後調査は，英語表記の頭文字をとってPMSと略される．医薬品の市販後の調査，監視を意味する．2002年の薬事法改正の前までは，企業はGPMSP省令に基づいて実施，対策を行ってきた．2002年の改正薬事法（2005年より省令化）にて市販後安全対策の充実が盛り込まれ，承認・許可に関しては，製造承認制度から製造販売承認制度に移行することとなり，製造販売業の位置づけがなされた．製造販売業者は，市場に医薬品を出す者のことで，出荷される最終製品の品質保証，安全確保に全責任を負う．一方，製造業者は，製造管理や品質管理を行うが，販売行為や出荷に対する責任を負うことはなくなった．製造販売業者は，最終製品の品質管理や安全管理の体制が整っていることが必要となり，品質管理ではGQP，安全管理ではGVPの順守が，製造販売業を行う者の許可要件となった．なお，GQPおよびGVPは，各々，「医薬品等の品質管理の基準」および「医薬品等の製造販売後安全管理の基準」であり，英語表記の頭文字をとってGQPおよびGVPと略される．

　従来のPMSの規範はGPMSPであり，これは，市販後GVPとGPSPに引き継がれることとなった．GPSPは「医薬品の製造販売後の調査および試験の実施の基準」であり，英語表記の頭文字をとってGPSPと略される．GVPは医薬品の安全対策の実施や措置に関する省令で，具体的には副作用・感染症報告，市販直後調査の規範を示している．一方，GPSPは製造販売後臨床試験に関わる省令であり，再審査，安全性定期報告，再評価を扱うものである（図8.1）．

8.1.1 市販後調査における製造販売業者

　製造販売業の許可要件としてGVPとGQPがあり，5年ごとの更新が必要である．

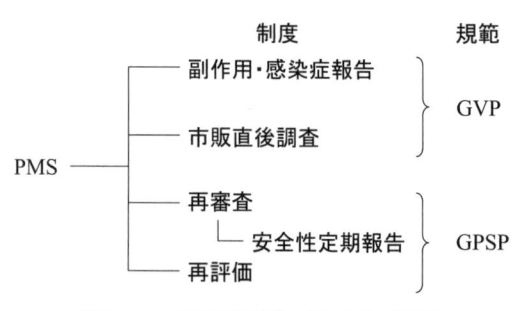

図8.1 市販後調査（PMS）制度

2002年の薬事法改正によって，取り扱う医薬品や医療機器の安全性，リスクを考慮し，製造販売業は，第1種から第3種まで異なる種類の許可に分類されることとなった．処方せん医薬品を扱う場合は第1種製造販売業者，処方せん医薬品以外の医療用医薬品あるいは一般用医薬品を取り扱う者は第2種製造販売業者，医薬部外品や化粧品を扱う場合には第3種製造販売業許可が必要とされる．医療機器に関しては，第1種製造販売業者は全ての医療機器を販売でき，第2種製造販売業者は管理医療機器や一般医療機器の出荷が可能である．第3種製造販売業者は，一般医療機器の販売のみが許される．したがって，医薬品では，第1種と第2種の区分があることになる．企業は，第1種と第2種の両方の製造販売業許可を取得することができる．医療機器に関しては，より上位の一つを取得することができる．

第一種製造販売業者…第一種医薬品製造販売業者，第一種医療機器製造販売業者
第二種製造販売業者…第二種医薬品製造販売業者，第二種医療機器製造販売業者
第三種製造販売業者…医薬部外品製造販売業者，化粧品製造販売業者，第三種医療機器製造販売業者

製造販売業者は，品質保証と安全管理に責任を負う総括製造販売責任者の設置が薬事法で義務付けられている．製造販売業者は，GQP省令の定める基準を満たさなければならず，製品の品質を確保するために行う市場への出荷の管理，製造業者等に対する管理監督，品質に関する情報および品質不良等の処理，回収処理等を行わなければならない．品質保証部門を設置し，品質保証責任者を置いて業務を行うこと，品質保証業務手順書を作成して品質管理を行うこと，総括製造販売責任者に品質保証責任者を監督させることなどが定められている．もう一つはGVP省令である．安全管理においては，製品の品質，有効性および安全性等について必要な情報を収集・検討し，その結果に基づいて必要な措置を行わなければならない．安全管理部門を設置し，安全管理責任者をおいて統括すること，製造販売責任者に安全管理責任者を監督させること，安全管理業務手順書を作成して安全管理を行うことが定められている（図8.2）．製造販売後安全管理の基準は区分に従って定められている（表8.2，表8.3）．

総括製造販売責任者は，誰でもなれるわけではなく．医薬品製造販売業については薬剤師を，それ以外の製造販売業については，定められた基準に該当する者を配置しなければならない．

8.1.2　GVP

GVPは，市販後の副作用，感染症や品質，安全性に関わる問題を常に監視する体制に関する規範である．具体的には以下のような内容からなっている．

1. 総則（安全管理情報，安全確保業務，市販直後調査，医薬情報担当者，医療機

処方せん医薬品：
医師等からの処方せん交付を受けた者以外に対しては，正当な理由なく販売または授与してはならないとして厚生労働大臣が指定した医薬品のことで，処方せんなしには販売してはいけない医薬品である．

医療用医薬品：
医師もしくは歯科医師の処方せんあるいは指示によって使用されることを目的として供給される医薬品であり，処方せん医薬品でなければ処方せんなく購入できる．

器情報担当者，第1種～第3種製造販売業者の定義など）
2. 第1種製造販売業者に関する基準
   - 総括製造販売責任者の業務
   - 安全管理責任者の設置と安全確保業務
   - 製造販売後安全管理業務手順書の作成
   - 安全管理責任者の業務
   - 安全管理情報の収集と記録（図 8.4）
   - 安全管理情報の検討，安全確保の措置の立案（国や医療機関への伝達）
   - 安全確保措置
   - 市販直後調査，市販直後調査実施計画書作成
   - 自己点検と記録
   - 安全管理業務を行う者への教育訓練
3. 第2種製造販売業者に関する基準
4. 第3種製造販売業者に関する基準
5. 雑則
   - 記録の保存（図 8.4）
6. 附則

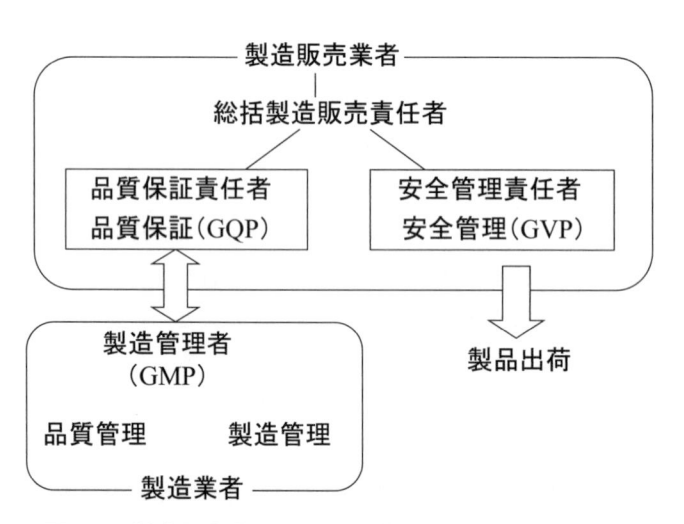

図 8.2　製造販売業における品質保証，安全管理の体制

表 8.2　製造販売業種の品質保証と安全管理の要件

	第1種	第2種	第3種
品質保証部門	○	○	○
品質保証責任者	○	○	○
品質保証業務手順書	○	×	×
安全管理部門	○	○	○
安全管理責任者	○	○	×
安全管理業務手順書	○：必要　　×：不要		

第8章　市販後調査

	第1種	第2種	第3種
安全管理責任者	兼務不可	兼務可	兼務可
総括製造販売責任者			
品質保証責任者		兼務可	

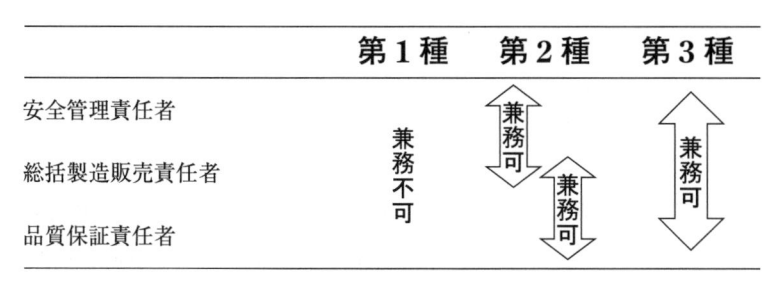

図 8.3　製造販売業 3 責任者（3 役）の兼務について

```
GVP における安全管理情報収集
 1．医療関係者からの情報
 2．学会報告，文献報告，その他研究報告に関する情報
 3．厚生労働省その他政府機関，都道府県および独立行政法人
   医薬品医療機器総合機構からの情報
 4．外国政府，外国法人等からの情報
 5．他の製造販売業者からの情報
 6．その他の安全管理情報

GVP における記録の保存
 1．通常の文書や記録は，利用しなくなった日から 5 年間保存する．
 2．生物由来医薬品の記録は，利用しなくなった日から 10 年間保存する．
 3．特定生物由来医薬品の記録は，利用しなくなった日から 30 年間保存する．
 4．特定保守管理医療機器，規定された設置管理医療機器の記録は，
   利用しなくなった日から 15 年間保存する．
 5．自己点検記録および教育訓練記録は，作成した日から 5 年間保存する．
```

図 8.4　GVP における情報源と記録保存期間

　安全管理情報の収集，検討，安全確保の立案，措置は，とくに重要な業務内容である．安全管理情報は，安全管理責任者あるいは安全管理実施責任者が収集を行う．そして，収集した情報を迅速に検討し，必要と認めた場合には，以下について立案し，実施する．

1. 廃棄，回収，販売中止
2. 用法用量，効能効果の一部変更
3. 緊急安全性情報の配布
4. 添付文書の改訂
5. 医薬情報担当者，医療機器情報担当者による医療機関への情報提供
6. 特定使用成績調査，製造販売後臨床試験の実施
7. 厚生労働大臣への報告（副作用・感染症報告制度）

　医薬情報担当者は，GVP の中で，医薬品の適正な使用に資するために，医療関係者を訪問すること等により安全管理情報を収集し，提供することを主な業務として行う者と定義されている．英語表記の頭文字をとって MR と略す．すなわち，

医薬情報担当者:
medical representative
（MR と略す．）

MRは製薬会社に所属し，医薬品の適正使用情報の提供を行う．海外での処方例や新薬の宣伝活動などを行う製薬業界での営業職という側面もあり，かつてはプロパー（宣伝者）と呼ばれていた．しかしながら，他業界の営業職とは異なり，活動の中心は製品の販売促進ではなく，医薬品の情報提供・情報収集活動にある．医薬品の適正使用に関する企業と医療関係者とのパイプ役として，重要な存在である．良質なMRの育成のために，医療に関する知識や技能についての認定試験制度が1997年からスタートした．合格者にはMR認定証を与える．認定期間は5年間で，更新が必要である．この制度は業界の自主的な制度であり，認定がなくてもMRの仕事はできるが，その認定を要求する医療機関もある．

8.2 市販後調査制度

8.2.1 副作用・感染症報告制度

PMSにおける安全管理対策は，薬事法やGVPに従い，企業が中心となって行われるが，医療関係者や行政からの情報伝達も重要である．副作用，感染症報告制度として以下のような体制がとられている．

1）企業報告制度
薬事法には，企業に対して，検知した副作用や感染症の情報を厚生労働大臣に報告する義務があることが述べられている．また，薬事法施行規則において，情報の重要度に応じた報告期間が定められている（表8.3）．

2）医薬品医療機器等安全性情報報告制度
医療機関や保険薬局による副作用，感染情報は任意の自発報告であったが，2002年の薬事法改正によって，危害の発生または拡大防止の必要を認めた場合には，報告が義務化された．この制度は，医薬品や医療機器の使用によると疑われる副作用・感染症・不具合の情報を医薬関係者が直接厚生労働大臣に報告するものであり，医薬品や医療機器との因果関係が必ずしも明確でない事例も報告の対象となる．すべての医療機関や保険薬局がこの制度の対象となっている．報告された情報については，原則として，厚生労働省からPMDAを通じて当該医薬品または医療機器を供給する製造販売業者等へ情報提供される．当該製造販売業者等は，報告を行った医療機関等に対し詳細調査を実施する場合がある．また，報告された情報については，安全対策の一環として広く情報を公表することがあるが，施設名や患者プライバシー等に関する部分は公表しないこととなっている．

表 8.3　副作用・感染症報告と報告期限

報告	重篤度	発生予測	内容	報告期限（日）国内	報告期限（日）国外
副作用	重篤	不能		15	15
		可能	死亡	15	－
			新有効成分2年内	15	－
			市販直後調査	15	－
			上記以外	30	－
	非重篤	不能		定期報告	－
		可能		－	－
感染症	重篤	不能		15	15
		可能		15	15
	非重篤	不能		15	
		可能		－	－
外国での措置		販売中止，回収，廃棄			15
研究報告		重篤な報告		30	30
		発生傾向の変化		30	30
		効能効果の無効性		30	30

3）世界保健機関（WHO）国際医薬品モニター制度

WHO国際医薬品モニター制度は，1960年代に起きたサリドマイド事件をきっかけに，発足した制度であり，加盟国が国際的な副作用に関する情報交換を行う．日本は1972年から加盟している．

国内外からの安全性情報は，前述のとおり，製造販売業者が検討および対策を実施する．また，重要な情報に関しては，厚生労働省でも評価，対策がなされる．安全性情報は，評価検討を行った後に，重要性や緊急性に応じて伝達，措置が実施される．例えば，以下のような対策がとられる．

・回収命令による回収，自主回収
・承認内容の変更，承認取り消し
・指示による使用上の注意の改訂，使用上の注意の自主改訂
・変更や改訂に伴う添付文書の改訂
・医薬品安全対策情報の医療機関，保険薬局への送付

また，薬事法において，製造販売業者は，このような対策後に，適切な医療関係者への情報提供努力をしなければならないとしている．情報提供は，企業のみならず，行政や製薬企業団体等からも行われる．例えば，以下のようなものがある．

・医薬品医療機器等安全性情報報告
・緊急安全性情報

・医薬品医療機器総合機構ホームページ

4）感染症定期報告

　生物由来医薬品に関しては，その製造販売業者は，感染症や二次感染を抑えるために，常時監視し感染症の定期的報告をしなければならない（薬事法68条の8）．現在では，年2回厚生労働大臣に報告することが義務付けられている（図8.5）．非加熱製剤によるHIV感染症やヒト乾燥硬膜の移植によるクロイツフェルト・ヤコブ病等の被害が生じた．原因不明も感染症の広がりの原因の一つであるが，感染症対策や安全性の軽視も大きな要因であったことは明らかである．

> （感染症定期報告）
> **薬事法　第68条の8**
> 　生物由来製品の製造販売業者又は外国特例承認取得者は厚生労働省令で定めるところにより，その製造販売をし，又は承認を受けた生物由来製品若しくは当該生物由来製品の原料若しくは材料による感染症に関する最新の論文その他により得られた知見に基づき当該生物由来製品を評価し，その成果を厚生労働大臣に定期的に報告しなければならない．
>
> **薬事法施行規則　第236条の2**
> 　前項の報告は，当該生物由来製品の製造販売の承認を受けた日等から六月（厚生労働大臣が指定する生物由来製品にあつては，厚生労働大臣が指定する期間）ごとに，その期間の満了後一月以内に行わなければならない．ただし，邦文以外で記載されている当該報告に係る資料の翻訳を行う必要がある場合においては，その期間の満了後二月以内に行わなければならない．

図8.5　感染症定期報告に関する法令（抜粋）

8.2.2　市販直後調査

　市販直後に注意深い使用を促し，重篤な副作用等が発生した場合の情報収集体制を強化するため，2001年から市販直後調査制度が施行されている．2002年の改正薬事法の施行によって，市販直後調査に関する規範および順守事項がGVP中に示された．

　新医薬品の市販直後調査期間は，市販後6か月間である．医療用の「新医薬品」（薬事法4条）に対して，「製品情報概要」や「使用上の注意の解説」等の説明文書にマーク（調査期間も明示）を付して，市販直後調査対象医薬品であることを明示し，原則として納入前に，医療機関に対して説明および副作用等の報告の協力依頼を行う．納入後2か月間は概ね2週間以内に1回の頻度で，その後も期間中は適切な頻度（概ね1か月以内に1回）で，協力依頼を行い，注意喚起を行っていく．重篤な副作用等の発生情報を医療機関等から入手した場合には，速やかに詳細情報の把握に努め，さらに薬事法の規定に基づき厚生労働省に副作用等症例報告を行うことになっている．市販後調査終了後2か月以内に市販後調査の報告書を市販直後調

生物由来医薬品：
　人その他の生物（植物を除く．）に由来するものを原材料として製造される医薬品，医療機器等のうち，保健衛生上特別の注意を要するものをいう．生物由来製品は，高い有効性が見込まれる反面，未知の病原体による感染の可能性がある．生物由来製品のうち，とくに保健衛生上の危害の発生または拡大を防止するための措置を講ずることが必要なものを，特定生物由来製品といい，厳重な管理が義務付けられている．

製品情報概要：
　別名パンフレットといわれるが，医薬品の普及と適正使用の推進を目的に企業が作成する．MRが医療関係者に配布する．製薬協は，記載内容の適正化のために，自主的なガイドラインとして医療用医薬品製品情報概要記載要領（2008年）を定めている．

市販直後調査実施計画書：
　総括製造販売責任者あるいは安全管理責任者が，市販直後調査に際しての目的，方法，期間等を記載した計画書のことである．製造販売業者は，市販直後調査期間終了後2か月以内に，市販直後調査実施計画書とともに，市販直後調査実施報告書を，独立行政法人医薬品医療機器総合機構安全部に提出しなければならない．

査実施計画書とともに，厚生労働省に提出する（図8.6）．

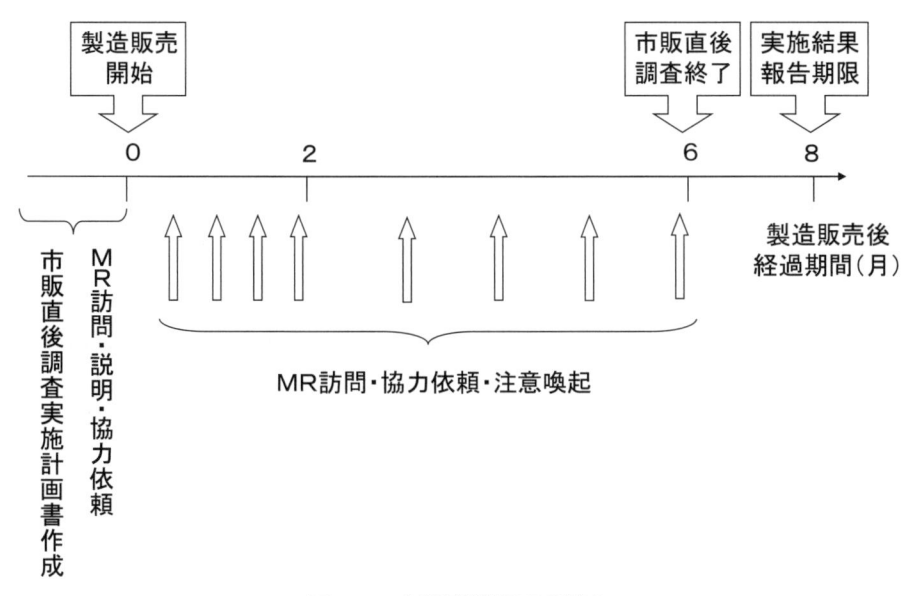

図8.6 市販直後調査の流れ

8.2.3 再審査

　承認された新薬は，副作用・感染症報告および市販直後調査によるチェックを受けるのみならず，一定期間の市販後に再度，有効性や安全性に関して審査を受けることになる．これが，再審査制度である．再審査は，1979年に制度化され，その後，医療機器にも導入されることとなった．すなわち，承認までの成績は限られているため，承認後も多数の患者の使用成績を調査して，有効性や安全性の再確認を行うことが必要であり，そのために期限を設けて実施される．再審査期間は承認時に厚生労働大臣から指定される．通常は，新薬の区分によって，以下のような期間とされる．
・新有効成分医薬品：8年
・新効能・新用量医薬品：4年
・希少疾病医薬品・厚生労働大臣が特に指定した医薬品：10年
・上記以外の医薬品：6年
　再審査資料作成のために実施される調査や試験は，GPSPに従って行われる．以下のような調査，試験が実施される．

1）使用成績調査
　日常診療における医薬品の使用実態下において，患者の条件を定めることなく，副作用の発現状況や品質，有効性，安全性の情報を確認したり，検出を行う．

2）特定使用成績調査

使用成績調査のうち，日常診療のもとでの，小児，高齢者，妊産婦，腎機能障害または肝機能障害を有する患者，医薬品を長期使用する患者，使用条件が決められている患者における副作用の発現状況や品質，有効性，安全性の情報を確認したり，検出を行う．

3）製造販売後臨床試験

治験あるいは使用成績調査の成績に関する検討を行って得られる推定事項を検証したり，日常診療では得られない品質，有効性，安全性に関する情報を得るために行う試験である．特定な背景をもつ患者に対する使用方法を確立したり，長期使用患者の効果の検証などが行われる．製造販売後臨床試験は，GCPにも準拠しなければならない．第IV相臨床試験とよぶこともある．

厚生労働大臣への再審査申請については，再審査期間の終了した日から起算して3か月以内に都道府県知事を経由して行う．この結果によって，回収，承認事項の一部変更，必要に応じて使用上の注意の改定が行われる．

提出された再審査資料は基準適合性調査および事務局審査（ヒアリングなど）の後薬事・食品衛生審議会において審議され，再審査が終了した医薬品については以下のいずれかが通知され，それに応じた措置，対応が行われる．

① 承認拒否事由のいずれかに該当する……直ちに回収；この場合承認の取り消し，承認の整理届の提出とともに，当該医薬品の製造（輸入），販売を直ちに中止，直ちに市場から回収するよう措置を講じなければならない．

② 承認事項のいずれかを変更……文書対応；すみやかに再審査結果に適合するように承認事項の一部変更承認申請を行う．再審査結果に適合する効能・効果などの表示を行う．現に市場に流通している医薬品で，再審査に適合しない効能・効果などを表示している医薬品については，再審査結果の通知後1か月以内に，再審査に適合する効能・効果などを記載した文書を，販売先の保険薬局，医薬品販売業者および医療機関に配布し，情報伝達する措置を講ずる．

③ 承認拒否事項のいずれにも該当しない……なし

8.2.4　安全性定期報告

再審査期間中に行われる市販後調査結果を定期的にPMDAに報告する．再審査期間において，新薬承認の際に厚生労働大臣が指定した日から2年間は半年ごと，その後は1年ごとに報告しなければならない．報告内容は，国内における使用成績調査等の結果のほかに，同じ医薬品に関する海外での安全性情報を示した定期的安全性最新報告の情報が含まれる．

定期的安全性最新報告：periodic safety update reportのこと．PSURと略する．定期的安全性最新報告と訳されるが，1996年のICHにおいて合意された項目である．企業は，当該医薬品と同一成分を販売している各国の企業から安全性情報を収集・分析・評価を行った結果をガイドラインに準じて作成する．当該医薬品の国際誕生日（世界のいずれかの国における最初の承認日）に基づいた起算日から特定期間の全世界的な情報がPSURに集約され，関連企業を通じ各国の規制当局に提出される．

8.2.5　再評価

　わが国の再評価制度は，1971 年から実施されている．1967 年 9 月以前に承認された医療用医薬品を対象に行われたものが，第一次再評価である．1979 年度からは，法制化され，1967 年 10 月から 1980 年 3 月の間に承認された医療用医薬品に対して行われた再評価が，第二次再評価である．1988 年 5 月からは，すべての医療用医薬品について，5 年ごとのスクリーニングの結果に基づき行う「定期的再評価」と「臨時再評価」からなる「新再評価制度」が開始した．

　定期的再評価は，医薬品を 5 つのグループに分け，5 年ごとに見なおしを行う制度で，文献スクリーニングを実施し，見直しの必要が示唆された医薬品について薬事・食品衛生審議会に諮り，再評価を実施する．臨時再評価に関しては，国内外の文献報告などの知見から改めて有効性，安全性などの評価の必要性が示唆された場合，薬事・食品衛生審議会に諮り必要なものについて再評価に指定している．

　再評価結果の通知と措置，対策に関しては，カテゴリー評価を受けることになる．
　① 承認拒否事由のいずれかに該当……直ちに回収；総合評価カテゴリー3 に該当し，製造承認の取り消しまたは承認整理届を提出した場合，当該医薬品の製造（輸入）・販売を直ちに中止し，直ちに市場から回収するよう措置を講ずる．
　② 承認事項の一部変更……承認の一部変更；総合評価カテゴリー2 に該当し，承認事項の一部を変更する．製薬会社はすみやかに再評価結果に適合するように承認事項の一部変更申請を行うとともに，当該医薬品を製造（輸入）・販売する場合の効能・効果，用法・用量の表示を再評価結果に適合するよう徹底する．また，現に市場に流通している医薬品で，再評価結果に適合しない効能・効果などを表示している医薬品については，再評価結果の通知後 1 か月以内に再評価結果に適合する効能・効果などを記載した文書を，販売先の保険薬局，医薬販売業者および医療機関に伝達する措置を講ずる．
　③ 承認拒否事由のいずれにも該当しない……特になし；総合評価カテゴリー1 に該当

　市販後調査の流れを図 8.7 に要約した．

カテゴリー：
再評価の指定医薬品は，有効性，安全性，配合意義（配合剤）の 3 つの側面から評価され，① 有用性が認められる（カテゴリー1）② 何らかの措置で有用性が認められる（カテゴリー2）③ 有用性の根拠がない（カテゴリー3）が，総合的判定として出される．

8.3　副作用被害について

　医薬品は，本来，生体にとっては異物である．したがって，様々な試験を経て初めて，使用が認められるようになる．適切な用法や用量をして初めて有効性や安全性が確保されるものである．しかしながら，予想できなかった副作用や人体への影

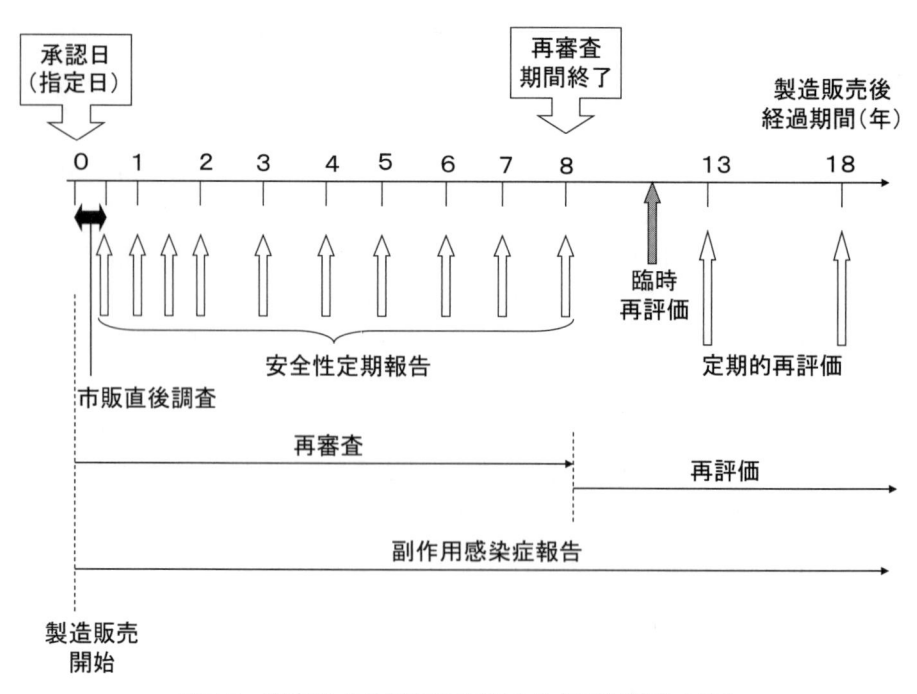

図 8.7　新有効成分医薬品に関する市販後調査の流れ

響の認識不足等で，健康被害を起こす可能性がある．さらに，利潤追求の経済原理を優先し，安全性を軽視するとき，医薬品の健康被害が引き起こされる危険性は高くなる．医薬品によって健康被害が生じ，社会問題化したものが，薬害である．その多くは，有害作用や副作用の認識不足や患者を軽視した利潤追求に偏った倫理観の欠如が原因である．表 8.4 には，これまでに生じた主な薬害事件を示した．その中の代表的な例について以下に述べた．

8.3.1　サリドマイド胎芽症

サリドマイドは，西ドイツで開発された催眠薬および抗つわり薬であり，大量使用しても副作用が少なく，優れた効果を示すとされ，1957 年から世界各国で販売されるようになった．日本でも製造され，1958 年から発売された．しかしながら，妊娠初期に服用した母親から，四肢，顔面，内臓等に重篤な障害を有する子供が生まれた．1961 年，西ドイツのレンツ博士は，サリドマイドの服用がこの四肢奇形児の原因と考えられることを指摘した．当時は，薬剤による生殖発生異常は，大きな衝撃であった．

ドイツでは，この警告を受けて，速やかに販売停止，回収が行われた．アメリカでは，FDA 担当官のケルシー女史が安全性データの不足を理由に承認を与えなかった．その結果，アメリカでは，ほとんど被害が出なかった．一方，日本では，1962 年に販売中止となるまで使用され，大きな被害をこうむる結果となった．西ドイツで約 3000 人，イギリスで約 450 人，日本で約 300 人の被害が起きた．この

サリドマイド：
化学名は 3′-(N-フタルイミド) グルタルイミドで，市販のサリドマイドは等量の R 体と S 体が混ざったラセミ体として合成される．R 体は無害であるが S 体は非常に高い催奇形性をもっており，高い頻度で胎児に異常をひき起こすことが報告された．現在では不斉合成が可能であるが，体内でラセミ化するので，R 体を投与しても催奇形性の問題は解決しない可能性が高い．

表 8.4 代表的な薬害事件

発生年	事件	原因	内容	被害者数等
1956	ペニシリンショック	ペニシリン	ペニシリン注射によるアナフィラキシーショック死	約100人
1959	クロロキン網膜症	クロロキン	網膜障害	約1000人
1961	サリドマイド	サリドマイド	妊婦に使用し, 奇形児の発生	約300人
1965	アンプル入り風邪薬	ピリン系解熱剤	アレルギーによるショック死	約40人
1970	スモン	キノホルム	亜急性の骨髄視神経障害	約10,000人
1975	クロラムフェニコール血液障害	クロラムフェニコール	再生不良性貧血による死	約1000人
1983	薬害エイズ	非加熱血液製剤（HIV）	血友病患者におけるHIV感染	約2000人
1993	ソリブジン事件	ソリブジン／5-FU系抗癌薬	薬物相互作用による5-FUの副作用による死	15人
1996	薬害クロイツフェルト・ヤコブ病	ヒト乾燥硬膜（プリオン）	硬膜移植患者において発症の事例がある	約50人
2002	薬害肝炎	血液凝固因子製剤（C型肝炎ウイルス）	血液凝固因子製剤投与によるC型肝炎の感染, 発症	約10,000人

当時の医学的水準では, このような催奇形性は予測困難であった. 同時に, 医薬品の承認許可の厳格化の必要性や副作用情報の収集と対策の重要性が明らかとなった. サリドマイド事件の教訓をきっかけに, WHOをはじめ世界各国で医薬品安全対策の推進, 薬事制度の改革が行われた. アメリカでは, 1962年にキーフォーバー・ハリス修正法が可決して, GMPの確立, インフォームド・コンセントの義務化, 企業の副作用情報の迅速報告義務化, 企業の有効性証明の義務化, 企業の臨床試験開始の報告などがスタートした. WHOでは, 医薬品の副作用情報を組織的に収集伝達するシステムを整え, 1968年からWHO国際医薬品モニター制度を発足した.

なお, 近年, サリドマイドは, ハンセン病や多発性骨髄腫のような難治性疾患の治療に有効であることが見出されたことから, 再び脚光を浴びつつある. FDAは, サリドマイドを1998年にハンセン病治療薬として, 2006年（日本においては2008年）に多発性骨髄腫治療薬として承認した.

8.3.2 スモン

スモンは, 亜急性の脊髄, 視神経, 末梢神経の障害を意味し, キノホルムが原因で起こった知覚神経障害である. キノホルムは1900年にスイスで開発されたが, 日本でも製造販売されるようになった. 当時の日本薬局方にも収載され, 細菌や原虫への殺菌抑制効果がうたわれた. 内服により, 腸内の防腐や殺菌を目的に整腸剤として使用された. 消化管吸収はほとんどなく, 副作用は極めて少ないとされた. しかしながら, 1955年から副作用被害が報告されるようになった. 腹痛とともに下肢の痺れ, 脱力, 歩行困難が起こり, 神経障害は全身に広がる. ときに視力障害が起こることもあり, 失明に至ることもある. 疾患は難治性であることが知られて

スモン:
subacute myelo-optico-neuropathy
(SMONと略す.)

キノホルム:
キノホルムは, 整腸剤として長期に常用され, 溶解性が悪いので吸収されないと考えられていた. キノホルムは鉄キレート（緑舌, 緑尿成分）を形成し, 神経毒となりうることがわかった.

いる．キノホルムは世界で広く販売された薬であるが，著しく多い患者がでたのは日本だけである．すなわち，スモンの患者は1万人以上におよび，大規模な薬害事件となった．安全性軽視，企業優先の薬事行政のほかに，患者に大量投与が行われたことも指摘されており，薬物治療に対する医療従事者の安易な姿勢も原因であったといわれている．原因としてウイルス説も出たが，キノホルムが原因であることがわかった．1970年に販売，使用停止を行ってからは，スモンの新たな患者は出ていない．なお，このように，キノホルムは重大な薬害をもたらした薬であるが，アメリカやオーストラリアではアルツハイマー病に対して有効性を示すことから，最近注目を集めている．

8.3.3 ソリブジン事件

1993年，抗ウイルス薬ソリブジンが販売され，その後1年間で15人もの死者が出た事件である．がん患者や手術後の患者で免疫力が低下したとき，ヘルペスウィルスが増殖して帯状疱疹が起きやすくなるが，ソリブジンは，内服で使用でき，既存の抗ウィルス剤よりも効力があり，服用量が少なくてすむ利便性があるとされた．その年の9月に発売され，10月に重篤な副作用が報告され，緊急安全性情報に配布指示が出され，11月には自主回収が行われた．すなわち，承認取り消しはされず，併用禁忌の徹底や安全性情報の提供など方策をとれば販売可能という形をとったが，1995年に自主的に承認を取りさげ，市場から消えることとなった．

ソリブジンはチミジンキナーゼでリン酸化されて活性体となりウイルスのDNAに取り込まれ，ウイルスのDNA複製を失敗させることでウイルスの増殖を阻害する．ソリブジンは体内でブロモビニルウラシルに代謝されるが，ブロモビニルウラシルはフルオロウラシル（5-FU）の代謝酵素と結合して不可逆的に阻害し，5-FUの血中濃度を上げる．その結果，5-FUの副作用である白血球減少，血小板減少などの血液障害を引き起こす．ソリブジンの添付文書の使用上の注意にはもともと，「フルオロウラシル系抗癌剤との併用を避けること」の記載があり，この記述を医師が受け止めずに投与したことが問題となった．しかしながら，禁忌にはなっていないことから，記述のあいまい性が問われ，その重大性が読み取れないことも指摘された．治験中にも，相互作用によるものと思われる3人の死亡例が確認されていたが，原因不明扱いにされ，治験中の副作用の検討と添付文書への反映の重要性が指摘された．また，ソリブジン事件では，死亡例の情報が公表される前に，株価の急落を恐れて自社株を売却した企業関係者が，インサイダー取引で告発された．このような企業の利潤追求の体質，倫理性の欠如が改めて問われることとなった．

ソリブジン事件は，医薬品相互作用の重大さを強く印象付ける結果となった．医師が使用上の注意に関する記載の重大性を認識できなかったことは明らかであるが，処方せん鑑査に関わる薬剤師の責任も指摘された．添付文書の記載をよく把握して鑑査できていれば，被害を未然に防げた可能性もある．医薬品の専門家である薬剤

ソリブジン：
ソリブジンはチミジンのアナログであり，チミジンキナーゼでリン酸化されてDNA複製を阻害する．ソリブジンは，ブロモビニルウラシル（BVU）に代謝されるが，BVUが，5-FUの代謝酵素であるDPD（dihydropyrimidinedehydrogenase）と結合して不可逆的に阻害し，5-FUの血中濃度を上げる．アシクロビルは，非環状グアニンヌクレオシドであり構造を異にする．

師を反省させる事件でもあった．1997年から，調剤した薬の薬剤師による医薬品情報提供の義務化が行われ，副作用や相互作用の情報伝達，薬歴管理が強化されることとなった．添付文書に関しては，1997年に医療用医薬品添付文書の記載要領の改正が行われ，情報源としての質的，量的な改善が行われることとなった．

8.3.4 薬害エイズ

　後天性免疫不全症候群AIDSは，1981年米国ロサンゼルスで初症例が報告された．数年後には，その原因であるヒト免疫不全ウイルスHIVが発見された．血液感染，性交感染，母子感染が大きな感染原因とされている．最初の症例報告から10年間で，世界で100万人の感染が見られ，今日ではHIV感染者は5000万人に達するといわれており，とくにアジアやアフリカの開発途上国に多く見られる．

　日本では，主に血友病患者において，血液製剤が原因で感染が広がった．日本にいる約5000人の血友病患者のうち，約2000人が血液製剤が原因でHIV感染を受けることとなった．医薬品管理のあり方に大きな問題があった．血液製剤を海外からの売血に頼ったこと，医師が非加熱製剤の積極使用を勧めたこと，1983年米国防疫センターがアトランタで製薬会社等を集めて非加熱の危険性を訴え事態は緊迫していたのに対し，日本では血友病の自己注射を認可，保険適用としたことなどが問題とされた．加熱製剤の認可が遅れたことについては，非加熱製剤を販売していた企業と行政の関係も指摘された．HIV感染の危険性を察知し，粗悪な医薬品に対する十分な対策を講じていれば，被害は最小限に防げたと考えられた．

　薬事法においては，特定生物由来製品を使用する際には，医師その他医療関係者は，製品のリスクとベネフィットについて，患者またはその家族に説明を行い，その理解を得るよう努めなければならないとなっている．すなわち，特定生物由来製品は主にヒトに由来するものを原料としており，そのことに由来する感染症に対する安全対策が講じられてはいるものの，そのリスクを完全に排除することはできないことを説明しなければならない．一方，ベネフィットは，疾病の治療または予防である．起こりうるリスクと得られるベネフィットのどちらが大きいのか，患者が理解するための適切な情報を提供するよう努めなければならない．

8.3.5 薬害対策

　薬は，本来生体にとっては異物であり，両刃の剣といわれるように，副作用や有害作用を伴うものである．リスクをしのぐようなベネフィットがあって初めて薬となりえるものである．製造販売許可を受けた医薬品は，対象となる疾患，用法や用量の条件があり，使用上の注意が守られなければならない．市販後の監視によって得られる情報を基にした的確な対策がなされなければ，新たな副作用等に対応できない．医療従事者による情報提供，企業の情報収集と対策，行政の対応は，患者中

後天性免疫不全症候群：
acquired immuno-deficiency syndrome
（AIDSと略す．）

ヒト免疫不全ウイルス：
human immuno-deficiency virus
（HIVと略す．）

心の活動でなければならない．薬害は，被害に対する警戒感の不足と患者生命の軽視が原因である．許可を与えるのは国であり，国が的確に行政管理していけば，薬害の勃発は防げると考えられる．患者の生命を尊重し，健康被害の問題が生じた際には，対策ができるまでは即座に使用を中止することが大切である．また，その被害を速やかに情報公開し，副作用の発生を抑えることも重要になってくる．

8.4 章末問題

A 問 題：次の文の正誤を答えよ．
1. 承認された医薬品の用法や用量は，変わることはない．
2. 治験では，重篤な腎機能障害患者に対する影響は得られていない．
3. 処方せん医薬品製造販売業の総括製造販売責任者は，品質管理責任者をあててよい．
4. GVPに示される安全管理情報には，外国政府や外国企業の情報は含まれない．
5. 特定生物由来医薬品の記録保存期間は，利用しなくなってから30年である．
6. 添付文書から予測可能な副作用による死亡例が出た場合，30日以内に報告する必要がある．
7. 医師や薬剤師は，副作用に関しては，自発的報告であり，義務ではない．
8. WHO国際医薬品モニタリングは，サリドマイド事件を契機に国際的な副作用情報の交換を行うために発足した．
9. 感染症定期報告制度は，生物由来医薬品に関しての感染症情報に関する報告制度である．
10. 市販直後調査は市販後6か月間が対象で，毎月1回情報収集し，注意喚起を行っていく．
11. 特定使用成績調査も，日常診療の中での臨床成績をもとに行われる．
12. 再審査の結果変更が必要となった場合には，その通知の2か月以内に医療機関に情報伝達を行う必要がある．
13. 安全性定期報告は，国内の使用成績と製造販売後臨床試験の結果をもとに行われる．
14. 再評価でカテゴリー3の総合評価を受けた場合は，特に措置を行う必要がない．
15. 定期的再評価は，文献スクリーニングにもとづいて，5年ごとに見直しがなされ，再評価指定を行い，実施する．
16. サリドマイド被害は，アメリカが最も深刻であった．
17. 生物学的製剤については，患者への説明と同意，使用記録の作成と保管，感染症情報の報告が定められている．

B 解 答
1. 誤．市販後調査の結果，承認事項の変更によって変わる可能性もある．
2. 正．
3. 誤．処方せん医薬品の製造販売業者は第1種であり，総括責任者と管理責任者の兼務は認められていない．
4. 誤．外国発の安全性情報も含まれる．

5. 正.
6. 誤．予測可能な場合も死亡に関しては 15 日以内となっている．
7. 誤．医師や薬剤師の副作用・感染症情報の報告は，以前は自発報告であったが，現在では，報告する義務がある．
8. 正.
9. 正.
10. 誤．市販直後調査は，最初の 2 か月間はおおむね 2 週間に 1 回の頻度で行われ，それ以降は月 1 回行われる．
11. 正.
12. 誤．再審査結果により，変更通知があった場合は，1 か月以内に行う必要がある．
13. 誤．安全性定期報告は，国内情報と世界情報である PSUR の内容が対象である．
14. 誤．再評価における総合評価カテゴリー 3 は，承認拒否であるので，回収や販売中止が必要となる．
15. 正.
16. 誤．アメリカでは承認に及ばなかったので，ほとんど被害はなかった．
17. 誤．特定生物由来医薬品は，適切な管理が行われていても，リスクを完全には排除できないことから，このような扱いがなされる．

第 9 章

バイオ医薬品と先端医療

　第9章ではバイオ医薬品と先端医療について，具体的には，組換え体医薬品，分子標的薬，遺伝子治療，再生医療について詳述する．

組換え体：recombinant

9.1 組換え体医薬品

9.1.1 組換え体医薬品の特色と有用性

9.1.1.1 組換え体医薬品の特色

　バイオ医薬品とは，生物の生命現象や生体機能を利用して生産された医薬品の総称である．とくに，1970年代後半から実用化された遺伝子組換え技術などのバイオテクノロジー技術を活用して製造された医薬品を組換え体医薬品と呼んでいる．その第1号は糖尿病，とくに1型糖尿病の唯一の治療薬のヒトインスリンである．従来は多くのウシあるいはブタの膵臓を原料にインスリンが調製されていた．しかしながら，遺伝子組換え技術の実用化後は，インスリン，成長ホルモン，インターフェロンなど生体にある微量かつ有用なタンパク質の生産が可能となり，これらが組換え体医薬品として次から次へと開発されている．また，現在ではこれらに続き，特定の生体反応などをコントロールするためのタンパク質を組換え体医薬品として開発されている．例えば，後述する分子標的薬がこれに相当する．

インターフェロン：interferon
ウイルス感染時にリンパ球などから産生され，分泌されるサイトカインである．$\alpha, \beta, \gamma, \omega$の4型があり，この中で$\alpha$と$\beta$が現在C型肝炎の治療に一般的に使用されている．

9.1.1.2 組換え体医薬品の製造

　図9.1に組換え体医薬品の製造の概略を示した．
　タンパク質やペプチドをコードするDNA断片を，宿主細胞内で自律複製できる

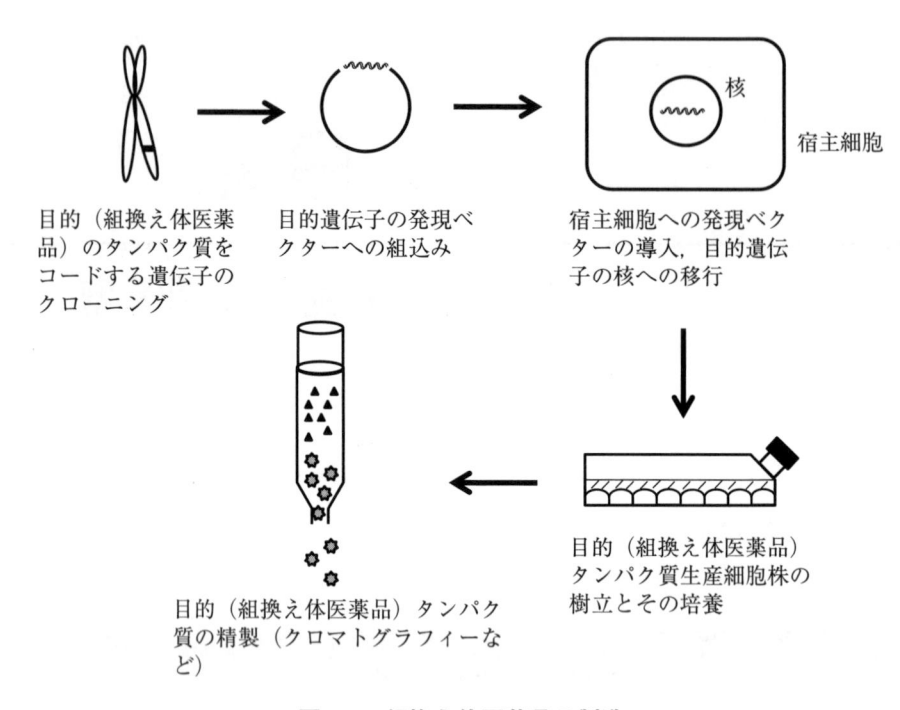

図9.1　組換え体医薬品の製造

DNA分子であるプラスミドやファージなどのベクターに組み込み，ついで細菌や酵母に導入し，培養する．一定期間培養後に，生産されたタンパク質をクロマトグラフィーなどの適切な精製法により精製し，製剤化後，組換え体医薬品とする．この製造過程に用いられる細菌，酵母，動物細胞には以下のようなものがある．

1) 大腸菌による組換えタンパク質の生産

大腸菌は，増殖速度が速く培養コストも低いため，生産性は高い．しかし，糖鎖付加などの翻訳後修飾が起こらない，あるいは発現されたタンパク質の多くが菌体内に不溶化した状態で蓄積するなどの欠点がある．そのため，分子量が比較的小さく，糖鎖が活性に影響を与えないタンパク質の生産に適している．

2) 酵母による組換えタンパク質の生産

酵母は，ヒトに対して比較的無害であること，正しい高次構造をもつタンパク質が比較的容易に生産できるなどの利点がある．しかし，組換え細胞が不安定であること，巨大な糖鎖がタンパク質に付加される場合などの欠点を有する．したがって，糖鎖がなく，高次構造の再構成が困難なタンパク質の生産に適している．

3) 動物細胞による組換えタンパク質の生産

動物細胞では，タンパク質への糖鎖付加などの翻訳後修飾が起こるため，高分子量の糖タンパク質の生産が可能である．しかし，高密度培養が難しいことなどから製造コストは高い．

ベクター：vector
遺伝子組換えにおいて，目的の外来DNAを宿主細胞の中で自律増殖可能なDNA分子と結合させ，細胞内で増殖・維持・導入させる．このようなDNA分子のことをベクターとよぶ．

プラスミド：plasmid
細胞内で核や染色体とは独立して存在する環状のDNAのことである．自己複製能を有している．

ファージ：phage
細菌を宿主として増殖するウイルスをバクテリオファージと呼ぶが，このファージを基にデザインされたベクターを特にファージベクターとよぶ．

9.1.1.3 組換え体医薬品の有用性

先述したように，ヒトインスリンは糖尿病，特に1型糖尿病の唯一の治療薬であるが，遺伝子組換え技術が確立されるまでは何万頭のウシやブタの膵臓から多くの費用と労力をかけて抽出精製されていた．また，インスリンタンパク質の種差による相同性の違いから，アレルギー反応が起こることもしばしばあった．遺伝子組換え技術の進展により，ヒトインスリンが安価かつ迅速に大量生産されるようになり，また安全性の面からも信頼性が高まったことになる．このように，目的のタンパク質が臨床的に有用であることが明らかになっているならば，細菌などを用いた遺伝子組換え技術より生産されたタンパク質から医薬品を製造できることとなる．また，組換え医薬品では，遺伝子組換え技術を用いたアミノ酸残基の置換などにより，作用の持続性や作用の特異性などの点で，医薬品としてより望ましい性質をもつものに改変していくことが可能である．さらに最近では，細菌などに生産させるより効率的，経済的かつ安定的であるクローン動物の実用化も近いものと思われる．

9.1.2 組換え体医薬品の代表例

現在，わが国で用いられている組換え体医薬品には酵素，ホルモン，血液凝固因子，サイトカイン，ワクチン，あるいはモノクローナル抗体などがある．以下に代表的な組換え体医薬品を示す．いずれも注射剤である．

9.1.2.1 酵　素

組織プラスミノーゲンアクチベーター（一般名：アルテプラーゼ：tPA）が急性心筋梗塞における冠動脈血栓や脳梗塞における血栓の溶解に用いられている．また，グルコセレブロシダーゼ（一般名：イミグルセラーゼ）がゴーシェ病の治療薬として使用されている．ゴーシェ病は糖脂質を分解するリソゾームの酵素（グルコセレブロシダーゼ）が生まれつき少ないために糖脂質が体内の細胞に蓄積し，肝脾腫，貧血，出血傾向，進行性の骨疾患など重篤な全身性の症状を引き起こす先天性脂質代謝異常症である．

9.1.2.2 ホルモン

インスリンは糖尿病，とくに1型糖尿病に対する唯一の治療薬である．インスリン製剤は，表9.1に示すようにインスリンアナログ製剤とヒトインスリン製剤に大きく分類され，さらに作用時間により，超速効型，速効型，中間型，持続型などに分類される．インスリンアナログ製剤は，遺伝子組換え技術を利用して開発された

サイトカイン：cytokine
細胞から放出され，免疫，炎症，生体防御において重要な役割を担っているタンパク質である．代表的なものに，インターフェロンやインターロイキンがある．

モノクローナル抗体：monoclonal antibody
ただ一つの抗原決定基のみを認識する抗体のことである．単（一）クローン抗体とも呼ぶ．

表9.1　インスリン製剤の種類

分類		商品名	作用発現時間	最大作用発現時間	作用持続時間	性状
インスリンアナログ	超速効型	ヒューマログ注	15分以内	0.5～1.5時間	3～5時間	無色透明
		ノボラピッド注300	10～20分	1～3時間	3～5時間	
	中間型 二相性	ノボラピッド30ミックス注	10～20分	1～4時間	18～24時間	
	持効型溶解	ランタス注	1～2時間	ピークなし	約24時間	
ヒトインスリン	速効型	R注	約30分	1～3時間	約8時間	白色懸濁
	中間型 混合型	10R注	約30分	2～8時間	18～24時間	
		20R注				
		30R注				
		40R注				
		50R注				
	NPH	N注	約1.5時間	4～12時間	18～24時間	
		モノタード注	約2.5時間	7～15時間	20～24時間	
	持続型	ノボリンU注	約4時間	8～24時間	24～28時間	
		ヒューマリンU注	4～6時間	8～14時間	24～28時間	

もので，いずれも本来のインスリン構造中のアミノ酸を入れ換えたり，あるいは置換させたものである．インスリンは通常6量体として存在しており，皮下注射後2量体，そして単量体となり吸収される．超速効型では6量体形成能が低いため速やかに吸収される．

インスリンのほかに，成長ホルモンが成長ホルモン分泌不全症低身長症や女性だけに起こる低身長症であるターナー症候群等の治療に用いられる．また，ソマトメジンがインスリン受容体異常症や成長ホルモン抵抗性の成長ホルモン欠損症の治療に用いられる．さらに，グルカゴンが低血糖時の救急処置や肝型糖原病検査等に用いられる．

ターナー症候群：
Turner syndrome
女性特有の性腺発育障害を主徴とする性染色体異常による疾患である．1938年アメリカの内分泌学者ターナーにより報告された．

ソマトメジン：
somatomedin
insulin like growth factor-1（IGF-1）ともよばれる70個のアミノ酸からなるペプチドで，骨および体細胞における成長ホルモンの作用を仲介する因子の一つである．

9.1.2.3　血液凝固因子

血液凝固因子第Ⅶ因子，第Ⅷ因子が血友病患者の出血抑制に用いられる．第Ⅷ因子製剤には，遺伝子組換え体のほか，ヒト血液製剤（加熱処理など）もある．

9.1.2.4　サイトカイン

インターフェロン α や β は肝疾患治療薬，γ は抗悪性腫瘍薬として用いられている．また，インターロイキン-2が抗悪性腫瘍薬として用いられている．さらに，エリスロポエチンが赤血球増加作用を有し，透析施行中の腎性貧血などの治療に用いられる．

9.1.2.5 ワクチン

沈降 B 型肝炎ワクチンが B 型肝炎の予防に用いられる．組換え型のワクチンは，生ワクチンや不活化ワクチンより安全性が高い．

9.1.2.6 モノクローナル抗体

トラスツズマブ，リツキシマブ，インフリキシマブ，トシリズマブなどが組換え体医薬品である．これらについては「9.2　分子標的薬」の項で解説する．

9.1.3　組換え体医薬品の安全性

組換え体医薬品の生産には細菌，酵母，動物細胞あるいは血液などが用いられているため，不純物や目的物質である組換え体の凝集体や分解物などが含まれる可能性がある．

9.2　分子標的薬

わが国において死因のトップは，第 1 章に述べられているように，悪性新生物である．3 人に 1 人はがんで亡くなっているのが現状である．したがって，がんに対しては予防のみならず優れた治療薬の開発が火急の課題となっている．分子標的薬は当初，がん細胞に特異的に発現する分子を標的として開発された医薬品である．すなわち，がんに高い特異性を持って作用し，その機能を阻害することによってがんの増殖，浸潤，転移などを抑え込み，かつ正常細胞にはほとんど作用しないとされた．今日では，疾患に特異的なタンパク質などの分子を標的とし，その機能を特異的に制御することで薬効を示す医薬品の総称として用いられている．分子標的薬の中には低分子のものもあり，経口投与されているものもある．

9.2.1　ゲフィチニブ

2002 年 7 月に，手術不能または再発非小細胞肺がんを適応症として世界で最も早くわが国で承認された経口薬である．多くのがん細胞において上皮成長因子受容体（EGFR）の高発現が認められ，かつ予後不良と相関している．細胞増殖因子である上皮成長因子（EGF）やトランスフォーミング増殖因子（TGF）が EGFR に結合することにより，EGFR 膜貫通型受容体型チロシンキナーゼの細胞内チロシン

非小細胞肺がん：
non-small cell lung cancer
肺がんとは肺に発生する上皮細胞由来の悪性腫瘍である．顕微鏡で見える細胞の大きさにより，非小細胞肺がんと小細胞肺がんに分類される．

上皮成長因子：
epidermal growth factor

上皮成長因子受容体：
epidermal growth factor receptor

トランスフォーミング増殖因子：
transforming growth factor

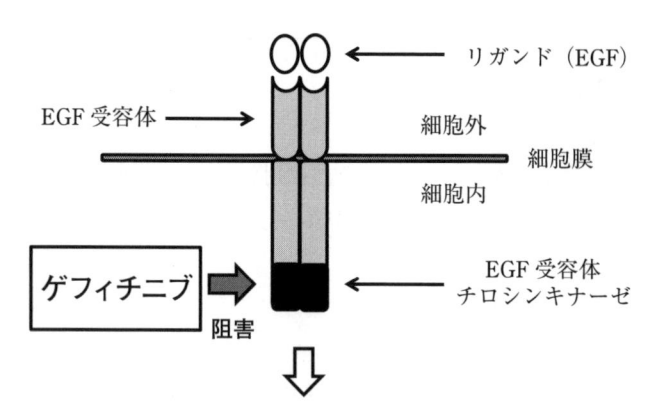

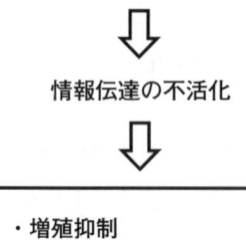

図9.2 ゲフィチニブの作用機序

キナーゼが活性化されEGFRの自己リン酸化が惹起される．ついで，EGFRのシグナル伝達が起こり，最終的にこの情報が核内に伝わり，がん細胞の増殖，浸潤，転移などを起こす．ゲフィチニブは，EGFRのチロシンキナーゼの阻害薬として開発された．図9.2に示すように，ゲフィチニブはEGFRの活性化に必要なATP結合部位に競合的に結合し，EGFRのチロシンキナーゼ活性および自己リン酸化を抑制することにより，細胞増殖を抑制あるいはアポトーシスを誘導し，抗腫瘍効果を発揮する．

ゲフィチニブを投与された非小細胞肺がんの患者の2〜3割くらいにおいては，顕著な腫瘍縮小効果が認められているが，一方で間質性肺炎を中心とした副作用が多発し，その使用に対して賛否両論の議論を巻き起こした．最近の解析により，ゲフィチニブはアジア人でその効果が高いことが明らかとなってきたが，その理由としてEGFRの変異が関係していると考えられている．

9.2.2 イマチニブ

慢性骨髄性白血病（CML）の原因となる遺伝子はすでにわかっており，患者の95％以上にフィラデルフィア染色体といわれる特殊な染色体が見られる．フィラデルフィア染色体は人間の46本の染色体のうち9番目と22番目の染色体が途中

チロシンキナーゼ：
　tyrosine kinase
　チロシンをリン酸化する酵素であり，このチロシンキナーゼ活性をもつ受容体のことをチロシンキナーゼ受容体と呼ぶ．細胞増殖や分化などのシグナル伝達に関わっている．各種のがん遺伝子産物がチロシンキナーゼ活性を有することから，がん化に関わっており，その阻害剤の開発が盛んである．

アポトーシス：apoptosis
　多細胞生物の細胞が自らの役目を終えたり，不要になると，積極的に自ら自殺する，いわゆるプログラムされた細胞死現象．

慢性骨髄性白血病：
　chronic myeloid leukemia

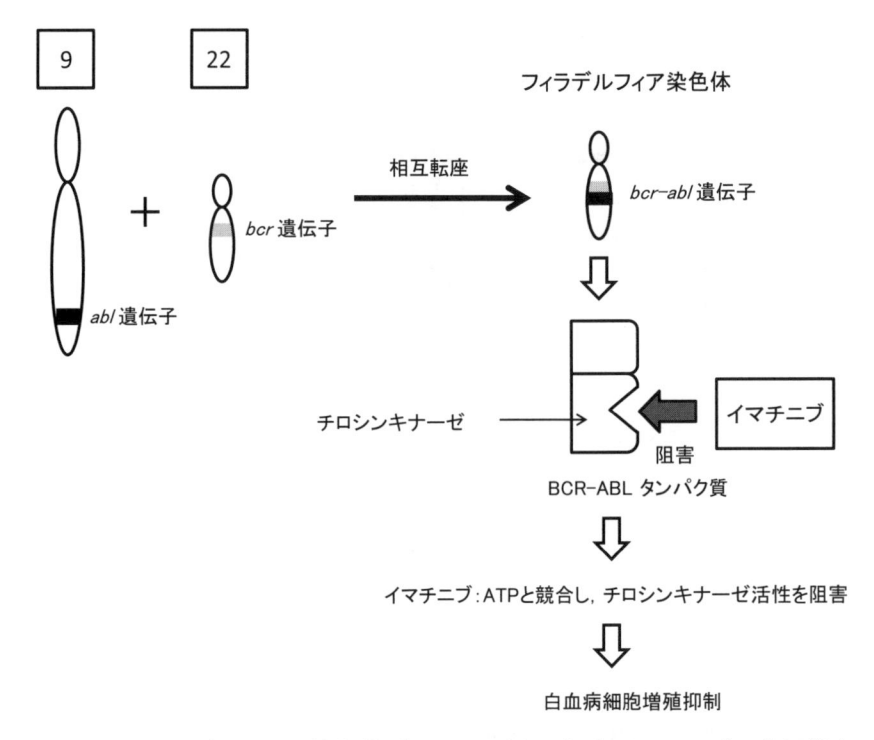

図 9.3　フィラデルフィア染色体（*bcr-abl* 遺伝子）とイマチニブの作用機序

から切れて入れ替わって相互転座することにより形成され，その時，それぞれの染色体の切り口にあった *bcr* 遺伝子と *abl* 遺伝子が一つになり *bcr-abl* 遺伝子が形成される．この *bcr-abl* 遺伝子が転写，翻訳されることで生じる BCR-ABL タンパク質がCML発症の原因と考えられている（図9.3）．

イマチニブは，BCR-ABL タンパク質のチロシンキナーゼ部分の ATP 結合部位に特異的な競合的阻害薬である．イマチニブは，CML の治療において，慢性期症例の90％に完全寛解をもたらすという画期的治療成績を示した．急性転化期の症例でも約30％に完全寛解をもたらし，しかも副作用がわずかであった．ただし，BCR-ABL タンパク質は変異しやすいため，イマチニブに耐性のがん細胞が生じやすいのが欠点である．現在，イマチニブ耐性を克服する新薬も登場している．

9.2.3　トラスツズマブ

トラスツズマブは，HER2 受容体を分子標的とした注射剤で，日本では2001年より使用が開始された．ヒト上皮増殖因子受容体である HER2 受容体は，乳がんの約30％で過剰発現が認められており，HER2 受容体過剰発現の乳がんは予後不良の可能性が高い．トラスツズマブの作用機序を図9.4 に示す．HER2 受容体を介して継続的に生じる細胞増殖シグナルの抑制や HER2 受容体の細胞内移行および分解の促進などにより，抗腫瘍効果を示す．トラスツズマブの場合，HER2 受容体を過剰発現していない乳がんやその他のがんには効果はないので，HER2 受容体の

HER2 受容体：
human epidermal growth factor receptor 2

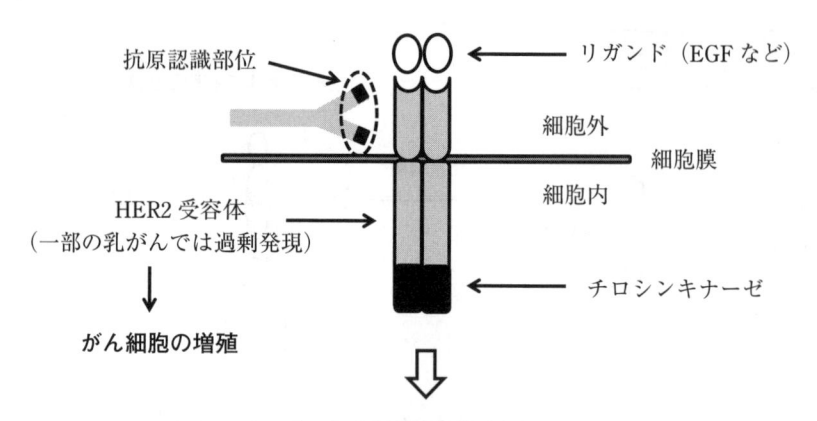

```
            抗原認識部位            リガンド（EGFなど）

                                        細胞外
                                        細胞膜
                                        細胞内
        HER2受容体
    （一部の乳がんでは過剰発現）
                                    チロシンキナーゼ
            ↓
        がん細胞の増殖
                    ⇩
        トラスツズマブ：細胞膜表面部位のHER2受容体に結合
                    ⇩
        チロシンキナーゼ活性およびそれに続くシグナル伝達の抑制
                    ⇩
                抗腫瘍効果
```

図9.4　HER2受容体とトラスツズマブの作用機序

免疫組織染色法：
immunostaining procedure
抗体を用いて，組織標本中の抗原を検出する方法．

過剰発現を免疫組織染色法で診断した後，陽性の患者についてのみ適用される．HER2受容体の過剰発現の検査は，十分な経験を積んだ病理医によって実施される．また，HER2受容体は正常細胞にも少量ながら発現しており，そのため，時にはトラスツズマブによる重篤な副作用を生じることもある．なお，トラスツズマブはヒト化抗体である．

9.2.4　リツキシマブ

フローサイトメトリー：
flow cytometry
血液細胞（赤血球，白血球，血小板）の大きさや形，表面にある抗原の有無などを短時間に，かつ多くの細胞について光学的に測定する方法．

　リツキシマブは，Bリンパ球やBリンパ球由来の悪性腫であるB細胞性リンパ腫に特異的に発現しているCD20抗原（約35 kDa）を標的として作製されたキメラ型の抗CD20モノクローナル抗体である．リツキシマブは，難治再発性のB細胞性低悪性度リンパ腫に対して米国，欧州，日本で初めて承認された．リツキシマブは，ヒトIgG1定常部とIgG1型マウス型抗CD20抗体重鎖および軽鎖の可変部がキメラ化された抗体（図9.5）で，キメラ化することにより，異種抗体産生低下，血中半減期延長に加えて，ヒト補体系や抗体依存性細胞介在性細胞傷害反応の活性化効率が約1,000倍に増強された．CD20抗原陽性のB細胞リンパ腫が，リツキシマブのわが国における適応疾患であり，CD20抗原陽性を免疫組織染色法あるいはフローサイトメトリー法により診断する．B細胞性リンパ腫の患者の90％以上にCD20が発現している．

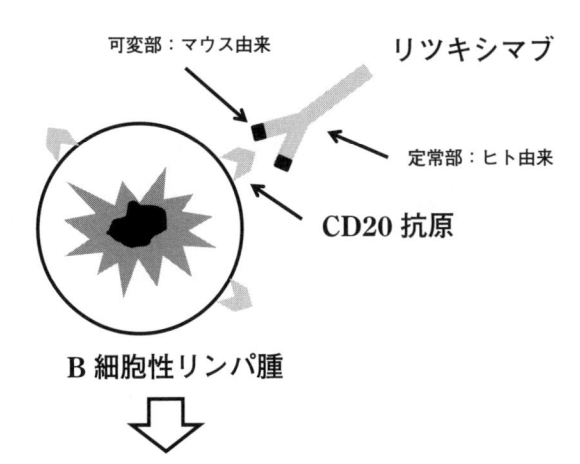

図9.5 リツキシマブの作用機序

9.2.5 トシリズマブ

　原因不明の破壊性関節炎を特徴とする関節リウマチの治療において，メトトレキサートは中心的な役割を果たしてきた．しかしながら，メトトレキサートをもってしてもコントロール不能の患者は多く，また，関節破壊の進行は抑制できても，完全に阻止することができないため，身体機能低下は徐々に進行するといった問題点も指摘されていた．

　病態の分子生物学的解析の結果，各種の炎症性サイトカインが病態形成に重要な役割を果たしていることが明らかにされた．このなかで，腫瘍壊死因子（TNF），インターロイキン-1（IL-1）あるいはインターロイキン-6（IL-6）が，血管新生，リンパ球活性化，滑膜細胞増殖，破骨細胞活性化などを通して関節リウマチの病態で中心的役割を演じていることが明らかになった．このようなことから，これら標的分子の機能を抑えるための薬剤が有効な治療薬となることについては想像にたやすい．

　トシリズマブはヒト化抗ヒトIL-6受容体抗体（図9.6）で，キャッスルマン病並びに関節リウマチと全身型若年性特発性関節炎の治療薬としてそれぞれ2005年および2008年に許可された．国産初の抗体医薬品であり，また世界で初めてのIL-6阻害薬である．トシリズマブは，IL-6とそのレセプターの結合を競合的に阻害することにより薬効を示す．

　一般的にマウス抗体は，ヒトの体内では，異物として認識され，マウス抗体に対する抗体が産生される．マウスとヒトのキメラ抗体では，反復投与による抗体の出現が考えられる．トシリズマブは，相補性決定領域のみを残すことにより，反復投与による中和抗体の形成を最小限に抑えている．

メトトレキサート：
methotrexate
葉酸代謝拮抗薬に分類される抗悪性腫瘍薬（抗がん薬），抗リウマチ薬である．

腫瘍壊死因子：
tumor necrosis factor

キャッスルマン病：
Castleman's disease
1956年に米国の医師キャッスルマンが報告した非常にまれなリンパ増殖性疾患である．腫大したリンパ節からIL-6が過剰に生成され，生体内でさまざまな炎症を引き起こす．

相補性決定領域：
complementarity determining region（CDR）
抗原認識に最も重要な部位．

マウス抗体　　キメラ抗体　　ヒト化抗体
　　　　　　　　　　　　　（トシリズマブ）

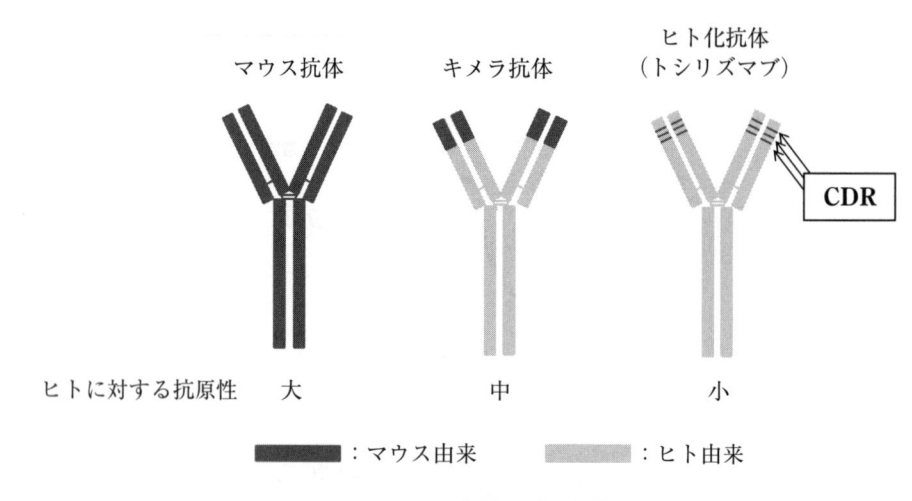

CDR

ヒトに対する抗原性　　大　　　　　中　　　　　小

■：マウス由来　　■：ヒト由来

図 9.6　トシリズマブの構造

9.3　遺伝子治療

レトロウイルス：
retrovirus
生体に感染後，逆転写酵素を合成できるウイルスの総称である．レトロウイルスベクターは，分裂する細胞の染色体に安定に組み込まれることにより長期に遺伝子の発現が可能なことが最大の利点であり，組換え DNA 実験や遺伝子治療に広く用いられている．

アデノシンデアミナーゼ：
adenosine deaminase

　遺伝子治療とは，遺伝子の変異あるいは異常な遺伝子をもっているため機能不全に陥っている細胞に目的の遺伝子を導入して，修復・修正することで病気を治療する手法である．先天性の遺伝子疾患やがんなどの治療にも応用されている．治療用の遺伝子情報を組み込んだレトロウイルスを異常な遺伝子をもつ細胞内に侵入させる手法がとられているが，成功例は少なく，より画期的な DNA 導入法が期待される．目的の遺伝子を導入した発現ベクターを注射，吸入，塗布などで患部組織に注入する方法（*in vivo* 法）か，患者自身の血球や細胞などを採取し，目的遺伝子を導入してから患者に戻す方法（*ex vivo* 法）などがある（図 9.7）．

9.3.1　遺伝子治療の具体例

　1990 年アメリカにおいて，アデノシンデアミナーゼ（ADA）欠損症に対して，遺伝子治療が行われた．日本では 1995 年，北海道大学病院小児科が，ADA 欠損症の男児に初めて治療を行った．ADA 欠損症は ADA 酵素をつくる遺伝子が欠けているために起こる免疫不全症である．患者の骨髄細胞を取り出し，採取したリンパ球に ADA 酵素をつくる遺伝子を組み込んで患者に戻すという方法で治療を行った．具体的な方法を図 9.8 に示したが，正常 ADA 遺伝子をレトロウイルスベクターに組み込み，培養したリンパ球にウイルスベクターを感染させることにより遺伝子を導入する．感染したリンパ球のみを培養し，点滴により患者の体内に戻す．

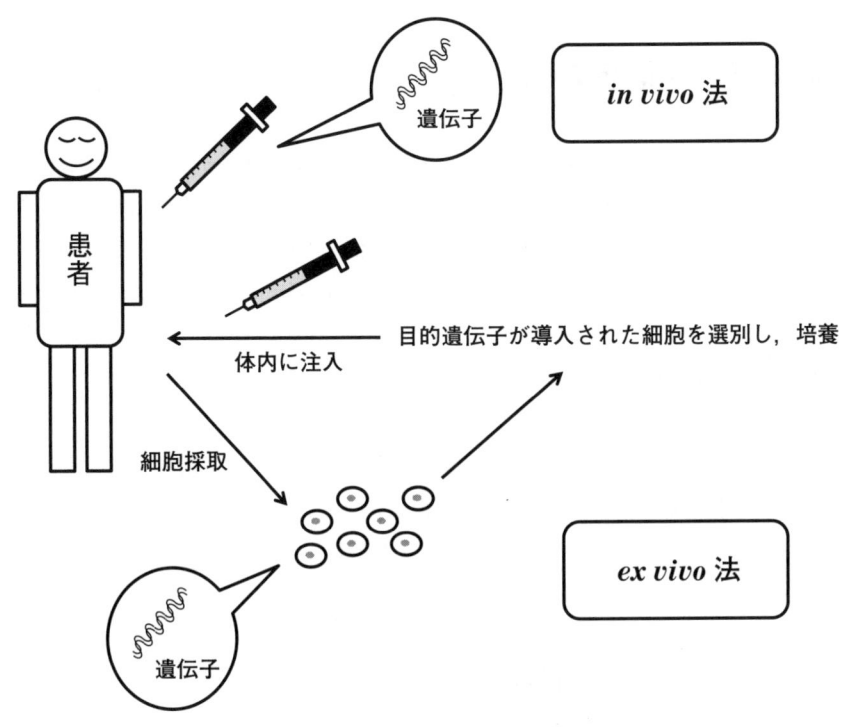

図 9.7　遺伝子治療の概略図

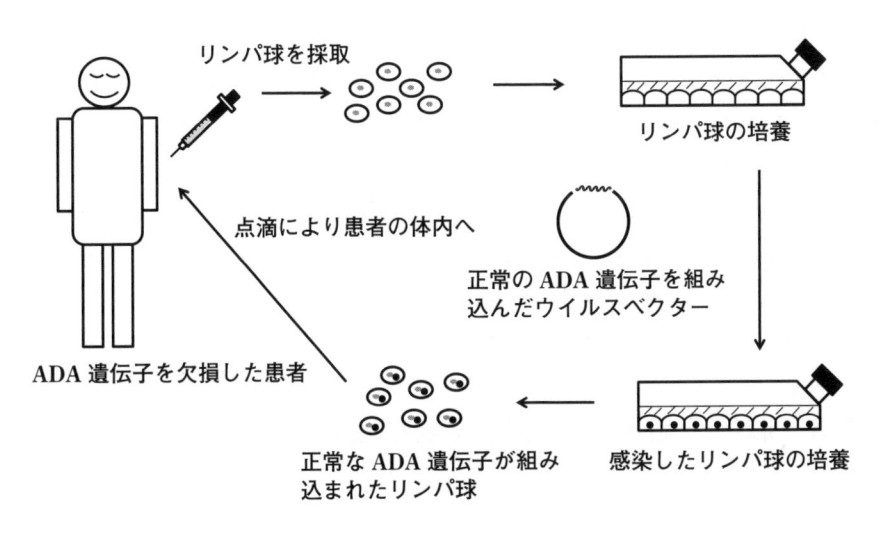

図 9.8　アデノシンデアミナーゼ（ADA）欠損患者に対して行われた遺伝子治療

9.3.2　がんに対する遺伝子治療

　がんに対する遺伝子治療には，がん抑制遺伝子の導入，免疫療法，アンチセンスの利用，薬剤耐性遺伝子の導入などがあげられる．

9.3.2.1　がん抑制遺伝子の導入

正常細胞内にはがん抑制遺伝子である *p53* 遺伝子などが存在する．*p53* 遺伝子は細胞周期の G1 期から S 期への移行を停止させアポトーシスを誘導して，がん細胞の増殖を抑制する．がん細胞においては *p53* 遺伝子が機能していないことが多く，そこで，ウイルスベクターに組み込んだ正常の *p53* 遺伝子をがん患者に投与する．

9.3.2.2　免疫療法

生体の免疫力を高めるサイトカイン遺伝子を導入して，がん細胞をたたきつぶす方法である．顆粒球単球コロニー刺激因子（G-CSF：glanulocyte-colony stimulating factor），インターロイキンなどのサイトカイン遺伝子をウイルスベクターに組み込み，リンパ球やがん細胞に導入する．

9.3.2.3　アンチセンスの利用

セントラルドグマ，すなわち DNA → mRNA → タンパク質という流れで遺伝子情報が調節されている．この遺伝子情報の流れを人工的に合成した RNA（または DNA）で阻害する方法をアンチセンス法と呼ぶ．がん遺伝子（*myc* 遺伝子，*ras* 遺伝子など）の mRNA と相補的な構造をもつ人工的に合成した RNA（または DNA）をハイブリダイゼーションすることにより翻訳を阻害し，がん遺伝子産物の発現を阻害する．また，似たような現象を利用して治療する方法に RNAi がある．RNAi は mRNA と相補的な人工的に合成した二十数塩基の RNA を細胞内に導入し，mRNA と相補的な 2 本鎖をつくらせ，翻訳を阻害，あるいは mRNA の分解を促進する方法である．このようにしてがん遺伝子を抑制する可能性のある人工的に合成した RNA（または DNA）は新しいタイプの抗がん剤として注目されている．

9.3.3　遺伝子治療に関する安全性と倫理性

9.3.3.1　安全性

遺伝子治療の安全性で特に重要なのが，遺伝子を導入するためのツールである発現ベクターである．ベクターにはウイルスベクター（無毒化）と人工ベクター（非ウイルス）がある．人工ベクターはウイルスベクターと比較して，安全ではあるが遺伝子導入効率が悪いという大きな欠点がある．一方，ウイルスベクターは遺伝子導入効率が良く，汎用されているが，その安全性が懸念されている．アデノウイル

がん遺伝子：oncogene
　正常細胞のある遺伝子が修飾を受けて，発現・構造・機能に異常をきたし，その結果，その細胞をがん細胞に変える遺伝子のことをいう．

RNAi：RNA 干渉という．RNA interference の略．

スベクターの大量投与を受けた患者の死亡，レトロウイルスベクターによるがん化などが報告されている．したがって，遺伝子治療を成功させるためには，十分な遺伝子を運ぶ能力，十分な安全性を確保した全く新しいベクターを開発することが必要である．

9.3.3.2 倫理性

遺伝子治療は，生命の設計図である遺伝子を操作するため，当然のことながらさまざまな倫理的問題が考えられ，文部科学省と厚生労働省から「遺伝子治療臨床研究に関する指針」が出されている．わが国においては現在，遺伝子治療は，体細胞を対象としたものに限られている．先のADA欠損症でのリンパ球に対する遺伝子治療がその代表例である．したがって，遺伝子治療を行った患者個人のみが影響を受けることになる．しかしながら，例えば，先天性疾患の場合，生殖細胞への遺伝子治療を実施すれば，患者個人を超えて，その遺伝子治療の効果・影響は子孫にまで受け継がれる．そのため，生命の選別，患者に対する差別，社会的不利益の可能性など大きな倫理的問題が考えられ，実施は禁止されている．遺伝子治療を行うには，医療上の有用性および倫理性を確保し，常に治療に関わる人々の生命に対する真摯な思いが必要である．

9.4 再生医療

再生医療とは，病気やけがで失われた臓器や組織を再生させる医療のことである．これまでは身体の一部あるいはその機能が失われた場合，臓器移植や人工臓器が主な治療法であった．しかし，臓器移植ではドナーの数に問題があり，また人工臓器は必ずしも元の機能を再現できない．パーキンソン病では，脳の神経伝達物質であるドーパミンによって作動する神経細胞が変性してしまうことによって，ふるえ，硬直，歩行障害などの症状を呈する．症状が軽いうちは薬剤がある程度は効くが，重症になると効かなくなることが多い．また，1型糖尿病では，インスリンを分泌する膵臓のランゲルハンス島のβ細胞が破壊され，インスリンが絶対的に不足することが原因である．これらの疾患に対しては，細胞を何らかの方法で補うことが根本的な治療につながると考えられる．今日では，臍帯血あるいは骨髄を用いた再生医療も考えられているが，ここでは，胚性幹細胞（ES細胞）と人工多能性幹細胞（iPS細胞）を用いた再生医療について述べる．

ドーパミン：
　dopamine

ES細胞：
　embryonic stem cell

iPS細胞：
　induced pluripotent stem cell

9.4.1 ES細胞を用いた再生医療と問題点

すべての生物は細胞という最小単位によって構成され，人間ではその細胞の数は200種類以上，約60兆個である．このような極めて多数の細胞も，もとをたどれば受精卵という一つの細胞から形成されている．精子と卵の融合によって誕生した受精卵は細胞分裂を繰り返しながら，多種多様な細胞へと分化していく．受精後の初期段階，5～6日目には胚盤胞と呼ばれる状態となるが，胚盤胞は直径0.1 mmほどの球状の形をしており，胚盤胞の内部細胞塊から胚性幹細胞であるES細胞ができあがる．

ES細胞は，あらゆる体細胞になり得る多能性をもっており，また無限の自己複製能力をも有する．したがって，ES細胞から目的の細胞へ分化させることができれば，再生医療が可能となる．現在，ES細胞を利用した再生医療として研究が最も進んでいる分野の一つは，ドーパミンを作り出す神経細胞に誘導する研究で，これはパーキンソン病の治療に役立てられようとしている．また，1型糖尿病における膵臓のランゲルハンス島のβ細胞へ導く研究も進んでいる．

しかしながら，ES細胞を用いた再生医療にはいくつかの大きな問題点がある．第一にはヒトの胚を用いた研究であることから生命倫理的な問題があげられる．第二には目的の細胞のほか，未分化のES細胞が混じっていたりすると，移植後の体内で思わぬ細胞（例えば，がん化）を作り出してしまう可能性がある．第三に細胞を導入したときに生じる免疫拒絶の問題，組織適合性の問題である．

9.4.2 iPS細胞を用いた再生医療と問題点

患者自身の体細胞からES細胞と同じような多能性幹細胞を樹立することができたら，上記の問題を回避することができるかもしれない．2007年11月に京都大学の山中伸弥教授らが，ヒトの皮膚細胞から万能細胞の一つであるiPS細胞を作製することに成功し，万能細胞を使った再生医療がにわかに現実味を帯びてきた．山中らはES細胞に存在する多能性誘導因子の同定を試み，ES細胞や生殖細胞といった多能性細胞で特異的に発現する遺伝子を多数同定し，その機能解析を行ってきた．その結果，ES細胞の分化多能性および高い増殖能は，ES細胞で特異的に発現するいくつかの遺伝子とがん関連遺伝子によって規定されていると考えるようになった．

その後，山中らは，ヒトの皮膚由来線維芽細胞にマウスの場合と同様の遺伝子を導入することにより，iPS細胞を作製することに成功した．具体的には，マウスおよびヒトの線維芽細胞に *Oct3/4*, *Sox2*, *Klf4* および *c-Myc* の3または4遺伝子を導入することにより，ES細胞に類似した多能性幹細胞を作製することに成功した．ただし，米国の研究者達もiPS細胞研究を開始したこともあり，急速なスピードで研究が進展しているが，依然として多くの問題点や疑問点が残されている．

線維芽細胞：fibroblast
皮膚の機能を保つ上で最も重要な細胞．

最大の懸念は，iPS 細胞のがん化である．iPS 細胞の分化能力を調べるために iPS 細胞をマウス胚盤胞へ導入した胚を偽妊娠マウスに着床させ，キメラマウスを作製したところ，およそ 20％の個体においてがんの形成が認められた．これは iPS 細胞を樹立するのに発がん関連遺伝子である *c-Myc* を使用していることと，遺伝子導入の際に使用しているレトロウイルスが原因と考えられた．その後，山中らは発がん遺伝子を使用しない iPS 細胞の作製に成功したが，作製効率が低下するという問題があり，効率を改善する手法の開発が進められている．また，レトロウイルスを用いないで iPS 細胞を作製する手法の開発も多くのグループにより進められている．

9.5 章末問題

A 問 題：次の文の正誤について答えよ．
1. 組換え体医薬品はペプチドやタンパク質を有効成分とする．
2. 組換え体医薬品は熱に安定である．
3. ビタミン類は遺伝子組換え技術を利用して製造されている．
4. 組換え体医薬品の製造に用いる細菌として大腸菌は汎用されている．
5. 組換え体医薬品の目的外の作用については検討する必要はない．
6. インターフェロンは代表的な組換え体医薬品である．
7. メトトレキサートは代表的な組換え体医薬品である．
8. 糖尿病治療薬のヒトインスリンは組換え体医薬品の最初のものである．
9. キメラ型モノクローナル抗体は，組換え体医薬品には属さない．
10. 組織プラスミノーゲンアクチベーター（tPA）は急性心筋梗塞における血栓溶解薬として用いられている．
11. ゲフィチニブは，EGF 受容体のチロシンキナーゼ活性を阻害する分子標的薬である．
12. トラスツズマブは HER2 受容体を分子標的とした薬剤で，乳がんの治療に用いられている．
13. リツキシマブは，TNF-α を標的とした分子標的薬で B 細胞性リンパ腫に有効である．
14. イマチニブは，慢性骨髄性白血病の治療に用いられている分子標的薬である．
15. がん遺伝子を抑制する可能性のある人工的に合成した RNA は，抗がん剤として有用と考えられている．
16. 遺伝子治療の際，遺伝子導入のため，ウイルスベクターは用いられない．
17. わが国で最初に行われた遺伝子治療は，アデノシンデアミナーゼ（ADA）欠損症の患者に対してである．
18. ES 細胞は，あらゆる体細胞に分化できる多能性を有する．
19. わが国で初めて行われた遺伝子治療は，アデノシンデアミナーゼ（ADA）欠損症の患者に対してである．
20. iPS 細胞は，世界で初めてヒトの皮膚細胞から作製された人工多能性幹細胞のことである．

B 解 答
1. 正．

2. 誤．組換え体医薬品は，熱に対する安定性が向上するわけではない．
3. 誤．遺伝子組換え技術を利用して製造されているものは，タンパク質である．
4. 正．大腸菌の他，酵母，動物細胞などが用いられる．
5. 誤．組換え体医薬品には不純物や分解物などが混入することがあるので，開発段階においては目的外の作用についても検討しなくてはいけない．
6. 正．
7. 誤．低分子量の合成化合物で，リウマチの治療に用いられている．
8. 正．
9. 誤．キメラ型あるいはヒト型モノクローナル抗体は，代表的な組換え体医薬品である．
10. 正．
11. 正．
12. 正．
13. 誤．リツキシマブは，CD20抗原を標的とした分子標的薬である．
14. 正．
15. 正．
16. 誤．ウイルスベクターは，遺伝子発現ベクターとして汎用されている．
17. 正．
18. 正．
19. 正．
20. 正．

第10章

ポストゲノム時代の医薬品開発

　医薬品の開発はいつの時代においてもその時の最先端の研究手法を取り入れるなど，科学全体の進歩とともに発展してきた．ヒトの全遺伝情報（ヒトゲノム）の解明が創薬の進め方に大きな影響を与えるのは当然のことである．

　第10章では，膨大なゲノム情報が主導権をもつ「ポストゲノム時代の医薬品開発」とはどのようなものであるかについて解説する．その前に，時代時代の科学技術の進歩が創薬に与えた影響を振り返ってみよう（図10.1）．

ヒトゲノム：
human genome

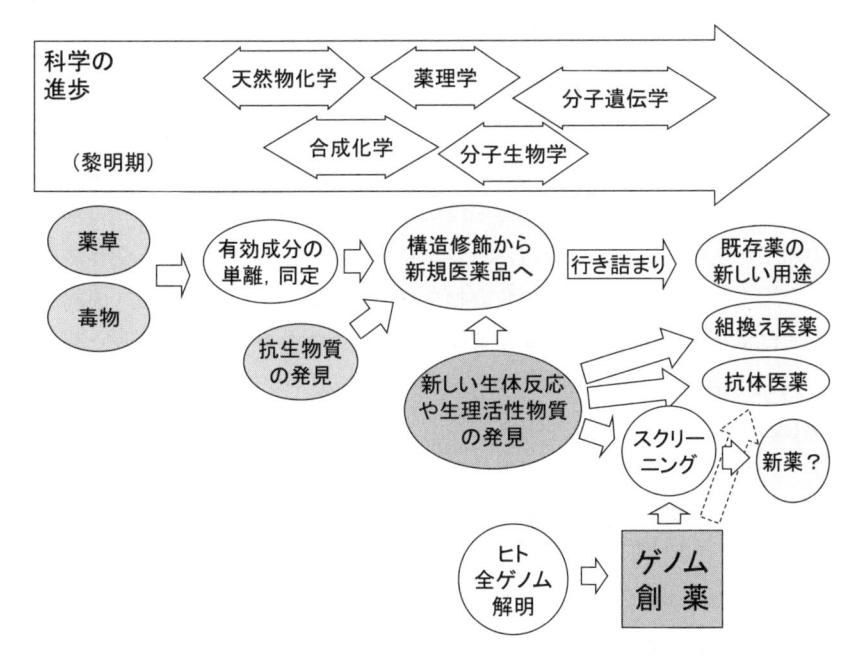

図 10.1　自然科学の進歩が創薬にもたらした影響

10.1 バイオインフォマティクス

10.1.1 ポストゲノム時代への道のり

　人間が薬を意識して創るようになる前から，我々は自然界に存在する植物などから経験的に治療活性のあるものを享受していた．18世紀から19世紀にかけて，多くの化学物質が単離されたとき，薬もまた「分子」として取り扱われるようになり，これまでとは全く違う画期的な進展を遂げた．例えば，痛みをとるために使っていたヤナギの枝からサリチル酸が単離された．この化合物はとても苦くて胃に強い刺激性があり，作用も弱かったが，作用の増強と副作用の軽減をめざして誘導化合物が作り出され，ついに人類はアスピリンという画期的な解熱鎮痛薬を手にした．これと前後して，いろいろな化学物質に対して薬理活性の探索が行われた．染料の誘導体に抗菌活性や抗腫瘍活性が見出されるなど，「化学主導の創薬」が始まった．こうして世の中に「薬」という化学物質が輩出されるようになった．これらの薬の作用メカニズムの研究は，生体機能や病態の研究に大きな貢献をした．身体の仕組みが解明されるとともに，なぜ病気になるのかも徐々に明らかとなってきた．これにより，病気の原因に関わる生体内分子の酵素，生理活性物質や，その受容体が見つかってくると，まず薬があってその作用機序が解き明かされるというこれまでの創薬の順序が逆転するようになった．つまり，病気の原因に関与する受容体や酵素の活性を抑えたり，強めたりする化合物を見つけて薬にしようとする「薬理学主導の創薬」に移行し，理論的な創薬が可能になった．このやり方で生まれた薬の例として，高血圧治療薬のアドレナリンβ受容体遮断薬やアンジオテンシン変換酵素阻害薬などがあげられる．

10.1.2 バイオインフォマティクス

　生物学の進歩はさらに加速し，遺伝子の構造や発現に関する研究手段が整備されると，研究はタンパク質レベルからRNAやDNAのレベルに進んだ．これに伴って，病態や薬の作用解析も飛躍的に進展した．そして，2003年にヒトの全ゲノム塩基配列の解読が完了した．DNAはそれ自身生物活性を発揮せず，情報を塩基配列の中に内蔵する分子である．あとに述べるように，ヒトDNAの全塩基数は約30億であり，コンピュータの利用なくしてはゲノム情報の解析は不可能である．このために新しい学問分野として生まれたのが生物情報科学を意味するバイオインフォマティクスである．図10.2に示すように，バイオインフォマティクスとは，生命科

バイオインフォマティクス：bioinformatics

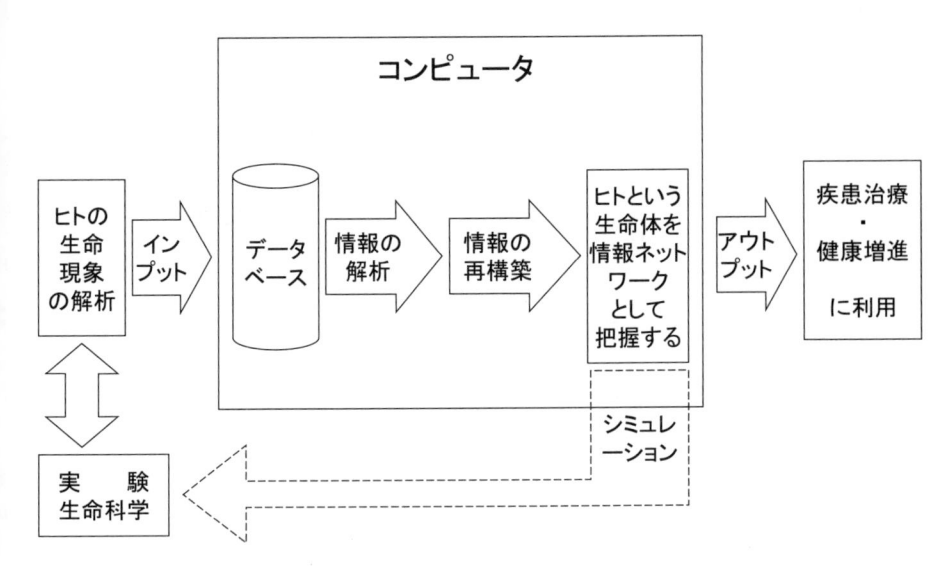

図 10.2　バイオインフォマティクスの構造

学と情報科学，情報工学が融合した学問分野であり，膨大なゲノムとその関連情報を，近年急成長したIT技術によって整理・解析して，その中からさらに新しい知見や情報を生み出すことを目的としている．

　ゲノムは生命の設計図としてすべての細胞に共通であるが，個々の細胞はそれぞれの役割に基づいて必要な遺伝情報を選択しタンパク質を発現させる．mRNAやタンパク質の網羅的解析技術が進んでくると，ゲノム解析のほか，ある細胞の機能に必要な遺伝子の転写産物mRNAの総体（トランスクリプトーム）や生命活動を担う実働部隊であるタンパク質の総体（プロテオーム）の動的情報の解析にもバイオインフォマティクスの手法が取り入れられるようになった．そして，それぞれの研究領域であるオミックス（ゲノミクス，トランスクリプトミクス，プロテオミクス）は，連携しながら生命活動全体のネットワークとして統合されようとしている（図10.3）．

　バイオインフォマティクスのアウトプットは多岐にわたる．患者と正常人のゲノムの比較により，疾患関連分子が見つかり，創薬の対象分子となっている．また，患者の遺伝子発現を網羅的に解析することによって，病気のときに発現が大きく変動している遺伝子が見つかり，これまでは考えもしなかった生体分子が病態に関与していることがわかってきた．これらの分子も新しい治療ターゲットとして創薬対象に取り上げられるようになった．このように，バイオインフォマティクスを用いてゲノム情報を活用し薬を創ることを「ゲノム創薬」とよんでいる．また，疾患特異的に発現変動する遺伝子の翻訳産物（タンパク質）はいずれも疾患の解析のバイオマーカーの候補分子であり，これらの分子の機能解析は診断のみならず治療や創薬に対して有益な情報を与えるものと期待される（図10.4）．

トランスクリプトーム：
　transcriptome

プロテオーム：proteome

オミックス：omics
　ゲノムやトランスクリプトームなど，それぞれの階層で，生体のもつあらゆる分子情報を網羅的に計測して分析する研究領域

ゲノミクス：genomics
　ゲノム研究の総称で，ゲノム情報をもとにして全遺伝子の発現状態や機能などを網羅的・系統的に解析する研究領域

トランスクリプトミクス：
　transcriptomics
　mRNAやcDNAを網羅的に取り扱う研究領域

プロテオミクス：
　proteomics
　プロテオームの構造と機能に関する研究領域

バイオマーカー：
　biomarker
　特定の病気の状態や薬の効果の指標となる生体物質

オミックスとは

分子	総体	研究の枠組み
DNA	ゲノム	ゲノミクス
mRNA	トランスクリプトーム	トランスクリプトミクス
タンパク質	プロテオーム	プロテオミクス

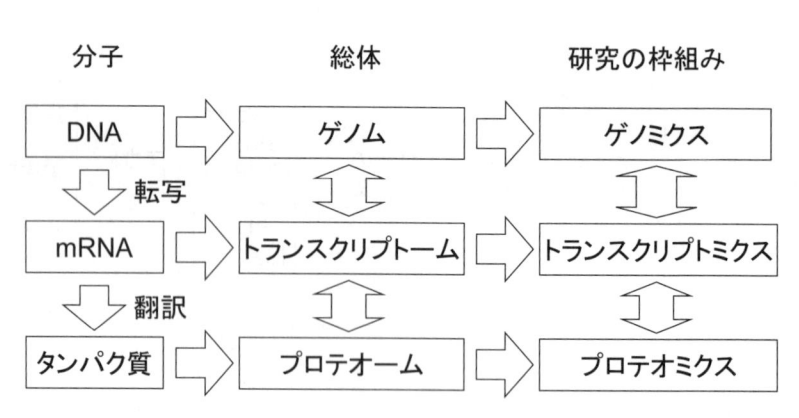

（DNA→転写→mRNA→翻訳→タンパク質）

図 10.3　新しい研究の枠組み

サロゲートマーカー：
surrogate marker
代用マーカー．
因果関係が厳密にわかっているわけではないが，診断，治療，薬効等の最終評価に際して代用できる指標のこと．

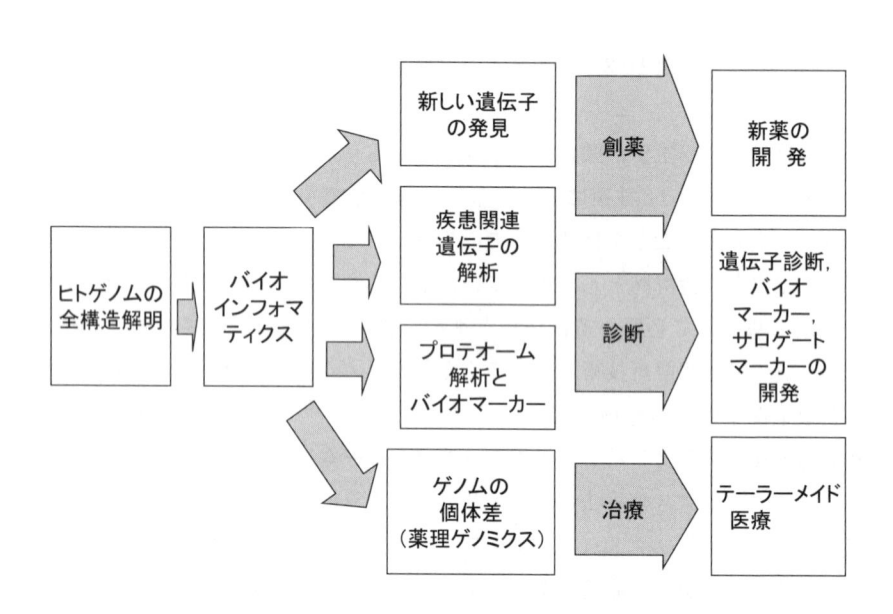

ヒトゲノムの全構造解明 → バイオインフォマティクス →
- 新しい遺伝子の発見 → 創薬 → 新薬の開発
- 疾患関連遺伝子の解析 → 診断 → 遺伝子診断，バイオマーカー，サロゲートマーカーの開発
- プロテオーム解析とバイオマーカー
- ゲノムの個体差（薬理ゲノミクス） → 治療 → テーラーメイド医療

図 10.4　ゲノム解読が医療に与えた影響

10.2　ヒトゲノムの構造と多様性

10.2.1　ヒトゲノムの構造

　ヒトのからだを形成し，生命活動を指令する遺伝情報は，我々のからだと生命活

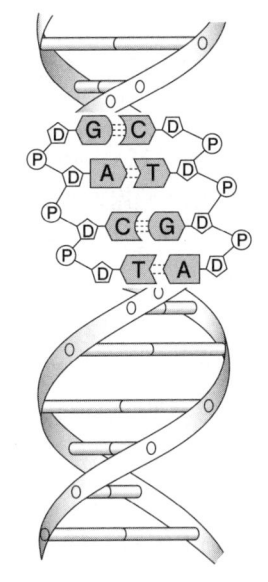

図 10.5 相補的二重らせん

動の設計図である．一つのヒト受精卵は分裂・増殖し，いろいろな機能をもった多種多様な細胞に分化し，一人の個体となる．個体は成長し，子孫を残し，悩みや悲しみ，喜びを経験し，やがて死んでいく．ヒトの生命活動を規定する遺伝情報はDNAという分子に保持されている．DNAはアデニン（A），チミン（T），グアニン（G），シトシン（C）を含むデオキシヌクレオチドが連なった長大な高分子で，相補的な二重らせん（図 10.5）を形成している．DNA 塩基配列中の遺伝情報を担っている単位を遺伝子とよび，多くの場合，一つの遺伝子は一つのタンパク質のアミノ酸配列をコードしている．ゲノムとは生物が生存するのに最小限必要な遺伝子以外の塩基配列も含む全 DNA を指す．ヒトゲノムは一倍体の生殖細胞に含まれる全 DNA，すなわち約 30 億塩基対の DNA からなる．体細胞は父親と母親のそれぞれから 1 セットのゲノムを受け継いでいるので，全体で約 60 億塩基対の DNA をもっている．このうち，RNA に転写されるのは約 30 % で，実際にタンパク質のアミノ酸配列を決定しているのは全 DNA の 1 % 強であり，遺伝子の数は 2 万 5 千〜3 万と考えられている．イントロンも含めて，使われている遺伝子の部分は全ゲノムの 16 % 程度しかなく，かなりの部分は遺伝子として使われていない．

遺伝子ではない DNA 配列は大きく二つに分類でき，一つはユニークな DNA 配列で遺伝子の隙間を埋めるスペーサーとしての機能がある．スペーサーには無意味な DNA だけでなく，転写制御に必要なプロモーターやエンハンサー，複製に必要な ARS などの調節領域，さらには転写制御能をもつ低分子 RNA をコードする領域なども含まれる．使われていない大部分は反復配列を多く含んでいる．真核生物はゲノムサイズを拡大させながら進化していて，遺伝子として利用されない部分には重複遺伝子やドメイン重複がある．

DNA：
deoxyribonucleic acid
デオキシリボ核酸

イントロン：intron
遺伝子の DNA の塩基配列中，タンパク質の構造に直接関与しない部分．エキソン exon（タンパク質のアミノ酸配列情報を有する部分）の間にある．

ARS：
autonomously replicating sequence
自律複製配列．DNA 複製の開始点

10.2.2　ゲノムの多様性と遺伝子多型

ヒトゲノムの塩基配列は人であれば皆完全に同じというわけではなく，個々の人のゲノムの塩基配列を比較すると0.1％程度の違いがある．この違いが，顔かたち，性格などの違い，すなわちヒトの多様性をもたらすものである．ゲノムの塩基配列の多様性を「遺伝子多型」というが，通常，ある塩基の変化が人口1％以上で存在するものを指す．遺伝子多型はタンパク質をコードする遺伝子だけでなく，反復配列にも多数見つかっている．主な遺伝子多型の種類は，表10.1に示すように，制限断片長多型（RFLP），ミニサテライト（VNTR），マイクロサテライト，一塩基多型（SNP）の四つだが，SNPが85％を占める．1塩基だけが違っているSNPは，ヒトゲノムに，約300万箇所あると推定される．その中のごく一部の多型が，病気の罹りやすさ，薬の効き方，薬の副作用の現れ方に影響を及ぼしている．世界中で研究が進み，病気と関連するSNPが次々と明らかになってきた．

RFLP：
　restriction fragment length polymorphism

VNTR：
　variable number of tandem repeats

SNP：
　single nucleotide polymorphisms

表10.1　DNAマーカーとなる遺伝子多型の種類と検出法

RFLP（制限断片長多型）	ゲノムに別の配列の挿入・欠損があると制限酵素切断による断片の長さが変わる．また切断配列に置換・欠失があると切断片が消失することがある．SNPによって生じることもある．	サザンブロット，あるいは，PCRで増幅してからサザンブロット
VNTR（ミニサテライト）	6～数10塩基程度の塩基配列の縦列繰返しの数に個人差がある．	
マイクロサテライト	2～5塩基の繰返しが数回から数十回存在し，繰返し回数に個人差がある．	PCRで増幅
SNP（一塩基多型）	大体0.1％の割合で一塩基置換が起こっている．	

10.2.3　遺伝子多型の解析に用いられる方法

10.2.3.1　ゲノミックサザンブロット法

検出したい部分のDNA断片（プローブ）を用いて，その周辺のゲノム構造がどうなっているのかを検出する方法である．ゲノムDNAを制限酵素で消化した後，電気泳動で分離する．電気泳動ゲルからメンブランへDNAを移し取る．メンブラン上のDNAは一本鎖である．アイソトープ（^{32}P）で標識したプローブを熱変性して一本鎖にして，液層にてメンブランとハイブリダイゼーションさせる．結合しなかった余分なプローブを洗い流した後，X線フィルムに感光させると，プローブと相同性をもつDNA断片の大きさがわかる．これによって，ある遺伝子のサイズ，相対量，欠損，増幅などを知ることができる．

ハイブリダイゼーション：
　hybridization
　DNAまたはRNAの分子が相補的に複合体を形成すること

10.2.3.2 PCR法

　試験管の中で2～3時間内に，目標とする特定のDNA領域を10万倍以上に増幅する方法である．DNA二本鎖を高温で一本鎖にほどいて，増幅したいDNA領域の両末端の約20塩基と同じ塩基配列をもつ一本鎖のDNA分子（プライマー）を一組入れると，それぞれの鎖の上の相補的な配列の部位に優先的に結合する（アニーリングという）．これにDNAポリメラーゼと4種類の塩基を入れて反応させると，プライマーが結合した両端を起点としてそれぞれの鎖が合成される．新しく合成された二本鎖のDNAについて，同じことを繰り返すことにより，DNAを短時間に増幅できる．

PCR：
polymerase chain reaction
ポリメラーゼ連鎖反応

10.2.3.3 FISH解析

　蛍光で標識したプローブDNAを患者染色体にハイブリダイゼーションさせて，顕微鏡を用いて直接観察する検査法である．プローブDNAには，20 kb以上のゲノムDNAがよく用いられる．微細な範囲での欠失，重複などの染色体再編成は通常の染色体検査では検出不可能であるが，FISH法では数100 kbの範囲を含む重複や逆位（通常の遺伝子配列の方向とは逆に反転したまま維持される）の検出が可能である．

FISH：
fluorescence *in situ* hybridization
DNAに蛍光色素をつけて，分裂期細胞における染色体標本の上でハイブリダイゼーションさせると，標識したDNAと相補的なDNA配列をもつ染色体だけを検出することができる．

10.2.3.4 DNAマイクロアレイとDNAチップ

　細胞内の遺伝子発現量を網羅的に解析するために考案された．DNAマイクロアレイはガラス板にオリゴヌクレオチドまたはcDNAのPCR増幅産物を高密度にスポット吸着配置した基板である．DNAチップは最初Affimetrix社が開発した基板上にオリゴヌクレオチドを直接合成して作製したものを指したが，現在は基板上で直接DNA合成したものすべてを指している．ともに数cm四方の基板の上に数千個～数万個のDNAを配置し，ごく少量の標識したDNA断片（プローブ）でハイブリダイゼーションを行い，高感度に検出する．1枚のガラス基板上に1万程度の遺伝子をスポットできるので，タンパク質に翻訳される遺伝子の数が約10万個とすると，ガラス基板が10枚あればすべての遺伝子の発現をモニターできることになる．

10.3 ゲノム創薬

10.3.1 治療遺伝子の探索

ポジショナルクローニング：
positional cloning
遺伝子マーカーを手がかりにして，目的の遺伝子が染色体上のどの位置にあるかをつきとめて同定する方法

ホモロジー検索：
既知の遺伝子との塩基配列がどれだけ似ているか，その相同性を調べること

遺伝子マーカー：
ある遺伝子の染色体上の位置を調べるとき，染色体上の目印となるDNA配列のこと．したがって，容易に検出でき，その位置が特定されていて，個体によって違いがあることが必要である．

連鎖解析法：
減数分裂のとき，交叉と呼ばれる染色体の組換えが相同染色体間で起こる．このとき，親の染色体の片方にある二つの遺伝子が組み換えられて子供に伝わる．組換えが起こる頻度は遺伝子の間の距離に比例するので，組換えの頻度を調べれば，遺伝子間の距離がわかる．これに基づいて疾患関連遺伝子のゲノム上の位置を明らかにする方法である．

数多くの単一遺伝子疾患における原因遺伝子はポジショナルクローニングによって発見された．これに対して，多因子疾患の解析はいまだに有効性が確立した方法が見つかっていないので，機能解析を中心としたゲノムサイエンスが試みられている．このほか，解読された全ゲノム配列からホモロジー検索によって見出された未知の受容体や生理活性タンパク質の候補遺伝子の生理機能を解析して，その中から疾患候補遺伝子を探そうとする試みもなされている．

10.3.1.1 従来からの方法－ポジショナルクローニング

ポジショナルクローニングとは，目的の遺伝子の染色体上の位置に関する情報のみを手がかりに疾患の原因遺伝子を同定する方法である．同一家系において発病者と非発病者のゲノムを比較し，遺伝子マーカーを基にした連鎖解析法により，疾患遺伝子のゲノム領域を特定する．遺伝子マーカーとしては，どのヒトにも染色体ゲノム上の同じ位置にあって各個人ごとに異なる特徴的な短い配列をもつマイクロサテライト多型が利用されてきた．例えば，ある病気において，すべての発症者がみんなある遺伝子マーカーのパターンXをもっていて，未発症者が他のパターンだったとする．この場合，遺伝子マーカーのパターンXの近くに原因遺伝子があると考えられる．網羅的にゲノム上の位置を決めたマーカーを用いて，候補領域の絞込みを徹底的に行い，その領域の物理的地図を作成する．領域内の候補遺伝子を逐次解析していくことによって，最終的に疾患原因遺伝子をつきとめることができる．

この方法は膨大な時間と労力を必要としてきたが，全ゲノム配列情報，既知遺伝子塩基配列，ESTデータベース，完全長cDNAライブラリー，さらにSNPなどの新しいゲノムマーカーを利用することによって，候補領域の絞込みと原因遺伝子同定のためのプロセスが大幅に効率化されるようになった．

10.3.1.2 遺伝子発現情報から候補遺伝子を探索する－DNAチップの活用

遺伝子発現を解析する方法としては，従来ノザンブロット法がよく用いられてきたが，現在では，DNAチップやcDNAマイクロアレイと呼ばれるハイスループットな発現解析技術を用いて，患者の遺伝子発現情報を網羅的に調べることができる

ようになった．この方法を用いて，患者の病巣と正常部位の遺伝子発現を網羅的に比較し，異常に発現が亢進，あるいは低下している遺伝子をピックアップし，それぞれの機能解析を行うことによって，病気の原因に関わっている遺伝子をつきとめることが可能となった．

例えば，図10.6に示すように，疾患組織から抽出したmRNAより作られたcDNAを緑色の蛍光色素，正常組織から抽出したmRNAより作られたcDNAを赤色の蛍光色素で標識して，両者を混和しマイクロアレイのDNA断片とハイブリダイゼーションさせると，発現しているDNAの蛍光はプレート上に残る．多く発現しているほど蛍光も強く出る．疾患組織に高発現していると緑色，正常組織に高発現していると赤色，どちらも同じくらいの強さで発現していると黄色になる．このようにして，疾患特異的に発現が変化をする遺伝子を検出することができる．

10.3.1.3 未知の遺伝子の機能解析から探索する－インシリコ創薬

現在用いられている薬の約半分は膜受容体をターゲットとしている．中でもGTP結合タンパク質共役型の受容体（GPCR）ファミリーの拮抗薬や作動薬が圧倒的に多い．この他には，酵素をターゲットとする薬が20～30％を占め，イオンチャネルや核内受容体が続く．インスリンやインターフェロンなどのタンパク質そのものが薬として用いられている場合もある．これらの遺伝子ファミリーに属する未

> 物理的地図：
> 　染色体DNA中のマーカーの位置を示す地図．塩基数の長さを単位として距離を表す．
>
> ESTデータベース：
> 　ESTとは，"expressed sequence tag"の略．mRNA由来のcDNAライブラリーからcDNAの末端数百塩基を登録したもの．転写産物の目印として使われている．
>
> 完全長cDNAライブラリー：
> 　実験を行う上でmRNAは不安定で扱いにくいので，試験管内で人工的にmRNAからcDNAをつくって，ライブラリー化したもの．
>
> ハイスループット：
> 　high throughput
> 　「短時間に大量処理可能な」という意味．
>
> インシリコ：in silico
> 　コンピュータを用いて行うこと．コンピュータのCPUがシリコンでできていることに由来する．
>
> GPCR：
> 　GTP binding protein-coupled receptor
> 　細胞膜を7回貫通する特徴的な構造から，7回膜貫通型受容体と呼ばれることもある．細胞外の神経伝達物質やホルモンの情報を細胞内に伝える時にGTPを結合する三量体のタンパク質を介してシグナル伝達が行われる．

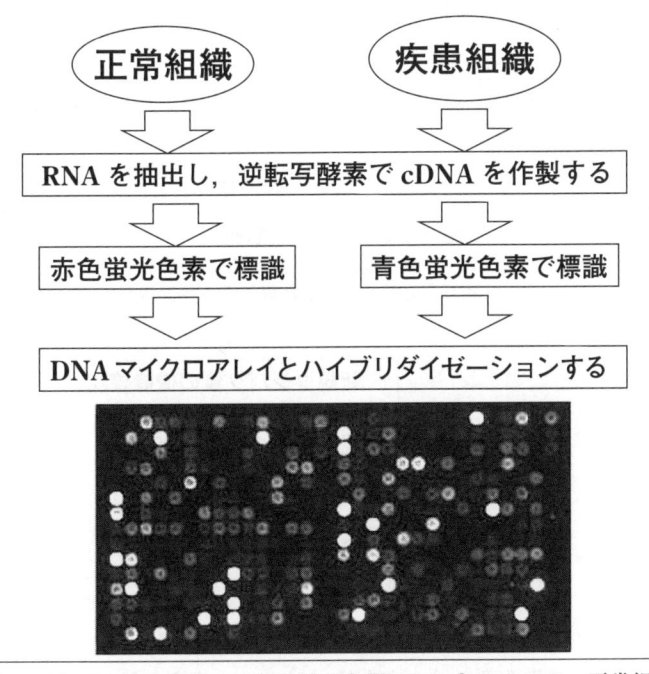

DNAマイクロアレイ上のシグナルの色と強さを調べることによって，正常細胞と疾患細胞の遺伝子発現を比較し，疾患関連遺伝子を見出すことができる

図10.6　遺伝子発現情報による疾患関連遺伝子の探索

知の遺伝子の中に次世代の新薬のターゲットが存在する可能性がある．既知ターゲットとのホモロジー検索によってゲノムの中から見つけたタンパク質を新しい創薬のターゲットとする試みが数多くなされている．

　新規遺伝子が創薬ターゲットであるためには，それが病態に深く関与していなければならない．それを明らかにするには，この遺伝子産物が生体において担っている生理的機能を明らかにすることが不可欠である（図10.7）．まず，候補遺伝子が生体で発現しているかどうかを調べる．発現していれば，どの時期に，どの組織にどのくらい発現しているのかを検討し，その一次構造から機能の予測を立てる．組換えタンパク質を作製して，動物や細胞に投与してどんな活性をもっているか調べる．遺伝子改変動物（遺伝子KOマウスやトランスジェニックマウスなど）を作成して動物にどのような変化が見られるかを観察したり，RNAiによって機能を失わせた細胞がどうなるかを調べたりして，その機能を絞り込んでいく．さらに，色々な疾患の患者や病態モデル動物における発現を調べることにより，疾患への関わりを確認することができる．

遺伝子KOマウス：特定の遺伝子の働きを人為的に欠損（ノックアウト：KO）させたマウス

トランスジェニックマウス：多分化能をもった胚性幹細胞に人為的に外来遺伝子を導入し発現させるようにしたマウス

RNAi：RNA interference　RNA干渉．ある二本鎖RNAがそれと相補的な塩基配列をもつmRNAを破壊するという現象を利用して任意の遺伝子の発現を抑制する方法

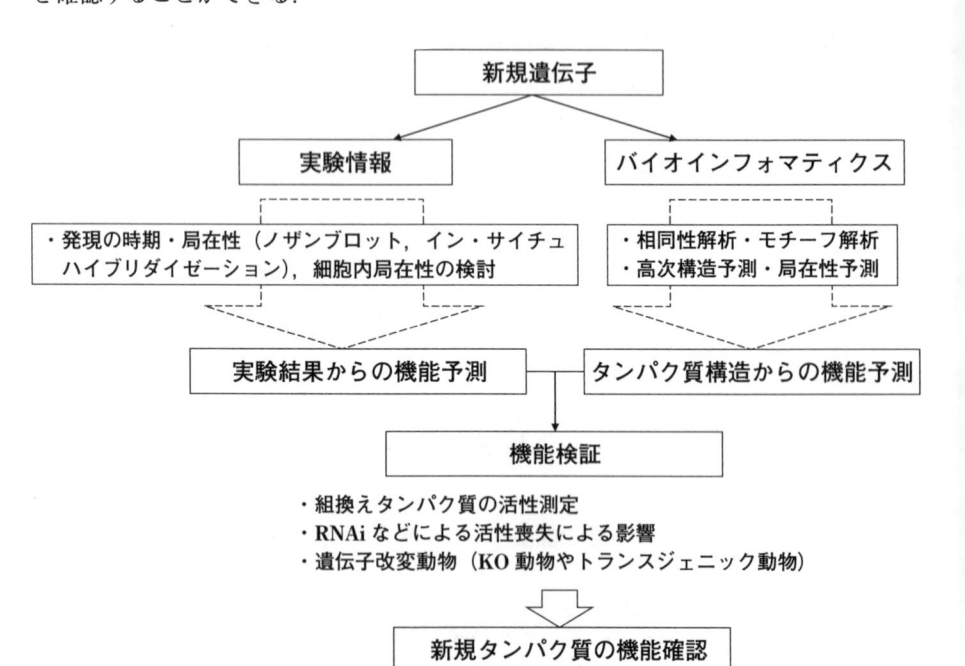

図10.7　新規遺伝子の機能解析

10.3.2　ポストゲノム時代の創薬

　図10.8からわかるように，従来の創薬もゲノム創薬も，ターゲット分子を確定してからその後の創薬手段には大きな違いはない．違うのは，従来のターゲット分子探索が「生物学実験や病態研究」からスタートしたのに対し，ゲノム創薬では「情報」から始まるという点にある．

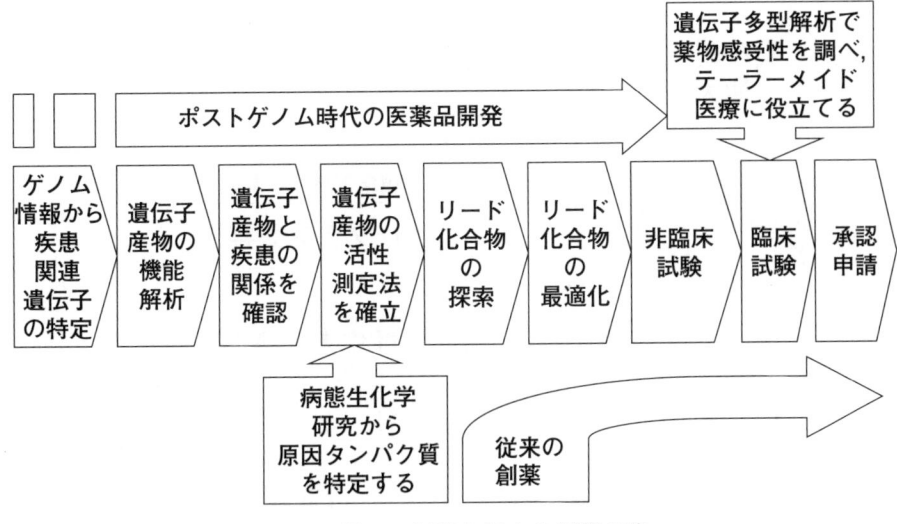

図 10.8 ゲノム創薬と従来の創薬の違い

10.3.2.1 レプチン

　最近のアメリカ連邦政府の調査では，BMI が 25〜29 の人は肥満，30〜40 は超肥満，40 以上は病的肥満としたとき，アメリカ人の 34％ 以上が「超肥満」で，「肥満」の 32.7％ を上回り，6％ が「病的肥満」であるという結果が出た．肥満は生活習慣病の重要な危険因子で，アメリカ人にとって重要な創薬ターゲットである．1994 年，Friedmann らは肥満 ob/ob マウスの原因遺伝子である ob 遺伝子をポジショナルクローニングによって単離し，翻訳産物をレプチンと命名した．レプチンは脂肪組織から分泌され強力な摂食抑制作用を示すタンパク質である．疾患マウスでは一塩基置換によりレプチンの 105 番目の Arg が終止コドンに変わり，摂食抑制活性を失ったため，肥満となることが示された．つづいて，レプチン受容体が発現クローニングで発見された．これに伴い，肥満の糖尿病 db/db マウスの原因が，視床下部に存在するレプチン受容体の異常によるものであることが判明した．ヒトの病的肥満がレプチンの機能異常に基づくという例はほとんどないようだが，レプチンがヒトにおいても摂食とエネルギーバランスの調節に重要な役割を果たしていることは明らかにされた．レプチンの脳内における摂食調節機構の解析が行われると，NPY や αMSH といった神経ペプチドがレプチンの摂食シグナル伝達の下流に存在することが明らかとなり，これらのアンタゴニストやアゴニストも摂食異常の治療薬として有効であることもわかった（図 10.9）．このように，一つの新しい生理活性物質の発見があると，その周辺の生体システムが一気に解明され，それに伴い新しい創薬ターゲットが次々に出てくることがある．レプチンはゲノムの解析から見出された創薬ターゲットであったが，発見に至る手法は従来の実験生物科学そのもので，情報としてのゲノムからスタートする真の「ゲノム創薬」とはいえないと思われる．

レプチン：leptin

BMI：body mass index
体重 kg/(身長 m)^2 の方程式で表される肥満・やせの基準

NPY：neuropeptide Y
36 個のアミノ酸から成り C 末端にチロシンアミドをもつ．脳に広く分布する神経ペプチドである．

αMSH：
α-melanocyte stimulating hormone
両生類の体色変化を引き起こすホルモンとして見つかり，哺乳類ではメラノサイトのメラニン合成を増加させ体色黒化に働くことが知られている．

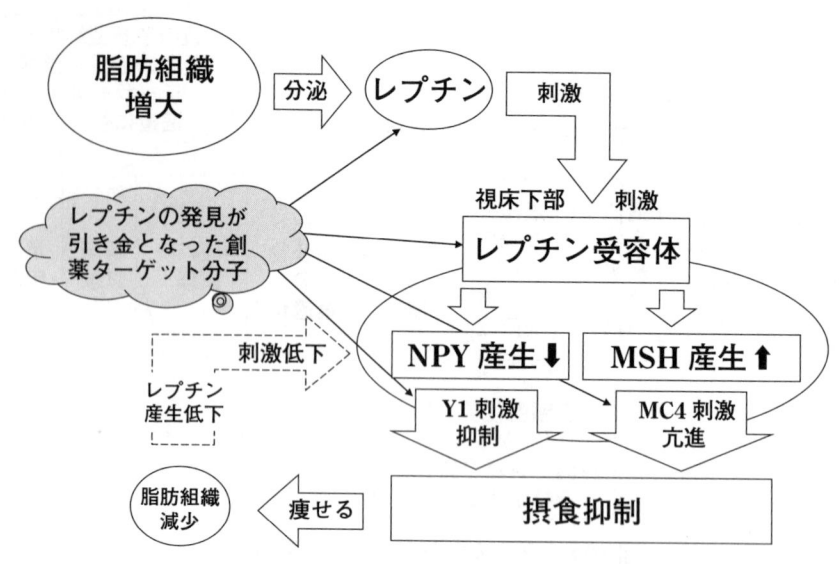

図 10.9　レプチンの発見によって現れた創薬ターゲット

10.3.2.2　イマチニブ

イマチニブの作用メカニズムについては第 9 章で述べたが，この薬の発見は初期のゲノム創薬の成果である．遺伝子異常の発見の発端は病理学者の地道な染色体研究によるものであったが，相互転座して形成された染色体（フィラデルフィア染色体）中の遺伝子の塩基配列解析によって機能未知の遺伝子（*bcr-abl*）が活性制御不能のチロシンキナーゼであることが突き止められた．この酵素の阻害薬として見出されたのがイマチニブであり，ゲノム情報が創薬ターゲットの発見に強力な武器になることが実証された．

10.3.2.3　HIV 治療薬の探索

HIV：
human immunodeficiency virus
ヒト免疫不全ウイルス

AIDS：
acquired immunodeficiency syndrome
後天性免疫不全症候群．HIV 感染によって引き起こされ，重篤な全身性免疫不全によって特徴づけられる疾患

多型マーカーを用いて，HIV 感染者，AIDS 患者，高リスク環境の中で感染しなかった人，それぞれの遺伝子について解析を行ったところ，CCR5 変異遺伝子をホモでもつホモ接合体の人は非常に感染しにくいこと，また，変異遺伝子のヘテロ接合体の人は HIV に感染しても AIDS が発症しにくく，予後も良好であることが示された．この結果から，ある種のリンパ球表面に存在する CCR5 というケモカイン受容体の一種が，HIV が細胞に接着する際に受容体として働き，細胞への侵入に重要な働きをしていることが証明された．たとえ HIV に感染しても CCR5 の機能を阻害しさえすれば HIV の増殖は抑制され，AIDS の発症が抑えられる可能性が示されたわけである．CCR5 と HIV ウイルスの結合を阻害する化合物の探索が世界中で行われた結果，日本でも 2008 年にマラビロクという薬が HIV 感染症治療薬として認可された．

10.3.2.4 がん治療のターゲット探索

　がんは遺伝子の病気である．がん細胞特異的に発現が変動する遺伝子を発見することは治療薬のターゲット探索に重要な手がかりを与える．しかし，手術で得られる固形がん摘出臓器には腫瘍細胞の他に相当数の正常細胞も含まれるので，がん組織の遺伝子発現解析を行っても，がん細胞特異的な遺伝子の挙動を捉えることが困難である．そこで，顕微鏡下でレーザー光を用い，特定の細胞集団を選択的に捕捉する技術として開発されたのが，レーザーマイクロダイセクションである．東京大学医科学研究所では，この手法でがん治療を目的とした遺伝子変動を網羅的に解析している．基本的には図 10.6 の方法に準じて行われている．まず，がん細胞と正常細胞から抽出した RNA を RT-PCR で増幅した後，それぞれ異なる蛍光色素で標識し，独自に作成したマイクロアレイ上のスポットにハイブリダイゼーションさせる．ハイブリダイゼーションしたそれぞれのプローブの蛍光色素量を測定し，定量化して，相対的な発現量の変化を精査する．このように腫瘍組織から選択的に得たがん細胞と正常細胞の遺伝子発現を比較検討することにより，がん細胞特異的な発現プロファイルを得ることができる．

　次のステップは候補遺伝子産物の機能予測と創薬ターゲットとしての評価を行うことである．まず，がん細胞で発現が高く，正常細胞で発現していないものを選択する．細胞内での局在性や分泌情報を調べることは，タンパク質の機能を知る上で重要である他，治療化合物の探索方針を立てるのにも必要である．つぎに，候補遺伝子の発現を抑制する siRNA を作成し，腫瘍細胞に導入して，細胞増殖が抑制されるかどうかを観察する．siRNA が，がん細胞の増殖を抑制し，正常細胞の機能に影響しないことがわかれば，創薬ターゲットとしての有用性が高まる．さらに，ターゲット分子の機能解析を進めて，活性を抑制する化合物の探索方法を構築し，スクリーニングを行う．

10.3.2.5 オーファン GPCR をターゲットとした創薬の試み

　医薬品の約半数を占める受容体作用薬には，抗潰瘍薬のヒスタミン H_2 受容体拮抗薬のファモチジン，降圧薬のアンジオテンシン AT_1 受容体拮抗薬のカンデサルタン，前立腺がん治療薬の LH-RH 受容体作動薬のリュープロレリン，排尿障害治療薬の $α_1$ 受容体拮抗薬のタムスロシンなど，日本が世界に誇る治療薬が含まれるが，いずれも GPCR に作用する．したがって，GPCR は最も医薬品につながりやすいターゲットと考えられる．ヒトゲノムの全塩基配列が明らかになったので，多くの製薬会社で既存の GPCR の塩基配列と似た塩基配列をもつ遺伝子を探して（ホモロジー検索），創薬のターゲットとすることが試みられた．コンピュータを駆使した解析の結果，相同性が 30% 以上の GPCR 相同性分子が約 1000 個見つかり，そ

CCR5：
　CC-chemokine receptor-5
　5 番目に同定された CC ケモカインレセプター

マラビロク：
　ファイザーが開発した．CCR5 指向性の HIV が患者の免疫細胞（主にリンパ球）へ侵入するのを阻害する新しいクラスの経口抗 HIV 薬

レーザーマイクロダイセクション：
　必要とする細胞の周りの基質や細胞をレーザー光で焼き切ることによってその細胞を単離・回収すること

siRNA：small interfering RNA
　小分子干渉 RNA．21～23 塩基対から成る低分子二本鎖 RNA である．前出の RNAi により，mRNA の破壊によって配列特異的に遺伝子の発現を抑制する．

オーファン GPCR：
 orphan は孤児という意味で，リガンドがわからない GPCR をいう．

MCH：
 melanin concentrating hormone
 サケ脳下垂体から発見された神経ペプチドで，皮膚体色変化に関わる活性をもつ．その後，哺乳動物の脳でも見つかった．

のうち，約半数がにおいの分子を感知する GPCR であった．残りの約 340 分子が生理活性物質をリガンドとする GPCR で，そのうちの約 120 がまだリガンドがわかっていないオーファン GPCR であった．オーファン GPCR の中には未知の創薬ターゲットが隠れていると考えられ，研究が進んでいる（図 10.10）．オーファン GPCR の一つである SLC-1 の遺伝子を強制発現させた細胞を用いてリガンド探索が行われたところ，ラット脳の抽出液から SLC-1 に反応する物質が単離された．このリガンドはメラニン凝集ホルモン（MCH）という既知のペプチドであった．MCH を脳内に注射すると摂食が亢進し，MCH を産生しないノックアウトマウスは摂餌量が減る．逆に，MCH の産生を高めたトランスジェニックマウスは肥満になり，インスリン抵抗性になることも明らかとなった．このように MCH は摂食やエネルギー代謝に関わっており，その受容体である SLC-1 は抗肥満薬や抗糖尿病薬の創薬ターゲットとして有望と考えられた．日本の製薬会社では，SLC-1 の低分子リガンドを見つけて MCH による摂餌量の増加が抑えられることを確認している．さらに化合物の最適化を試みながら，臨床開発をめざした有効性と安全性の確認が進行中である．このようなゲノム情報を体系的・網羅的に解析することから始めターゲット探索を経て新薬発見に至るプロセスこそ，真のゲノム創薬といえる．

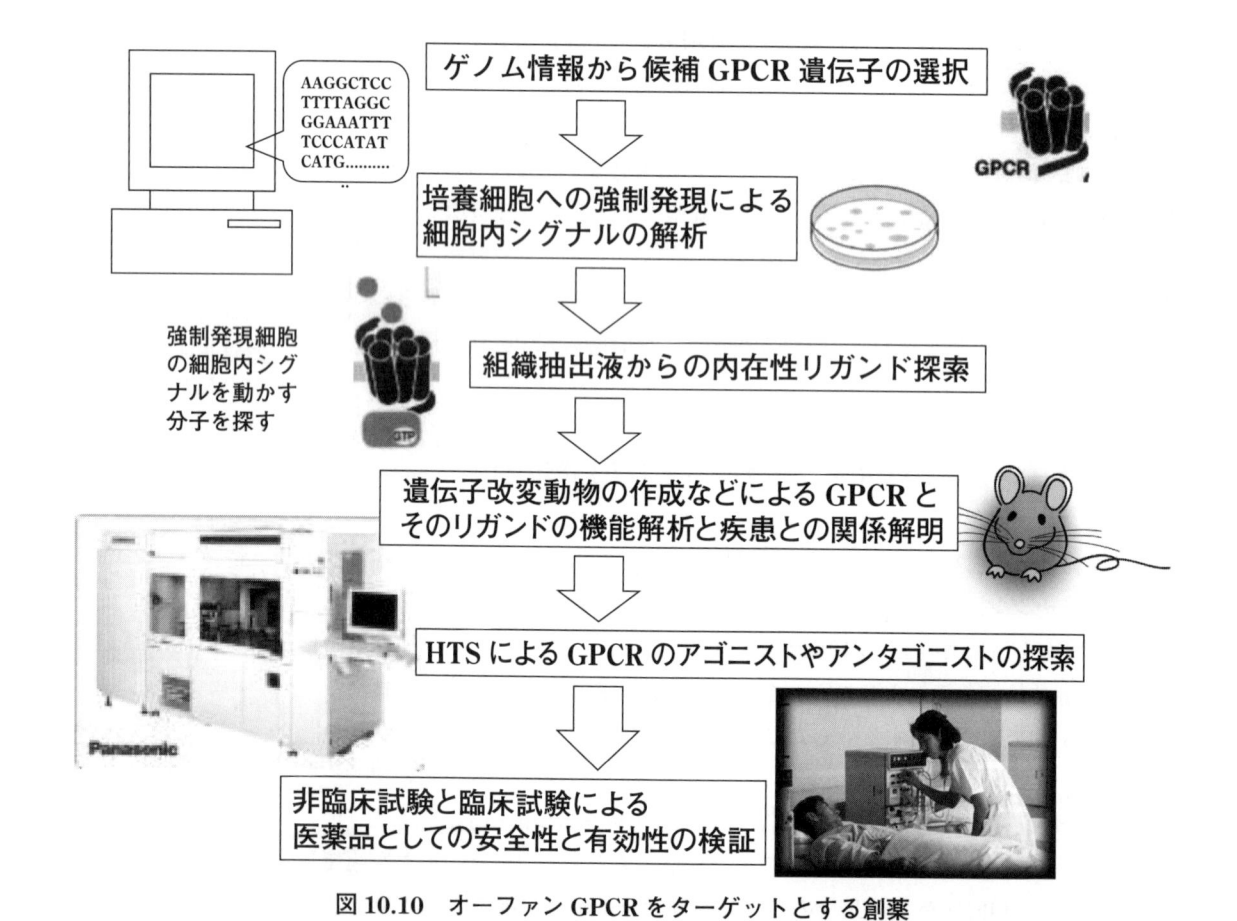

図 10.10　オーファン GPCR をターゲットとする創薬

10.3.3 ゲノム創薬の展望

　従来の創薬手法の閉塞感を打破するべく，ゲノム創薬という新しいパラダイムが華々しく登場した．しかし，そこから現実に薬が見つかるかどうかは，まだわからない．成功するかどうかさえわからない未知ターゲット探索を競うまでもなく，サイトカインの受容体をはじめ，未だに創薬に成功していない魅力的なターゲット分子がたくさん存在している．地球上にある天然物質や，化学者が考え作ることができる化学物質が無限にあるわけでなく，薬になりうる低分子化合物の創製は容易ではない．コンピュータによる理論的ドラッグデザインも進歩してきているものの，従来の創薬に対して後付けの理論的考察に用いられることが多い．創薬化学のブレイクスルーを待つ間に，組換え DNA 技術や分析，製剤，DDS などの進歩によって，タンパク質そのものを薬として使う「組換え医薬品」やその活性を模倣したり抑制したりする「抗体医薬品」が新薬開発の重要な地位を占めつつある．

パラダイム：paradigm
ある時代において支配的なものの考え方や方法．

DDS：drug delivery system
薬物送達システム．薬を患部だけに，必要な量を必要な時間だけ供給する方法．

10.4　プロテオーム解析とバイオマーカー

　ゲノム研究で威力を発揮したコンピュータを駆使して行う網羅的な解析法は，タンパク質の研究にも影響を及ぼした．ゲノムはあくまで生命の設計図であり，実際にその指令を受けて生命活動を担っている実働部隊はタンパク質である．タンパク質の発現パターンは個人の体調の変動により大きく変化するので，その発現パターンを解析すれば，その人は今どのような体調にあるのか診断できるし，また今後どうなっていくのか予測することもできる．また，患者と正常人のプロテオームの解析が進めば，疾患特異的に出現する新しいタンパク質が見つかり，疾病罹患や病態診断のための新しいバイオマーカーの開発につながると期待される．

10.4.1　プロテオーム解析

　従来のタンパク質の解析では，一つ一つのタンパク質を単離して部分配列を決定し，それをもとに遺伝子クローニングし，塩基配列からアミノ酸配列を決めるという方法が主流であった．しかし，近年，微量タンパク質断片の質量を正確に測定する技術が飛躍的に進歩したことから，膨大なゲノム解析データを利用して，タンパク質の網羅的・包括的解析が可能になってきた．図 10.11 に示すように，二次元電気泳動や逆相カラムクロマトグラフィーなどを利用して分離された微量のタンパク質を断片化して，MS/MS 解析とよばれる質量分析法により，それぞれのペプチド

MS/MS：
質量分析装置を2台結合し，親から生まれる娘イオンも測定できるようにしたタンデム質量計．第一の分析計で特定のイオンだけを取り出し，これを何らかの手段で解裂させ，生じたフラグメントイオンを第二の質量計で分析する．

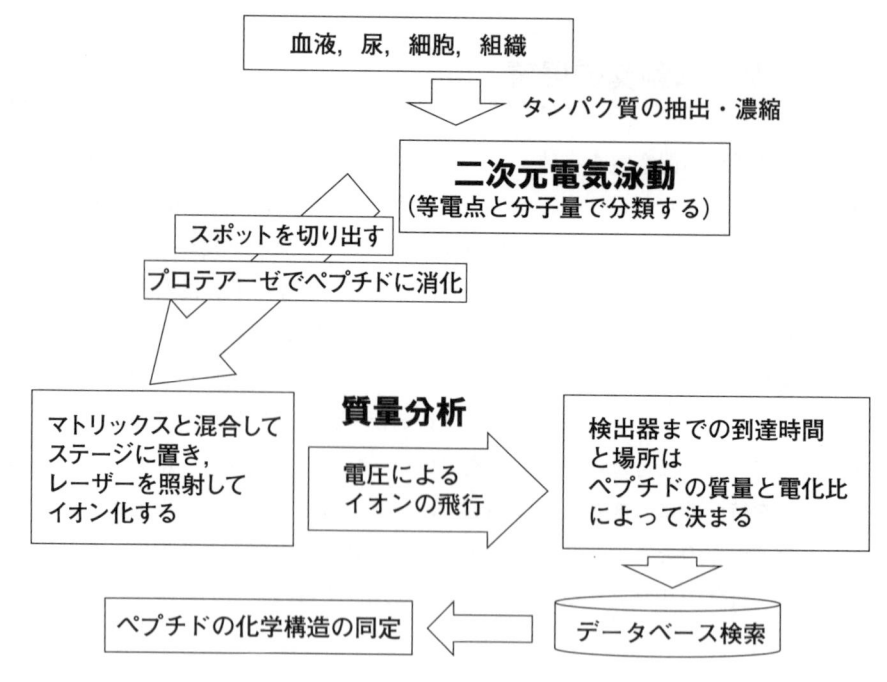

図10.11　プロテオミクスの概略図

の部分配列情報を得ることができる．つぎに，得られたデータをゲノム解析から予測されるタンパク質のアミノ酸配列データと比較して，どのようなタンパク質かを特定することができる．このようにして，生物のもつタンパク質の構造と機能について系統的・網羅的解析が進められている．

　プロテオミクスとは，ゲノム解析を表すゲノミクスに対して作られた言葉であり，「ある状態における生体内で発現しているタンパク質の全体像を研究する」こと，つまりプロテオーム解析のことを指す．ゲノムは生物個体のすべての細胞でほぼ均一であるが，遺伝子発現はそれぞれの細胞の機能によって大きく異なっている．色々な細胞においてさまざまな時間での遺伝子発現はトランスクリプトーム解析によって知ることができる．では，プロテオーム解析によってしか得られない情報はあるのだろうか．答えはYESである．まず，タンパク質は必ずしもmRNAの量に比例して作られるわけではない．さらに重要なのは，タンパク質が作られる場所と働く場所は必ずしも同じではないことである．例えば，血液中のタンパク質や細胞外分泌タンパク質を解析するにはプロテオームしかない．また，細胞内のどこで働くかを明らかにするにもさまざまな細胞内小器官におけるタンパク質の解析なしでは不可能である．

　タンパク質の機能を解析するために，プロテオミクスが解決しなければならない重要な課題が存在する．一つは，タンパク質間の相互作用の解析である．タンパク質は単独で働いているのではなく，他のタンパク質や生体分子と会合・解離を繰り返しながら複雑な生体反応を行っている．タンパク質間相互作用を網羅的に解析し，タンパク質ネットワークを明らかにしていくことによって，細胞活動の全体像が浮

き上がってくると期待される．もう一つは，翻訳後修飾である．タンパク質は生合成されたままの形で機能を発揮するのではない．例えば，タンパク質のリン酸化によって，その活性にオン・オフのスイッチが入る．脂質による修飾は，タンパク質の活性に不可欠な局在性を規定したり，受容体との相互作用に必須であったりする．また，糖鎖が付くことにより，初めて活性をもったり，あるいは体内動態が大きく変わる場合もある．中でも重要なのは，細胞内シグナル伝達系の駆動力になっているタンパク質リン酸化カスケードである．タンパク質リン酸化ネットワークを網羅的に解析することと，それぞれのリン酸化酵素の生理的な基質タンパク質を網羅的に明らかにしていくことは，これからのプロテオミクスの重要な課題といえる．

10.4.2 バイオマーカーへの応用

バイオマーカーとは，血液，尿，組織などから得ることができ，からだの生理的あるいは病理学的状態や，薬物療法などの治療に対する反応性を知る上で，客観的な指標となるものである．ほとんどのバイオマーカーは疾患の原因となる因子や病気の結果生じる生体分子であり，病態研究によって見出されてきた．がんマーカーの場合，多くは機能が不明である．免疫学的手法を用いて発見されたタンパク質抗原の出現ががんの進行と非常に高い相関性を示すので，サロゲートマーカーとしてよく用いられている．

プロテオーム研究の急速な発展に伴い，正常人と患者のプロテオームの網羅的解析によって疾患特異的なタンパク質を見出し，新しいバイオマーカーとする研究が進んでいる（図10.12）．これとともに，バイオマーカーのもつ使命も変貌しつつある．最近では，疾病罹患や病態診断に用いるだけでなく，今後の病状の変動や予後の予測，これから行う治療の反応性の予測，さらには将来病気に罹るかどうかの予測を目標とするバイオマーカーの探索が活発化している．

10.5 テーラーメイド医療

標準量の薬を服用しても，その反応が個人によって大きく異なることはしばしば見られる．ある薬に対して著効を示す患者群を「レスポンダー」，ほとんど効果を示さない患者群を「ノンレスポンダー」とよぶ．これら薬物応答性の違いをもたらす個人差は，いわゆる体質として捉えられてきたが，近年のゲノム解析の結果，薬物の標的分子や代謝に関する遺伝子多型の存在が重要視されている．ゲノム情報により個人の薬物代謝や薬物作用の特徴を解析する研究を「薬理ゲノミクス」とよんでいる．個人の遺伝子の違いにより薬物の血中濃度や効果，副作用が変化する．ゲノム情報が詳しく，迅速に，比較的安価に調べられるようになってきた．個人デー

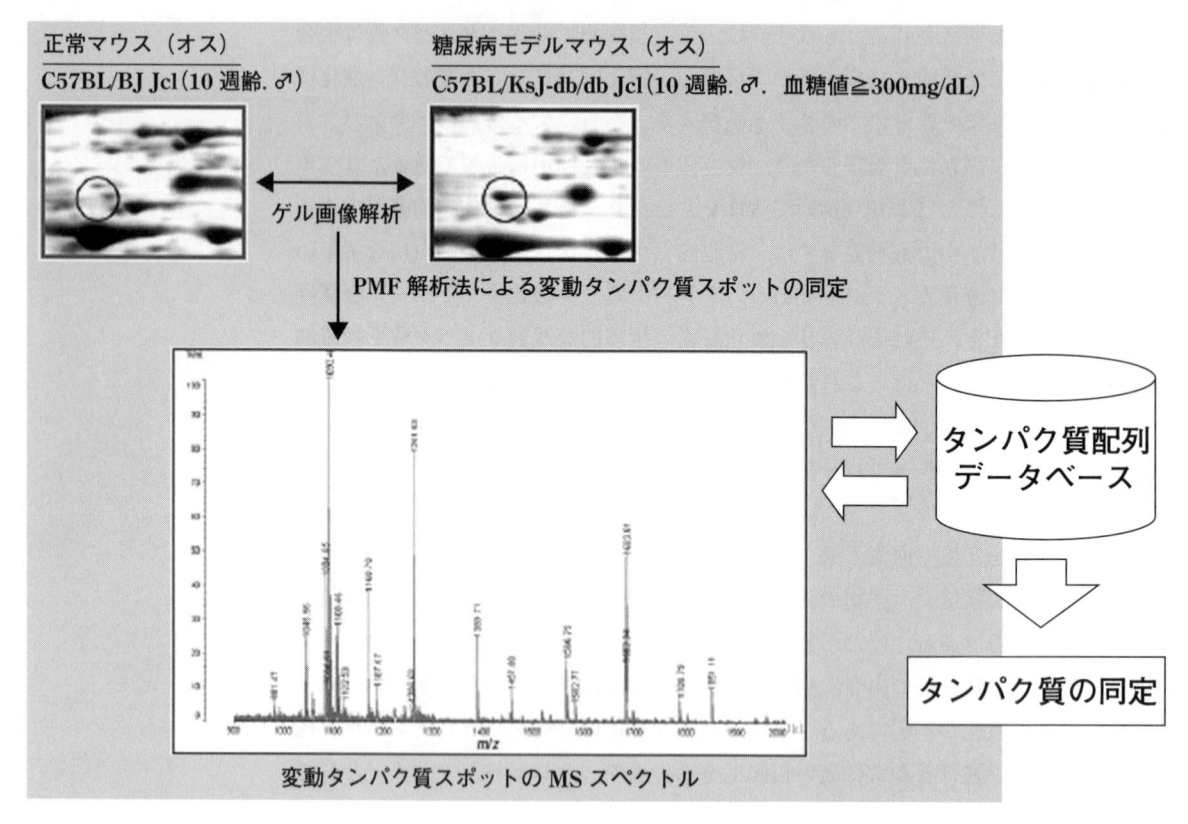

図 10.12 プロテオミクスによる疾患特異的タンパク質の発見
(島津製作所のホームページ http://www.an.shimadzu.co.jp/apl/lifescience/proteome0201005.htm から引用改変)

タを利用して薬物の選択・薬物投与量の調節を行えば，薬の効果を高め，副作用を減らすことができるようになると考えられる．このように，個人に合った薬の選択を行う医療を「テーラーメイド医療（オーダーメイド医療）」という．

遺伝子多型の解析法は，比較的容易でかつ迅速に行うことができる．実際に薬物投与して身体の反応を見るわけではないので，高齢者，体力の衰弱している人，新生児や幼児にも適用できる．通常，少量（数 mL）の採血を行うが，毛根鞘細胞の付いた毛髪や口腔粘膜，爪の採取によっても行える．いずれにせよ，薬物反応の表現形を解析するよりは患者への負担は少ない．

遺伝子多型の 85％は SNP と想定されている．図 10.13 に示すように，薬効に影響する SNP は 2 種類考えられる．遺伝子発現を制御する領域に起こる SNP は遺伝子産物の発現量に影響し，タンパク質をコードしている領域の SNP は活性そのものに影響すると考えられる．このように，SNP の解析はテーラーメイド医療に重要な情報を与える．

10.5.1 薬の有効性をチェックする

がんの分子標的薬であるトラスツズマブ，イマチニブ，ゲフィチニブなどは，が

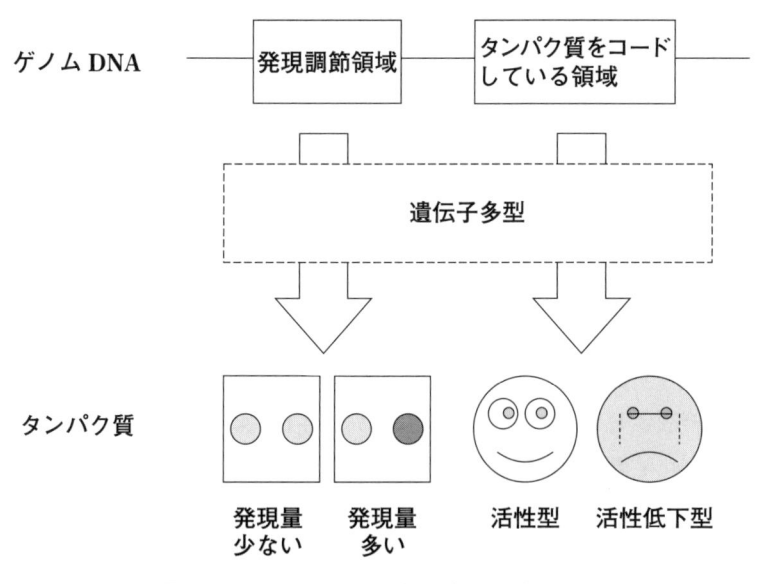

図 10.13　ファーマコゲノミクスと SNP

んの増殖機構の解析から創薬ターゲットが発見され，それに対する阻害物質の探索によって発見された．DNA 複製や有糸分裂をターゲットとしていたこれまでの細胞毒性の強い抗がん薬とは異なり，正常細胞への作用が少なく，がん細胞選択的な分子標的治療薬として注目されている．これらの薬が投与されるときには，治療効率を高め副作用の出現を未然に防ぐため，標的分子に関する遺伝情報が有効性の有無のチェックに少なからず利用されている．

トラスツズマブは乳がん細胞の増殖に関わるヒト上皮増殖因子受容体 2 型（HER2）に対するヒト化モノクローナル抗体で，転移性乳がんの治療薬として用いられる．使用する際には必ず HER2 検査を実施し，HER2 の過剰な発現があることを確認しなければならない．具体的には，免疫染色によるハーセプテスト，あるいは，フローサイトメーターを利用した FISH 法により判定する．

イマチニブは慢性骨髄性白血病の選択的な治療薬として登場し，画期的な治療効果をあげたが，何らかの副作用の出現率は 98％と高頻度である．この薬は慢性骨髄性白血病に出現する BCR-ABL の他にも，KIT や PDGFRA など，他のチロシンキナーゼも阻害するからと考えられる．消化管間質腫瘍（GIST）では，KIT 活性に異常亢進が生じているが，KIT をコードする遺伝子 c-kit に高頻度で機能獲得性突然変異がみられることが報告されている．この変異のタイプが，GIST に対するイマチニブの有効性と深い関連があることが判っている．c-kit のエクソン 11 の変異例では，イマチニブ奏効率が他の変異や無変異を有意に上回り，変異のタイプを解析することによって GIST に対するイマチニブの有効性を予測することが可能である．

ゲフィチニブは進行性非小細胞肺がんの画期的な分子標的治療薬として世界に先駆けて日本で承認された．十分な臨床試験が行われたとはいえなかったが，がんに苦しむ患者に有効な新薬を提供することが優先されたわけである．その後，間質性

ハーセプテスト：
　乳癌細胞の表面に発現された HER2 タンパクをモノクローナル抗体で免疫染色して検査する．

KIT：
　c-kit 遺伝子によりコードされる受容体型チロシンキナーゼ

PDGFRα：
　platelet-derived growth factor receptor α
　血小板由来増殖因子受容体の α 型

EGFR：
　epidermal growth factor receptor
　上皮細胞増殖因子受容体

KRAS：
　がん遺伝子翻訳産物の一つで，は増殖因子の細胞内シグナル伝達に関与している．

肺炎などの副作用が報告されたが，不用意な薬の使用により死亡者が多数例出るという不幸があって薬害問題化した．欧州の臨床試験では有効性が認められず，欧州では承認申請を取り下げてしまった．しかし，日本では著効例が少なからず存在したことも事実で，その後の臨床試験で人種間にゲフィチニブの治療効果に差があることが証明された．良好な治療効果を得るための条件は，東洋人，女性，腺がん，非喫煙者である．作用ターゲットであるEGFRの変異を調べてみると，臨床的に明らかになった奏効予測因子との間に高い相関性が存在した（表10.2）．日本人女性腺がんでは実に57％の患者に変異があり，ゲフィチニブの有効性に深く関わりがあるのではないかと考えられている．著効例の患者では，いずれもEGFRチロシンキナーゼ触媒ドメインの共通部位に変異が存在することが判明している．標的分子の変異は化学療法剤に抵抗性を賦与することが多いが，この場合は触媒部位に変異が生じることによって薬が作用しやすくなっていると考えられる．この部位の配列を調べることにより，ゲフィチニブに対する感受性を予測するテーラーメイド療法が可能である．

2008年に承認されたセツキシマブは，EGFRの抗体で大腸がんの治療に用いられる．この治療薬は事前にKRAS遺伝子検査を行い，ゲフィチニブの場合とは逆に，変異を起こしていないことを確かめてから使用される．大腸がん患者の3～4割がKRASに変異があり，変異があると治療効果がほとんど見込めないからである．いくら薬でEGFRを抑えても，EGFRの増殖シグナル伝達の下流にあるKRASが変異して恒常的に活性化していれば，がん細胞の増殖を抑えることはできない．

表10.2　非小細胞肺がんにおいてEGFRに変異がある割合

腺がん	21％	（その他のがん	2％）
女性	20％	（男性	9％）
日本人	26％	（米国人	2％）
日本人で腺がん	32％		
日本人女性で腺がん	57％		

10.5.2　薬の副作用をチェックする

アルコールに強かったり，弱かったりするのは，お酒を分解する酵素のうちのアルデヒド脱水素酵素の遺伝子の違いで決まることがよく知られているように，薬物の効き方に個人差があるのも薬物の代謝に関係する酵素に依存している．イリノテカンは抗腫瘍性アルカロイドであるカンプトテシンから半合成された抗悪性腫瘍薬で，肺がんや大腸がんの治療に用いられる．高い有効性の一方で，白血球の減少や下痢といった副作用も強い．副作用が疑われる死亡例が臨床試験中に50例あまり出たが，その後の調べで，ある酵素の遺伝子が関係していることがわかった．その酵素は，イリノテカンの不活性化に関わるUDPグルクロノシルトランスフェラー

ゼ（UGT1A1）である．酵素の活性が弱いタイプだと重度の白血球減少が8割ほどの確率で起こるのに対し，強いタイプだと2割弱にとどまる．検査をして酵素の働きが弱めとわかれば，ほかの情報も考慮して投薬量を減らしたり，使用を中止する措置が取られる．同じ抗がん剤の代謝拮抗薬5-フルオロウラシル（5-FU）はジヒドロピリミジン脱水素酵素によって不活性化される．抗帯状疱疹薬ソリブジンは5-FU の代謝を阻害することによって致死に至る薬害を引き起こした．個人によってジヒドロピリミジン脱水素酵素活性の差は約10倍あり，遺伝子多型に基づくと報告されている．本代謝酵素の遺伝子診断は化学療法の至適投与設計と抗腫瘍効果および有害作用発現の予測に有用であると考えられる．

UGT1A1：
UDP-glucuronosyl transferase 1A1

　大多数の薬物の代謝に関わるシトクロム P450（CYP）のほとんどに遺伝子多型が存在する．この中には，酵素活性の著しい低下をもたらす遺伝子変異もある．この差異が薬物の体内動態に大きな影響を与えると考えられている．例えば，消化器潰瘍患者のピロリ除菌療法における除菌効果は，抗生物質とともに用いられるプロトンポンプ阻害薬の代謝に関与する CYP2C19 の遺伝子多型によって大きく異なることが知られている．現在の臨床適用量は CYP2C19 活性の低い患者にとって最適となるように設定されているので，代謝活性の高い患者には投与量を増やす必要がある．効果的な除菌は耐性菌出現防止に必要であり，遺伝子多型診断に基づく投与量設定が望まれる．表10.3には，副作用のほか薬物の有効性に影響を与える遺伝子多型の例も付け加えた．

　多くの製薬会社では，創薬プロセスに薬物代謝酵素の遺伝子多型をチェックする項目を取り入れ，適応患者数が制限されても副作用が少なく有効率の高い薬の開発を心がけている．治験段階においても，治験被験者の遺伝子診断に基づく層別化により，治験を小規模に，迅速に，安全かつ効率的に行っている．これは他の類似薬との差別化にも役立つ．特徴付けされた薬がたくさん出てくれば，個人別に最適化

層別化：
レスポンダー，ノンレスポンダー，副作用の発現群の分類を行うこと

表10.3　薬物反応性が異なる遺伝子多型を示す代表的な薬物代謝酵素と疾患関連分子

	酵　素	薬物の例	副作用	頻　度
副作用	CYP2C6	ハロペリドール	晩年性ジスキネジア	1〜10%
	CYP2C9	ワルファリン	出血	0.1〜0.2%
	CYP2C19	プロトンポンプ阻害薬	除菌力が異なる	3〜6%
	UDP-グルクロノシルトランスフェラーゼ	イリノテカン	骨髄抑制，下痢	10〜15%
	ジヒドロピリミジン脱水素酵素	5-フルオロウラシル	嘔吐，下痢，骨髄抑制	不明
	N-アセチルトランスフェラーゼ	イソニアジド	薬物性 SLE	10〜20%
有効性	MDR 1	ジゴキシン	血中濃度上昇	24%
	β_2 アドレナリン受容体	アルブテロール	反応性低下	37%
	スルホニルウレア受容体	トルブタミド	インスリン反応性低下	2〜3%

(Meyer, Lancet **356**, 1667 (2000) より引用，改変)

EBM :
　evidence-based medicine

された薬物選択と投与設計により，安全で効果的なテーラーメイド医療が可能となる．臨床医学が現在めざしている「根拠に基づく医療（EBM）」は，信頼性の高い最新情報から得られる最善の根拠をもとに個々の患者にとっての最適な医療を考えるものである．薬理ゲノミクスは，EBM を遂行するのに不可欠な手段である（図10.14）．現在用いられている薬は，開発段階で遺伝子多型に対する検討がほとんど行われていない．これらの薬に対してもレスポンダー・ノンレスポンダーの解析が進めば，適切な薬の使用が行われるようになり，治療効果の向上，副作用の軽減が可能となるばかりでなく，無駄な医療費の削減にもつながると考えられる．

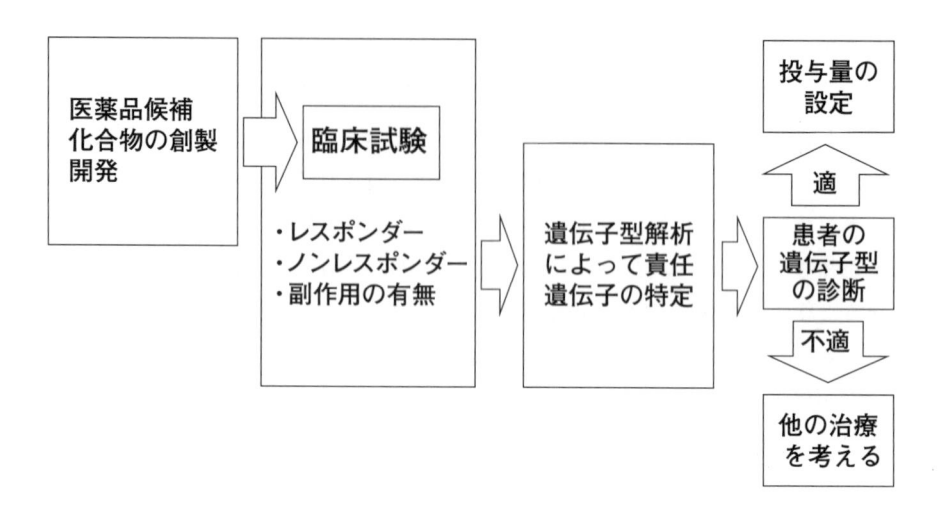

図 10.14　薬剤の適切な投与に対する遺伝子診断

10.6　章末問題

A　問　題：次の文の正誤について答えよ．
1. ゲノム情報を活用して薬を創ることをゲノム創薬という．
2. バイオインフォマティクスの最も重要な目的は膨大なゲノムとその関連情報をコンピュータで整理し保存することである．
3. トランスクリプトームとは，一つの細胞の機能に必要な遺伝子の転写産物である mRNA の総体を指す．
4. ヒトゲノムは約 60 億塩基対の DNA から成る．
5. 遺伝子多型とは，タンパク質をコードする遺伝子のみにみられる塩基配列の多様性をいう．
6. 最も多い遺伝子多型はマイクロサテライト多型である．
7. ゲノミックサザンブロット法とは，蛍光標識したプローブを染色体にハイブリダイゼーションさせ，顕微鏡を用いて観察する検査法である．
8. DNA マイクロアレイや DNA チップは，細胞内の遺伝子発現を網羅的に解析するために考案された．

9. ポジショナルクローニングとは，染色体上の位置に関する情報のみを手掛かりに目的の遺伝子を同定する方法である．
10. がん組織特異的に発現しているタンパク質は，すべて抗がん薬のターゲットと考えてよい．
11. がん細胞特異的に発現している増殖因子受容体は，抗がん剤の開発の重要なターゲットである．
12. MS/MS 解析と呼ばれる質量分析法では，ペプチドの質量を正確に測定できるが，アミノ酸配列まではわからない．
13. 個人にあった薬の選択を行う医療をレディメイド医療とよぶ．
14. 分子標的薬のトラスツズマブは，ヒト上皮増殖因子受容体 2 型（HER2）のチロシンキナーゼ活性の阻害薬である．
15. SNP が疾患に関与するのは，タンパク質をコードしている遺伝子の中に存在する場合だけである．
16. バイオマーカーとは，疾患と深く関連して変動するタンパク質のことである．
17. 薬に対するレスポンダー・ノンレスポンダーを予測するには，薬が作用するタンパク質の遺伝子多型を調べれば十分である．
18. 薬剤のターゲットタンパク質の遺伝子に変異が生じることによって薬剤感受性が高まる場合もある．
19. EBM とは「経験に基づく医療」のことである．
20. 製薬会社は，治験を小規模に，迅速かつ安全に行うために，遺伝子診断による被験者の層別化を行うことがある．

B 解　答

1. 正．
2. 誤．バイオインフォマティクスの最も重要な目的は，膨大なゲノムとその関連情報を IT 技術によって整理・解析し，その中からさらに新しい知見や情報を生み出すことである．
3. 正．
4. 誤．ヒトゲノムは約 30 億塩基対の DNA から成る．
5. 誤．遺伝子多型はタンパク質をコードする遺伝子以外の反復配列にも多数見つかっている．
6. 誤．最も多い遺伝子多型は一塩基多型（SNP）で，全体の 85％ を占める．
7. 誤．説明は FISH 解析である．
8. 正．
9. 正．
10. 誤．がんの異常増殖の原因ではなく，結果によるものかもしれない．
11. 正．
12. 誤．ゲノム配列を含むタンパク質，遺伝子配列データベースの充実により，得られたペプチド断片の MS/MS スペクトルと理論上のスペクトルを比較することによりアミノ酸配列の同定も可能となっている．
13. 誤．テーラーメイド医療とよぶ．
14. 誤．受容体に対する抗体である．
15. 誤．転写制御領域に SNP が存在する場合も疾患に関与することがある．
16. 誤．必ずしもタンパク質とは限らない．
17. 誤．薬剤の代謝に関係する CYP などの遺伝子情報は，薬剤の有効性を検討するのに不可欠である．

18. 正.
19. 誤. EBMとは「根拠に基づく医療」のことである.
20. 正.

第11章

知 的 財 産

　第11章では，知的財産に関して，発明と特許の違い，知的財産権の種類，医薬品開発における知的財産権，特許情報の調査，出願から特許取得までのプロセス，特許出願に必要な書類，外国での特許取得について詳述する．

11.1　発明と特許

　特許法では発明を，「自然法則を利用した技術的思想の創作のうち高度のもの」と定義している（特許法第2条第1項）．発見とは，まだ知られていない（または自分が知らなかった）事柄，物あるいは現象などを見つけ出すことで，発明とは区別して用いなければならない．特許とは，「特許法に基づいて，独占排他権である特許権を与えること」である．真に産業の発達に寄与することができる発明に特許権が付与されることから，特許を受けるためには，特許法で定められた「特許を受けることができる発明の条件」を満たす必要がある．

　その「特許を受けることができる発明の条件」とは，下記に示すとおりである．

発明：invention

発見：discovery

特許：patent

1)　**自然法則を利用した技術思考である**．自然法則とは自然界において経験的に見出される科学的な法則である．自然法則に反するものや人為的な取り決めであって自然法則を利用していないものなどは入らない．例えば，ゲームルールなどの遊技方法のような自然法則とは無関係の人為的な取り決めなどがそれにあたる．

2)　**産業上利用できる**．産業として実施できるかが重要である．特許法における産業とは，工業，鉱業，農業，運輸業，保険業，金融業などを含めた広い意味である．しかし，医学的な手術，治療，診断方法などは，広く開放すべきとの

人道上の観点から該当しない．

3) **出願前にその思想はなかった．** 特許は今までにない「新しいもの」（非公知）でなければならない．たとえ自分の研究内容であっても出願前に学会などの公的な場で発表した場合，インターネットで公表された場合，印刷物として公表された場合は，その内容に新規性がないものと判断され，特許は成立しない．これらは研究者が最も起こしやすいケースであるので，学会発表や論文発表の前には，その内容について特許性の有無を十分に調査しておく必要がある．

4) **進歩性がある．** 発明の属する技術分野において通常の知識を有する者（当業者）からみて，その発明に至る考え方の道筋が困難であるかどうかで判断する．新規な特許であっても，従来の技術を少し変えただけの発明（誰でも容易に考えつく発明）では特許を受けることはできない．

5) **他人よりも早く出願している．** 同じ発明を同時期に発明した場合，わが国では先に発明を完成した者ではなく，先に特許庁に出願した者に特許が与えられる．これを先願主義とよぶ．日本を含む多くの国がこれを採用しているが，アメリカは先発明主義を採用している．先発明主義とは，先になされた発明を特許にする方式である．しかし，発明した時期を客観的に判断するには困難な場合がある．

6) **公序良俗に反する発明ではない．** 公の秩序，善良の風俗または公衆の衛生を害するおそれがある発明については，特許を受けることができない．

7) **明細書の記載は規定どおりになっている．** 発明の内容を説明する明細書には，第三者が実施できる程度に記載されており，また権利を求める技術的な範囲が明確に記載されている必要がある．

11.2 知的財産権

　知的財産権（知的所有権ともいう）制度とは，人間の幅広い知的創造活動について，その創作者に権利保護を与えることであり，これにより，研究を促進させ（例えば，医薬品を市場に出すことによって），人類の幸せに貢献させることを目的としている．

　知的財産と特許はどのような関係があるのだろうか？　特許とは，新たに発明したものに独占権を付与し，それに見合う経済活動を許すことである．特許を取得し

ておけば，模倣品が排除され努力して発明した新しい技術が保護される．したがって，特許は知的財産の一種と捉えることができる．詳細は図 11.1 に示しているように，知的財産権には，特許権，実用新案権，意匠権および商標権などの産業財産権と文学的・美術的創造物についての著作権とがある．それぞれについてその詳細と保護される期間を以下に概説する．

知的創造物についての権利

- 特許権（特許法）：自然法則を利用した，新規性のある産業上有用な発明（ソフトウェアを含む）に対して出願の日から 20 年間保護される．
- 実用新案権（実用新案法）：物品の形状・構造・組合せに関する考察（小発明）について，出願の日から 10 年間保護される．
- 意匠権（意匠法）：独創的で美的な概観を有する物品の形状・模様・色彩のデザインについて設定登録の日から 20 年間保護される．
- 著作権（著作権法）：独創性のある文芸，美術，音楽，ソフトウェアなどの精神的作品について創作の時から作者の死後 50 年間保護される．
- 回路配置利用権（半導体集積回路の回路配置に関する法律）：半導体集積回路の回路素子や導線の配置パターンについて登録日から 10 年間保護される．
- 育成者権（種苗法）：農産物，林産物，水産物の生産のために栽培される植物の新品種について登録日から 25 年間保護される．樹木は 30 年間である．
- 営業秘密（民法・刑法・不正競争防止法）：企業のノウハウや顧客リストの盗用などの不正行為を禁止している．

営業標識についての権利

- 商標権（商標法）：商品・役務に使用するマーク（文字・図形・記号など）について設定登録の日から 10 年間保護される．更新は可能である．
- 商号権（会社法・商法）：商人が取引上自己を表示するために用いる名称について保護される．
- 商品等表示・商品形態（不正競争防止法）：著名な未登録商標・商号の紛らわしい使用や，不適切な地理的表示などを禁止している．

11.3 医薬品開発における知的財産権

医薬品開発には特許権などの知的財産権を無視して行うことはできない．特許戦略を見誤るとそれまでに投資した資金が水の泡となる場合がある．例えば，特許を出す段階で既に特許が出されている場合がそうである．他社の特許を無視してある新薬を販売した場合，特許侵害になり多額の賠償金を支払うことにもなりかねない．

したがって，創薬の初期の段階から有望な新薬候補化合物が見出された場合には，その周辺化合物も含めて特許の取得を行っておく必要がある．また，開発している化合物周辺については，国内外の他社の特許を十分に調べて，抵触の有無について調べておく必要がある．ここで注意すべきことは，他社から特許が出願されていても公表されていない期間（出願後1年6か月間は公表されない．11.5で詳細に述べる）があるという点であり，その期間に調査してもわからないので，その時点だけの調査だけで満足しないで，継続して調査を行う必要がある．このため，どの製薬会社にも，知的財産を専門に取り扱う部署が設けられている．

創薬における特許の種類には，物質特許，製法特許，用途特許，製法特許などがある．最近では実験手法特許，コンセプト特許などがある．図11.2に示すように，

```
                知的財産権の種類
         ┌──────────┴──────────┐
   知的創造物についての権利      営業標識についての権利
   ├ 特許権（特許法）           ├ 商標権（商標法）
   ├ 実用新案権（実用新案法）   ├ 商号（会社法，商法）
   ├ 意匠権（意匠法）           └ 商品等表示・商品形態
   ├ 著作権（著作権法）             （不正競争防止法）
   ├ 回線配置利用権
   │ （半導体集積回路の回路配置に関する法律）    産業財産権
   ├ 育成者権（種苗法）
   └ 営業秘密（不正競争防止法）
```

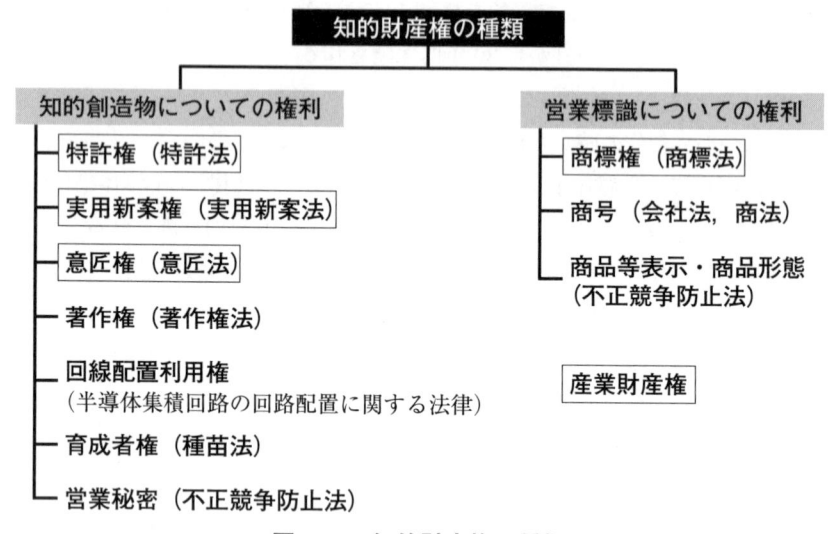

図 11.1　知的財産権の種類
特許権，実用新案権，意匠権および商標権をまとめて産業財産権と呼ぶ．
（特許庁HPより引用）

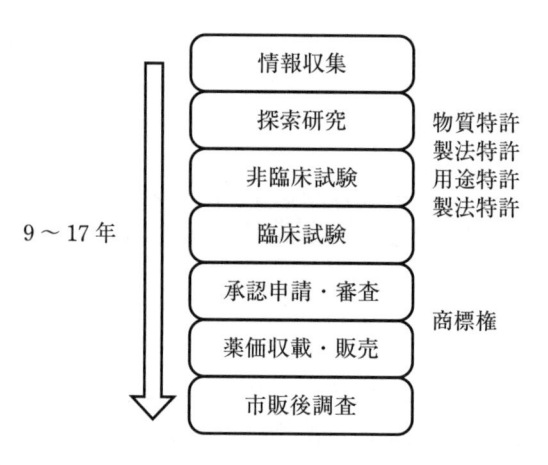

```
        情報収集
        探索研究      物質特許
                      製法特許
        非臨床試験    用途特許
                      製法特許
9〜17年  臨床試験
        承認申請・審査
        薬価収載・販売  商標権
        市販後調査
```

図 11.2　新薬開発プロセスにおける特許のかかわり

新薬開発のプロセスに応じて特許を取得していくことになる．最終的にはいくつかの特許権と商標権（販売名）を持つことによって医薬品として販売することができる．

11.4 特許情報の調査

新薬開発に向けての新しい研究テーマを立ち上げる際には，その領域においてどのような技術や特許が存在するのか（研究動向）を事前に調査する必要がある．これまでにどのような研究が行われているか，今後どのような研究が必要になるのか，すなわち，これまでに明らかになっていることと明らかになっていないことがわかる．こうして得られた情報に市場のニーズや疾病の動向などの情報を加えて，企業は研究開発方針並びに研究開発戦略を立てることになる．その意味でも特許情報は医薬品開発における重要な位置を占めている．

既に出願された後に公開になった特許情報には，公開公報（特許出願の書誌事項，明細書，図表，要約書などの内容を公開したもの．出願後1年6か月後に発行される．表記例：特開2004-182723号公報）および特許公報（特許庁での審査で拒絶の理由がなかった出願内容を編纂して発行したもの．表記例：特許第4314433号公報）などがある．その他，特許検索データベース（日本特許庁：IPDL，米国特許庁：USPTO，欧州特許庁：esp@cenet），有料特許データベース（パトリス，NRI），JDreamⅡ，JSTPatM（JSTが提供）などがある．

11.5 出願から特許取得まで

日本における出願から特許取得までの流れを図11.3に示した．出願後1年6か月以内に公開公報が公表になる．また，出願人は出願から3年以内に特許庁に審査請求をして，特許の審査を受ける必要がある．その審査の結果，特許として認められれば，特許として登録され，特許公報として公表される．しかし，認められなかった場合は拒絶され，受け付けられない．その拒絶に対して不服がある場合は，30日以内に拒絶不服審査請求をして，再度審査を要求することはできる．

特許が登録されてその内容が特許公報（図11.4）として公告されると，その内容に対して他者（競争相手）は理由書をつけて6か月以内に特許庁に異議申し立てをすることができる．審理後，最終的には裁判所の判断となる．

特許権は，登録後出願から起算して20年間は認められる．ただし医薬品や農薬は特例として最大5年間延長される場合もある．特許期間の延長は，特許発明の実

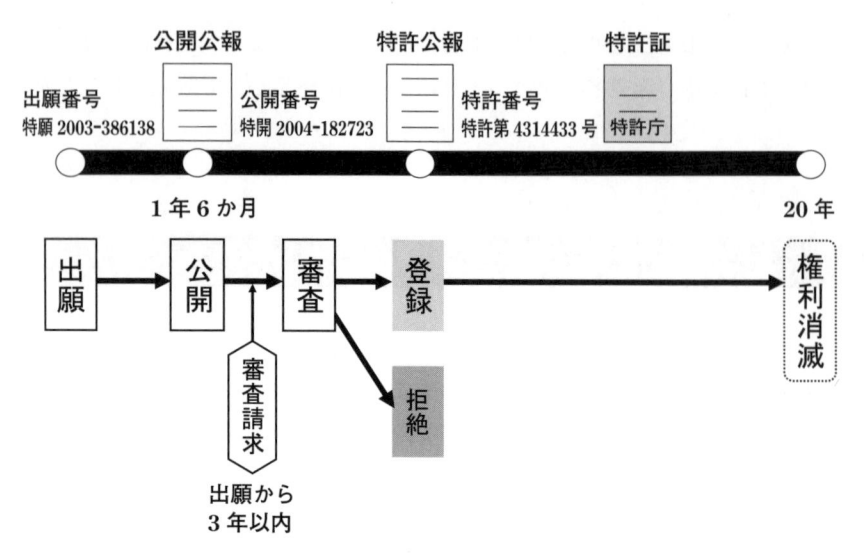

図11.3　日本における出願から特許取得までの流れ

施ができなかった期間（特許登録日または臨床試験開始日のいずれか遅いほうの日から承認までの期間）とされている．医薬品開発には時間がかかることから，あまり早く出願すると薬が市場に出てからの期間が短くなる．したがって，いつ出願するかは医薬品開発戦略的に考慮して決める必要がある．

　出願後1年以内であれば，出願した内容に新たに実施した実施例や改良発明をまとめて新たに出願することができる．これを国内優先権に基づく特許出願という．もとの出願に記載された内容は，もとの出願日に遡って認められるが，新たに追加した発明は新しい出願日が適応される．

　再審査期間が終了した新医薬品について特許権が終了すると，後発医薬品メーカーは同じ有効成分の医薬品（後発医薬品，ジェネリック医薬品）を製造・販売することができる．したがって，後発医薬品メーカーは先発医薬品の特許権が終了次第，少しでも早く後発医薬品の販売を開始できるように承認申請することになる（図11.5）．

11.6　特許出願に必要な書類

　特許を取得するには，弁理士を介して特許庁に出願する必要がある．弁理士とは，弁理士試験に合格し，かつ弁理士登録を行った者を指し，特許，実用新案，意匠，商標または国際出願に関して，特許庁に対する特許出願，登録出願の代理等を行う．

　特許出願に必要な書類は，願書，特許請求の範囲，明細書，図面および要約書の5つの書類が各1通必要である（図11.6）．出願方法は，パソコン出願と書面による出願の2通りがある．

図 11.4　特許公報の例

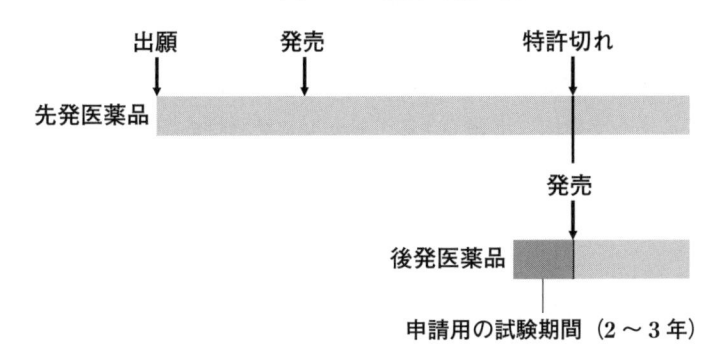

図 11.5　先発医薬品の特許切れと後発医薬品の発売

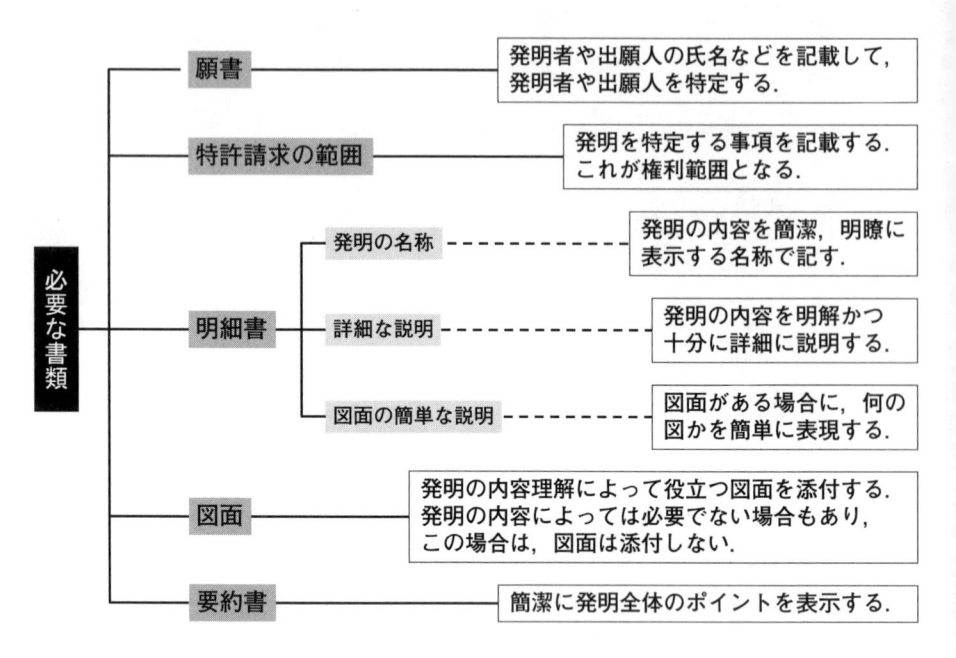

図 11.6　特許出願に必要な書類

11.7　外国での特許取得

　日本で出願した特許は，日本だけに限られるもので，外国までは権利の保護が及ばない（属性主義）．そのため世界各国で特許を取得するためには，出願したい全ての国で特許出願する必要がある．これは国ごとに特許制度が異なるためである．しかし，1883年にこのような不具合を解消するために，特許に関する国際的なルールを策定した（パリ条約）．2006年の時点で167か国が加盟している．

　外国に出願したい場合，主な出願方法として，まず日本の特許庁に特許出願をして，12か月以内に優先権主張の制度で各国の法令，様式，言語でそれぞれ出願するパリ条約ルート（パリ条約に基づく出願）と特許協力条約（PCT）に基づくPCTルート（国際特許出願）がある（図11.7）．PCTは国際的な出願手続きを簡素化・合理化することが目的であり，日本の特許庁に出願すれば，自動的に締結しているすべての国に出願できる．しかし，特許性の判断はそれぞれの国ごとに審査される．

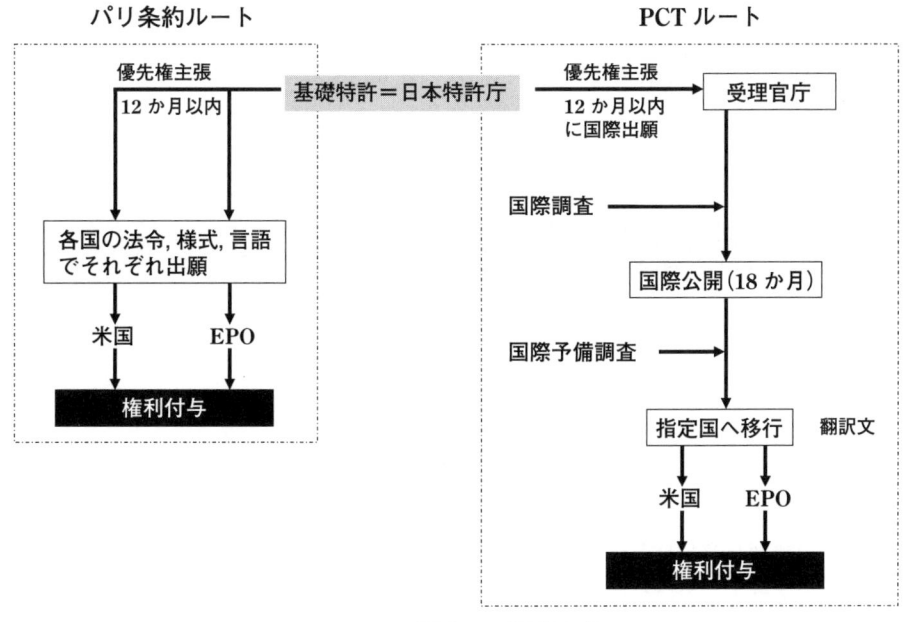

図 11.7　外国での特許取得

11.8　学会発表と特許出願

　研究者が自分の発明の出願前に，その発明に関する論文を刊行物に発表したり，学会等で演説したり，博覧会に出品した場合（すなわち，データが一般公表された場合），これらの行為により発明の新規性が失われ（新規性喪失），特許取得はできない．一方，特許法30条（発明の新規性の喪失の例外）では，新規性喪失の例外規定を定め，一定の条件を満たせば特許取得ができるよう配慮されている．新規性喪失の例外として認められるのは，1. 発明者が刊行物（新聞等）により発表した場合，2. 発明者が特許庁の指定する学術団体の論文誌により発表した場合，3. 発明者が電気通信回線等を通じて発表した場合（研究室のホームページ掲載等が該当），4. 発明者が公共団体等主催の博覧会に出品した場合，5. 意に反する公知（脅迫，詐欺，スパイ等による公知）がなされた場合等である．日本以外にも韓国やアメリカにも同じような制度があるが，欧州にはない．
　緊急避難措置（30条の適用方法）として，新規性を失った日から6か月以内に，例外規定の適用を受ける旨を記載した書面を付して特許出願する．新規性喪失理由が前記の要件に該当する場合は，そのことを証明する書面を特許出願日から30日以内に特許庁長官に提出する．例えば，論文誌による発表の場合，論文誌表紙，該当するページが記載された目次，発表の内容，論文誌の発行日を記載したページ

（裏表紙など）のコピーを提出する．さらに，発表者と発明者が異なる場合には発明者を特定する宣誓書が必要になる．

　以上のような緊急避難措置は，事務的に大変面倒であるので，データの開示の場合には，特許出願については事前に十分に検討しておくほうがよい．

11.9　章末問題

A　問　題：次の文の正誤を答えよ．
1. 発明と特許は同じ意味である．
2. 日本は先発明主義である．
3. 特許は知的財産権の中に属する．
4. 商品・役務に使用するマークの権利を商品権と呼ぶ．
5. 特許を出願後1年6か月に発行されるものは公開特許公報である．
6. 特許公報とは，特許庁で審査で拒絶の理由がなかった出願内容を編纂して発行したものである．
7. 特許を取得するためには，出願から5年以内に出願人は特許庁に審査請求する必要がある．
8. 特許登録後から15年間は特許権が認められる．
9. 国内優先権出願に基づく特許出願は，出願後1年以内である．
10. 後発品メーカーは，先発品の特許権が終了して3年後から後発品を販売できる．
11. 特許出願に必要な書類は，願書，特許請求の範囲，図面および要約書の4つの書類が各1通必要である．
12. 特許の出願方法は，パソコン出願と書面による出願の2通りがある．
13. 特許に関する国際的なルールのことをジュネーブ条約とよぶ．
14. PCT出願を利用して日本の特許庁に出願すれば，自動的に締結しているすべての国に出願できる．
15. 特許法30条（発明の新規性の喪失の例外）とは，特許出願前に学会などでデータを発表した場合，新規性を失った日から1年以内に，例外規定の適用を受ける旨を記載した書面を付して特許出願することができることである．

B　解　答
1. 誤．
2. 誤．日本は先願主義，アメリカは先発明主義．
3. 正．
4. 誤．商標権．
5. 正．
6. 正．
7. 誤．3年以内．
8. 誤．20年間．
9. 正．

10. 誤．後発品メーカーは，先発品の特許権が終了直後から後発品を販売できる．
11. 誤．特許出願に必要な書類は，願書，特許請求の範囲，明細書，図面および要約書の5つの書類が各1通必要である．
12. 正．
13. 誤．特許に関する国際的なルールのことをパリ条約と呼ぶ．
14. 正．
15. 誤．半年以内．

第 12 章

生物統計の基礎

　医薬品開発においては，倫理的，科学的に十分配慮した治験実施計画書を立案し，これを適切に実施して得たデータを解析，評価して，目的とする情報を収集する．すべてのプロセスで統計学についての知識と技能が必要不可欠である．

　第 12 章では，統計学の基礎，パラメトリック検定とノンパラメトリック検定，二群間の平均値の差の検定，χ^2 検定，相関解析と最小二乗法，多重比較検定と多変量解析，臨床試験のデザイン，バイアスの制御，リスク因子の解析，生存時間解析について概説する．詳しい説明は割愛するが，統計に関する専門書を参照することも薦める．

12.1　統計学の基礎

12.1.1　母集団，標本および統計学的推測

　統計の目的は，何らかの集団を対象にして，その集団のもつ性質または数量的特徴を明らかにすることである．各々，質的データ，数量データという．また，対象となる集団を母集団とよぶ．母集団の質的データまたは数量データを調べる場合，その母集団全体を調べること，つまり全数調査が理想であるが，一般的には全数調査が実施されることはまれである．そこで，母集団から無作為に一部分を抽出して，その集団を対象に調査を行う．この様な方法を標本調査といい，その対象を標本とよぶ．統計処理は，一般に，母集団から標本を抽出して，その標本の解析結果から母集団を推測するといった手順を踏む．統計学的推測は推定と検定から成り立つ．推定とは母集団の代表値と思われる値を求めることである．一方，検定とは求めた母集団の推定値を検証すること，すなわち，母集団についての仮説の正誤を判定することである．

統計：statistics

母集団：population

標本：sample

統計学的推測：inference

推定：estimation

検定：test

12.1.2 推定

点推定：point estimation

区間推定：
　interval estimation

信頼区間：
　confidence interval

信頼限界：confidence limit

　推定には点推定と区間推定がある．点推定は1つの値を推定すること，一方，可能性のある分布幅を推定することを区間推定という．なお，区間推定から求まる分布幅を信頼区間という．信頼区間はデータの散らばりの程度や標本数から計算する．また，信頼区間の上限と下限を信頼限界という．点推定であれ，区間推定であれ，後述する検定により検証が行われてから，統計学的な推測が完了する．

　治験を含めて臨床研究の結果を表現するとき，しばしば95％信頼区間という用語が用いられる．例えば，ある化学療法を施行した場合の患者の生存期間について，中央値は14.3か月，95％信頼区間は12.4～16.2か月である，などという．これは95％の確率で，生存期間が12.4～16.2か月の範囲内にあるという意味であり，生存期間が12.4か月未満の患者も16.2か月を超える患者も存在するのである．

12.1.3 検定

12.1.3.1 帰無仮説と対立仮説

帰無仮説：null hypothesis

対立仮説：
　alternative hypothesis

仮説検定：hypothesis test

誤差：error

　検定にあたって，まず，帰無仮説と対立仮説を立てる．帰無仮説とは，一般に，主張したいことと逆の仮説を指す．例えば，「Aという薬とBという薬の効果に差がある」ということを主張したい場合，「効果に差がない」という仮説が帰無仮説に相当する．帰無仮説が棄却されたときに採択される仮説を対立仮説という．ここでは「効果に差がある」が対立仮説に相当する．一般に，検定では，帰無仮説を棄却して，対立仮説を採択する手続きをとる．この操作を仮説検定という．ところで，全てのデータには誤差が含まれる．よって，このような複雑な手続きをとらざるを得ないのであるが，少しわかりやすく説明すると以下のようになる．

　Aという薬を投与したときの効果と，Bという薬を投与したときの効果の両方を同時に評価し，効果の指標となる何らかの値に差（これをdとする）が認められたとする．これは本当に「効果に差がある」ことを反映しているのかも知れないが，一方で，別の何らかの事情（誤差）によって，偶然に，「効果に差がある」ように見えただけかも知れない．よって，dに意味があるのか否かを検証しなければならない．ここで，「効果に差がない」と仮定し，誤差によってd以上の差が生まれる確率を計算するのである．仮に，その確率が10％と算出されるのなら，10％の確率でdに意味がない（＝「効果に差がない」），90％の確率でdに意味がある（＝「効果に差がある」）ということになる．最終的には，この計算に基づいて，1つの結論を導かねばならない．つまり，「効果に差がない」，「効果に差がある」のどちらであるかを結論しなければならない．そのためには基準が必要であり，この基準

を有意水準αという．一般に，αは5％あるいは1％に設定される．算出した確率がα未満であれば「効果に差がある」と結論するのである．

効果の指標となる何らかの値の差に意味があるのか否かを検定するので，仮説検定は有意差検定ともいわれる．有意差とは意味のある差のことである．したがって，「有意差がある」といっても，95％以上（αが5％のとき）の確率で確かということに過ぎないのであり，すべてのデータに誤差が含まれる以上，決して，絶対的に確か，ということにはならないのである．

有意水準：significance level

有意差：significant difference

12.1.3.2 両側検定と片側検定

検定には両側検定と片側検定がある．仮説を検証する際に，母集団の真の値よりも大きい場合と小さい場合の両方の可能性があるときは両側検定を行い，一方のみに断定できる場合は片側検定を行う．上記の例で説明すると，「Aという薬とBという薬の効果に差がある」を証明するにあたって，どちらかの薬の効果がもう一方の薬の効果より強いことが断定できる場合には片側検定を行う．なお，一般的には，両側検定を行う．

両側検定：two-sided test

片側検定：one-sided test

12.1.3.3 第一種の過誤と第二種の過誤

仮説検定の結果，有意差があると，帰無仮説が棄却され，対立仮説が正しいと結論される．上述のとおり，この結論が誤っている可能性はゼロではない．仮に，実は，帰無仮説が正しかったのであるならば，これは誤りであり，これを第一種の過誤という．第一種の過誤を起こす確率はα未満である．

一方，仮説検定の結果，有意差がないと，帰無仮説が採択される．この結論が誤っている可能性もゼロではない．仮に，実は，対立仮説が正しかったのであるならば，これは誤りである．この誤りを第二種の過誤という．間違った帰無仮説を採択してしまう確率をβで表し，$1-\beta$ は間違った帰無仮説を正しく棄却する確率を表す．この $1-\beta$ を検定の検出力という．

第一種の過誤：error of the first kind

第二種の過誤：error of the second kind

検出力：power

12.2 パラメトリック検定とノンパラメトリック検定

12.2.1 正規分布

正規分布は，統計学の理論で最も重要な分布であり，社会事象や自然現象でよく見られる分布である．例えば，無作為に抽出した人の身長を測定し，横軸に身長を

正規分布：normal distribution

縦軸にその身長に該当する人の数をとりグラフを作成するとき，そのグラフは正規分布の形となる．図 12.1 に正規分布の形を示した．左右対称の釣り鐘型をしている．

正規分布は数学的に好ましい性質を持ち，扱いやすい分布であるために，多くの統計学的解析は解析対象の分布が正規分布になるだろうという仮定の下に計算される．なお，正規分布は以下の式で示される．

$$f(x) = \frac{1}{\sqrt{2\pi} \cdot \sigma} e^{-\frac{(x-\bar{x})^2}{2\sigma^2}} \tag{12.1}$$

平均値：mean/average

標準偏差：standard deviation

ここで，$\bar{x}$ は平均値，σ は標準偏差である．英語表記の頭文字をとって SD と表現されることもある．標準偏差はデータのバラツキの程度を示す指標である．$\bar{x}-\sigma$ から $\bar{x}+\sigma$ に全体の 68.26％，$\bar{x}-2\sigma$ から $\bar{x}+2\sigma$ に全体の 95.44％，$\bar{x}-3\sigma$ から $\bar{x}+3\sigma$ に全体の 99.73％が含まれる．

12.2.2 平均値と標準偏差

標本の持つ質的データや数量データについて，そのデータを視覚的に捉えることや，客観化することは非常に重要である．数量データを取り扱う場合は，その集団を代表する一つの値とそのバラツキで表現する．各々，代表値と散布度という．平均値（$\bar{x}$），中央値，最頻値などで代表値を表現する．中央値とはデータを大きさ順に並べた場合，その中央に位置する値である．また，最頻値とは最も出現頻度が高い値のことである．一方，分散，標準偏差（σ），範囲（最大値と最小値の差）などで散布度を表現する．

12.2.3 分散と標準偏差

n 個のデータがあるとき，その平均 $\bar{x}$ からどの程度離れて散らばっているかを表

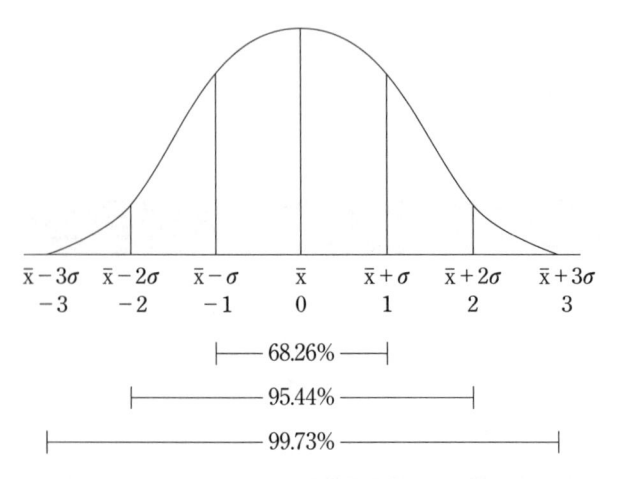

図 12.1 正規分布
(薬学生のための医療統計学, 砂田久一編, 廣川書店, p.91, 図 3.1 を改変)

す目的で分散 σ^2 を計算する．

$$\sigma^2 = \frac{\Sigma(x_i - \bar{x})^2}{n-1} \qquad (12.2)$$

分散：variance

これは，平方和，つまりデータ個々について，平均値との差をとり，二乗し，それらの合計を n−1 で割ったものである．母集団を想定しているので，分母は n−1 となる．なお，想定しない場合は，分母は n であり，このときの分散は S^2 で示される．

なお，標準偏差 σ は分散 σ^2 の平方根である．ちなみに，標準偏差を n の平方根で割った値を標準誤差というが，これは平均値の信頼性を表す指標である．英語表記の頭文字をとって SE と略す．データのバラツキを標準誤差で示すことは明らかな間違いである．したがって，データを標準偏差で示す場合は，同時に例数も示す必要がある．

標準誤差：standard error

$$\sigma = \sqrt{\frac{\Sigma(x_i - \bar{x})^2}{n-1}} \qquad (12.3)$$

12.2.4 パラメトリック検定とノンパラメトリック検定

正規分布に基づく検定をパラメトリック検定という．正規分布が平均値と標準偏差という 2 つのパラメーターで規定されることに由来する．一方，母集団の分布の型に基づかない検定をノンパラメトリック検定という．

パラメトリック：
　parametric

ノンパラメトリック：
　nonparametric

12.3　二群間の平均値の差の検定

二群間の平均値の差の検定には様々な方法がある．対応がある二群か否かで検定方法が異なるので，「対応がある」の意味を理解することがまず重要となる．

12.3.1　対応があるか，対応がないか

解熱鎮痛薬 A の効果を評価する目的で，一定の選択基準を満たした患者を無作為に 2 群に分け，一方に解熱鎮痛薬 A を，もう一方にプラセボを投与，一定時間後に体温を測定した．その結果を表 12.1 に示した．この結果を解析することにより，解熱鎮痛薬 A の効果を評価することが可能である．A 投与群とプラセボ投与群は，独立した 2 つの標本であり，「対応のない二群」という．

対応がある：paired

対応がない：non-paired

同じく，解熱鎮痛薬 A の効果を評価する目的で，一定の選択基準を満たした患者を無作為に抽出し，解熱鎮痛薬 A の投与前と投与一定時間後に体温を測定した．その結果を表 12.2 に示した．この結果を解析することによっても，解熱鎮痛薬 A

表 12.1　解熱鎮痛薬 A 投与群とプラセボ投与群の体温（℃）

1) A 投与群（n 例）

患者番号	1	2	3	4	5	…	n
	36.9	37.4	39.3	37.3	36.6	…	36.7

2) プラセボ投与群（m 例）

患者番号	101	102	103	104	105	…	m
	39.2	38.8	37.8	39.6	38.9	…	38.5

表 12.2　解熱鎮痛薬 A 投与前と投与後の体温（℃）

患者番号	1	2	3	4	5	…	z
投与前	38.6	38.5	39.4	38.5	39.3	…	38.8
投与後	36.8	37.5	39.4	38.9	35.9	…	38.4

の効果を評価することが可能である．これは「対応のある二群」である．

12.3.2　対応のない二群間の平均値の差の検定

　対応のない二群間の平均値の差の検定に用いる方法を図 12.2 に示した．まず正規性の有無を検定する．正規性がなければ，Mann-Whitney's U test を用いる．これとよく似た検定法で Wilcoxon 順位和検定も用いられる．正規性があれば，続いて等分散性を検定する．F-検定という．等分散であれば unpaired Student's t-test，等分散でなければ Welch's test を用いる．なお，unpaired Student's t-test は Student's t-test と略されることも多い．

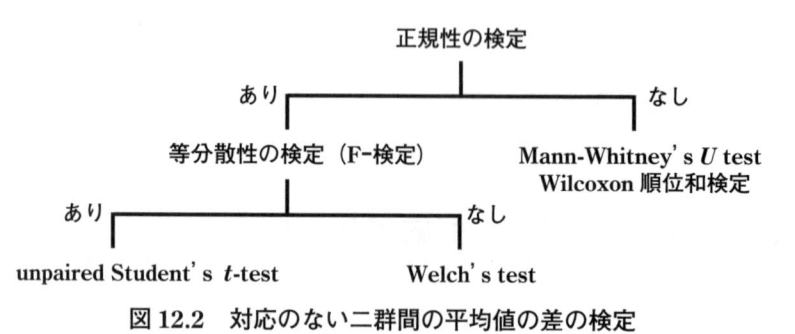

図 12.2　対応のない二群間の平均値の差の検定

　これらの検定方法とこれまでに述べた統計学的用語の関係を unpaired Student's t-test について解説すると以下のようになる．ここでは対応のない二群を x 群（n 例），y 群（m 例）とする．母集団の平均値を，各々，μ_x, μ_y とすると，帰無仮説と対立仮説は以下のように表現できる．

　　帰無仮説　$H_0 : \mu_x = \mu_y$
　　対立仮説　$H_1 : \mu_x \neq \mu_y$

検定にあたっては，まず，各々の平方和を計算する．

$$SSx = \Sigma(x_i - \bar{x})^2 \tag{12.4}$$
$$SSy = \Sigma(y_i - \bar{y})^2 \tag{12.5}$$

ここで，x_i ($i=1\sim n$)，y_i ($i=1\sim m$) は各々の標本，$\bar{x}$, $\bar{y}$ は標本の平均値である．母集団の平均値と標本の平均値を区別して表している．

次に検定の基準となる値を計算する．これは検定統計値などといわれる．unpaired Student's t-test の場合は以下の式となる．

$$T = \frac{|\bar{x} - \bar{y}|}{\sqrt{\frac{SSx + SSy}{m+n-2}\left(\frac{1}{m} + \frac{1}{n}\right)}} \tag{12.6}$$

こうして算出した検定統計値が，自由度と有意水準から決定される値以上であれば，帰無仮説が棄却され，対立仮説が採択される．つまり，x群とy群の間に有意差がある，と判定されるのである．なお，自由度とは，自由に選択できる標本の数の意味で算出される値であり，この場合は，x群はn-1，y群はm-1となる．また，自由度と有意水準から決定される値は，一覧表の形で示されており，これをt-分布表という．

以上は unpaired Student's t-test を用いた場合の検定方法である．Mann-Whitney's U test，Wilcoxon 順位和検定，Welch's test については詳細を割愛するが，基本的には，帰無仮説と対立仮説を立て，検定に必要な数値を算出し，有意水準などから決定される値との比較を行い，帰無仮説が棄却できるか否かを判定するのである．

12.3.3　対応のある二群間の平均値の差の検定

対応のある二群間の平均値の差の検定に用いる方法を図12.3に示した．正規性の検定を行い，正規性がなければ Wilcoxon 符号付順位和検定，正規性があれば paired t-test を用いる．なお，正規性があっても，等分散性を問題にすることはほとんどない．

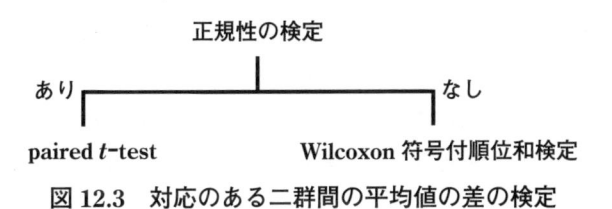

図12.3　対応のある二群間の平均値の差の検定

12.4　χ^2検定

χ^2検定：chi-square test

　解熱鎮痛薬 A の効果の評価の過程で，以下のような結果が得られたとする．解熱鎮痛薬 A は 65 歳以上の高齢者でより効果が出やすいように見えるが，これが主張できる結果か否か検定しなければならない．このようなケースでも用いる検定を χ^2-test という．χ^2-test は二群以上の比率や割合などの同等性を検定する方法である．

　検定方法の詳細は省略するが，帰無仮説と対立仮説を立て，帰無仮説が棄却できるか否かを判定するという手順は，二群間の平均値の差の検定の場合と同じである．ちなみに，表 12.3 の場合では，帰無仮説は棄却されない．つまり，解熱鎮痛薬 A の効果と年齢の関係はないと結論される．

　χ^2-test は個々の例数がある程度ないと正しい情報を与えない．より少ない例数でも使用可能な方法として Yates χ^2-test が，さらに例数が少ない場合に使用する Fisher's test があり，これらも汎用されている．

表 12.3　解熱鎮痛薬 A の効果と年齢

	年齢 65 歳以上	年齢 65 歳未満
効果あり	55 名	45 名
効果なし	40 名	56 名
合計	95 名	101 名

12.5　相関解析と最小二乗法

相関解析：
correlation analysis

最小二乗法：
least squares method

　同一標本から得た 2 つのデータ x_i, y_i を，各々，横軸と縦軸にとり作成した二次元平面上を散布図という．データのセットが n 組あるとすると，i は 1 から n までの値をとる．図 12.4 に例を示した．解熱鎮痛薬 A の効果の指標として，投与によって低下した体温を縦軸に，患者の年齢を横軸にとった．右図と比べて，左図では，解熱鎮痛薬 A の効果と年齢の関係がより強いように感じとれる．これを客観的に評価するために相関解析を行う．相関解析の際に用いるアルゴリズムを最小二乗法という．

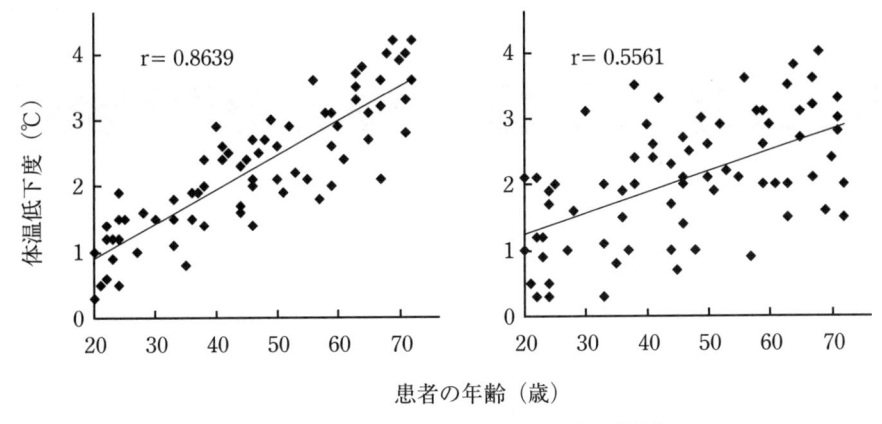

図12.4　患者の年齢と体温低下度の関係

12.5.1　相関係数

二つのデータ（x_i, y_i）の直線的な関連性の程度を数値化したものを相関係数といい，以下の式で算出する．

$$r = \frac{1}{n} \cdot \frac{\sum (x_i - \bar{x})(y_i - \bar{y})}{\sqrt{\frac{\sum (x_i - \bar{x})^2}{n}} \cdot \sqrt{\frac{\sum (y_i - \bar{y})^2}{n}}} \tag{12.7}$$

相関係数は理論的には $-1 \leq r \leq 1$ の値をとり，1あるいは-1に近いほど2つのデータの間には強い相関があることになる．ちなみに，図12.4の右図のr値は0.8639，左図のr値は0.5661である．

相関係数：coefficient of correlation

12.5.2　最小二乗法

二つのデータ（x_i, y_i）の相関は直線で表現できるとは限らない．図12.4では，直線的な相関があるものと仮定して解析を行い，その結果を図中に示した．しかしながら，例えば，二次関数で相関を表現してはいけないという理由はどこにもない．相関関係を示す式を回帰式とよぶが，一般的には，解析は，回帰式を一次関数で記述する線形回帰分析と一次関数以外の関数で記述する非線形回帰分析に分類される．

回帰式は最小二乗法により求める．具体的には，データ x_i に対して，ある関数 $y = F(x)$ を用いて，対応するyの予測値 $y_{i, expect} = F(x_i)$ を求める．実際のデータは y_i であるので，$y = F(x)$ の確からしさを評価するために，個々の点について，y_i と $y_{i, expect}$ の差を求め，それを自乗し，総和を算出する．y_i と $y_{i, expect}$ の差を残差といい，算出する値を残差平方和という．この値が最も小さくなる $y = F(x)$ が回帰式であり，この操作を最小二乗法とよぶ．

線形回帰分析：linear regression analysis

非線形回帰分析：nonlinear regression analysis

残差：residual

残差平方和：residual sum of squares

12.6 多重比較検定と多変量解析

12.6.1 多重比較検定

分散分析:
analysis of variance
（ANOVA）

　三群以上の群間の平均値の差の検定も行われる．この際は分散分析を行う．臨床試験の場合，三群以上の比較を行うことも少なくないが，対応があることはまれであり，パラメトリック検定である ANOVA か，ノンパラメトリック検定である Kruskal-Wallis test が用いられる．

　分散分析は，解析対象のいずれかの組み合わせに有意差があるか否かを判定するだけであり，具体的に，どの群とどの群に差があるかを示すことはない．データセットから二群ずつ取り出して，すべての組み合わせについて，二群間の平均値の差の検定を行うと，第一種の過誤を犯す確率が大きくなる．そこで，これらの問題を考慮しながら，各群間の比較を行う多重比較検定が実施される．具体的には，Dunnett 法，Tukey 法，Bonferroni 法など様々な方法がある．

多重比較検定:
multiple comparison test

　Dunnet 法は対照群と他のすべての群を比較する場合に，Tukey 法はすべての群間の比較を行う場合に用いる．ともに，各群の例数と分散が等しいことが前提となっている．パラメトリック検定であり，ANOVA に続いて行われる．なお，Dunnett 法，Tukey 法に対応したノンパラメトリック検定もある．

12.6.2 多変量解析

多変量解析:
multivariate analysis

　ある1つのデータに複数の変数が関与している場合は多い．互いに関連のあると考えられる複数の変数を分類，選択し，解析する手法を総称して多変量解析という．例えば，多剤が併用されている患者における特定の検査値と薬剤の因果関係を調べる際に多変量解析を行う．この際，多くの変数の相関を解析して，全体の変数の変動をできる限り少数の合成変数の変動で説明する．主成分分析，判別分析，クラスター分析などさまざまな方法がある．

12.7 臨床試験のデザイン

12.7.1 観察研究と介入研究

臨床試験の研究デザインには，大きく分けて2つある．1つは，調査対象者の原因や結果などに介入できないで現状をそのまま分析する観察研究である．疫学調査はこれに該当する．もう1つは，調査対象の治療内容などに積極的に介入を行い，その介入の結果を確認する介入研究である．

観察研究：
observational study/trial

介入研究：
intervention study/trial

12.7.2 前向き研究と後向き研究

研究開始時から将来に向かって経時的にデータを収集するスタイルの研究を前向き研究という．一方，診療記録など現存する情報などを用いて，過去にさかのぼってデータを収集するスタイルの研究を後向き研究という．

前向き研究：
prospective study/trial

後向き研究：
retrospective study/trial

12.7.3 症例対照研究

観察研究の1つである．ケースコントロール研究ともよばれる．研究対象としての症例をケースといい，この群との別にコントロール群（対照群）を設定する．過去に受けた治療や疾患の原因と考えられる要因などを後ろ向きに調査する．後向き研究の1つである．

症例対照研究：
case-control study/trial

12.7.4 コホート研究

観察研究の1つである．研究対象の経過を一定期間観察する前向き研究のことを指す．例えば，疾患と危険因子の関係を明らかにする目的でコホート研究が行われる．症例対照研究では，適切なコントロール群を選択できないなどの問題が指摘されており，これらの欠点のない方法であるといえる．

コホート研究：
cohort study/trial

12.7.5 ランダム化比較試験

新しい治療法や新薬の有効性や安全性を検証するような場合に，対象者を抽出後，無作為に治療群と対照群に振り分け，結果を追跡調査し比較検証する臨床試験をランダム化比較試験（無作為割り付け比較試験）という．介入研究であり，前向き研

ランダム化比較試験：
randomized controlled study/trial

究である．英語表記の頭文字をとって RCT と略す．

12.8 バイアスの制御

選択バイアス：
　selection bias

測定バイアス：
　measurement bias

　バイアスとは，真の値の推定を妨げる要因のことをいう．バイアスがあると誤った結論が導かれる危険性がある．臨床試験において起こり得るバイアスには，選択バイアス，測定バイアスなどがある．症例や対象者を選択するときに起こりうるものを選択バイアスという．比較試験の二群の患者背景（年齢や性別，疾患の有無など）が異なる場合や，高齢者に特有の疾患を対象とした試験において若年者が選ばれてしまう場合などが挙げられる．測定バイアスとは，試験実施者によるデータの収集方法や被験者の知識などに起因するもので，情報バイアスの一種という考え方もある．その他にも，副作用の発現率の違いには過去の経験による思い込みがバイアスになっている場合もある．

　臨床試験では，バイアスの管理が特に重要であり，選択バイアスを制御する目的で被験者のランダム化（無作為割り付け）が行われる．また，測定バイアスを制御する目的で盲検化が行われる．より高い制御レベルを確保するため，また何よりも

盲検化：blinding

個人情報の保護の観点から，二重に，三重に盲検化することも珍しくない．

12.9 リスク因子の解析

　ある事象が，原因と考えられる因子によって影響を受けているか否かを考えるにあたっては，相対危険度（相対リスク）という概念が必要となる．原因となる因子

危険因子：risk factor

をリスク因子（リスクファクター）という．リスク因子は，相対危険度，オッズ比を用いて評価する．表 12.4 に，ある疾患への罹患の有無と，リスク因子の有無との関係を示した．これを用いて，相対危険度，オッズ比について理解する．

表 12.4　ある疾患への罹患の有無とリスク因子の有無との関係

	リスク因子あり	リスク因子なし	合計
罹患あり	a	b	a+b
罹患なし	c	d	c+d
合計	a+c	b+d	

12.9.1 相対危険度

リスク因子がある場合の疾患への罹患する確率 P は a/(a+c)，一方，リスク因子がない場合の疾患への罹患する確率 P* は b/(b+d) となる．両者の比 P/P* を相対危険度といい，1.0 より大きい場合，その疾患のリスク因子と考えることが可能である．英語表記の頭文字をとって RR と略す．

相対危険度：relative risk

12.9.2 オッズ比

ある事象の起こる割合と起こらない割合の比をオッズという．リスク因子がある場合の疾患への罹患する確率 P は a/(a+c)，罹患しない確率は 1-P であり，オッズは P/(1-P)，すなわち a/c となる．一方，リスク因子がない場合の疾患への罹患する確率 P* は b/(b+d)，罹患しない確率は 1-P* であり，オッズは P*/(1-P*)，すなわち b/d となる．両者の比をオッズ比といい，1.0 より大きい場合，リスク因子がその疾患に罹りやすくしていることを示している．英語表記の頭文字をとって OR と略す．

オッズ比：odds ratio

症例対照研究などの後向き研究では，症例数を任意に設定できるため，オッズ比によってリスク因子の評価を行うことが多い．通常，オッズ比の算出にあたっては，95％信頼区間を算出する．95％信頼区間の下限が1.0を超えている場合，例えば，1.04〜1.18の場合では，リスク因子はある疾患の発症リスクを上昇させていると判断する．なお，オッズ比の95％信頼区間は以下の式で求める．

$$\text{下限} = \text{オッズ比} \times e^{-1.96\left(\frac{0.05}{2}\right)\sqrt{\frac{1}{a}+\frac{1}{b}+\frac{1}{c}+\frac{1}{d}}} \tag{12.8}$$

$$\text{下限} = \text{オッズ比} \times e^{1.96\left(\frac{0.05}{2}\right)\sqrt{\frac{1}{a}+\frac{1}{b}+\frac{1}{c}+\frac{1}{d}}} \tag{12.9}$$

12.10 生存時間解析

生存時間とは，基準となる時刻からある事象が発生するまでの時間のことをいう．ある事象とは，死亡のみを意味するのではなく，疾病の発症や副作用の発現なども含む．

何らかの事情により，生死の追跡が不可能となった場合，その時点で追跡を中断し，各観測区間で，実際に生死を確認できる対象者の数を分母，生存数を分子として算出した割合に基づいて生存曲線を順次書き進めていく．これを Kaplan-Meier 法という．一例を図 12.5 に示した．生存曲線は研究開始時の対象者全体に占める

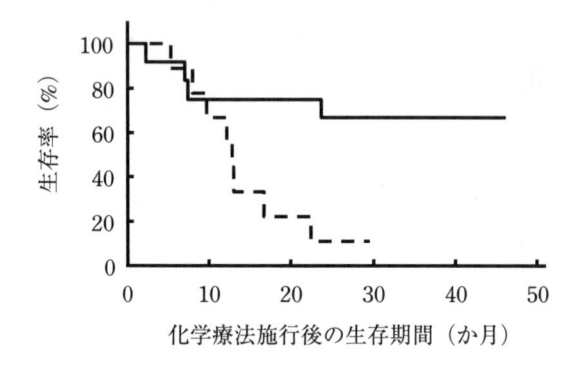

図 12.5 ある化学療法施行後のがん患者の生存曲線
ある遺伝的素因を有する患者（実線）と有しない患者（破線）の違い

生存者の割合ではなく，時間ごとに分母が異なる仮想計算値の推移である．なお，2つ以上の生存曲線の間の有意差検定にはログランク検定を用いる．ログランク検定では生存曲線に影響を及ぼすと考えられる複数の変数を同時に検討することはできない．このような場合には，Cox 比例ハザードモデルを利用する．多変量解析の1つであり，多数の因子を同時に考慮し，補正推定した関連性を示す．

12.11 章末問題

A 問 題：次の文の正誤を答えよ．
1. 母集団全体を対象とした調査を標本調査という．
2. 統計学的推測は検定を行ってから推定を行う．
3. 検定では，通常，対立仮説を棄却し帰無仮説を採択する手続きをとる．
4. 仮説検定は有意差検定ともいわれる．
5. 両側検定を行うことはない．
6. 有意差を認めた場合には，これが間違っている可能性はゼロである．
7. 正しい帰無仮説を棄却することを第一種の過誤という．
8. 間違った帰無仮説を正しく棄却する確率を検出力という．
9. 正規分布に従う場合，平均±標準偏差の範囲内に，全体の 95.44％ が含まれる．
10. 分散の平方根が標準偏差である．
11. 標準誤差は標準偏差より同じか小さい．
12. 正規分布に基づく検定をパラメトリック検定という．
13. 対応のない二群間の平均値の差の検定の1つに Mann-Whitney's U test がある．
14. Wilcoxon 順位和検定は対応のある場合に，Wilcoxon 符号付順位和検定は対応のない場合に用いられる．
15. χ^2-test は二群以上の比率や割合などの同等性を検定する方法である．
16. 2つのデータの直線的な関連性の程度を数値化したものを相関定数という．

17. 三群以上の群間の平均値の差の検定を行うときは，まず分散分析を行う．
18. コホート研究は観察研究ではなく介入研究に分類される．
19. 検定を妨げる要因のことをバイアスという．
20. オッズ比についても95％信頼区間を算出する．

B 解　答

1. 誤．全数調査という．
2. 誤．推定を行ってから検定を行う．
3. 誤．帰無仮説を棄却し対立仮説を採択する手続きをとる．
4. 正．
5. 誤．一般的には両側検定を行う．
6. 誤．間違っている可能性がゼロということはあり得ない．
7. 正．
8. 正．
9. 誤．全体の68.26％が含まれる．
10. 正．
11. 誤．必ず小さくなる．
12. 正．
13. 正．
14. 誤．Wilcoxon順位和検定は対応のない場合に，Wilcoxon符号付順位和検定は対応のある場合に用いられる．
15. 正．
16. 誤．相関係数という．
17. 正．
18. 誤．介入研究ではなく観察研究に分類される．
19. 誤．真の値の推定を妨げる要因のことをバイアスという．
20. 正．

日本語索引

ア

アセチルコリン
　立体配座　39
アデノシンデアミナーゼ　154
アデノシンデアミナーゼ欠損患者　155
アポトーシス　150
アミド等価体　34
アルツハイマー病　140
アルテプラーゼ　147
アンギオテンシンⅡ受容体拮抗薬　37
アンギオテンシン変換酵素阻害薬　23
安全性定期報告　136
安全性薬理試験　53
安全対策　98
ACE 阻害薬　23
ALPHA 法　29
ICH E5 ガイドライン　85
iPS 細胞　157, 158
RNA 干渉　156

イ

イオン結合　32
育成者権　187
医師主導治験　68
意匠権　187
意匠法　187
1 型糖尿病　158
一般毒性試験　50
一般薬理試験　53
一般用医薬品　92
　申請区分　101
遺伝子 KO マウス　170
遺伝子多型　166
遺伝子治療　154, 155
遺伝子マーカー　168
遺伝毒性試験　51
イマチニブ　150, 172, 179
医薬品
　承認権限　93
　承認審査　94
　承認申請　92
　承認申請資料　101
　承認要件　92
　審査体制　96
　申請区分　99
　定義　91
　分類　92
医薬品医療機器総合機構　6, 96
医薬品医療機器等安全性情報報告制度　132
医薬品開発　1, 8, 187
医薬品開発プロセス　2
医薬品研究開発費　3
医薬品市場　11
医薬品製造販売業者　129
医薬品等の製造販売後安全管理の基準　93, 15
医薬品等の品質管理の基準　93
医薬品の安全性試験の実施に関する基準　46, 47
医薬品の安全性に関する非臨床試験の実施の基準　15, 47, 96
医薬品の市販後調査の基準　15
医薬品の承認申請に必要な規制要件　59
医薬品の生産　106
医薬品の製造管理および品質管理規則に関する基準　93
医薬品の製造管理及び品質管理の基準　15
医薬品の製造販売後の調査及び試験の実施の基準　15
医薬品の臨床試験の実施に関する基準　49
医薬品の臨床試験の実施の基準　15, 59, 96
医療機器製造販売業者　129
医療用医薬品　92
　国内売上　11
　申請区分　100
　生産額　12
医療倫理　17
イルベサルタン　37
インクレチン　24
インシリコ　169
インスリン　147
インターフェロン　145
イントロン　165
院内製剤　112
インバースアゴニスト　35

インフォームド・コンセント　16, 62, 63
インフラ　18
インフラ・ストラクチャー　18
インフリキシマブ　149
EST データベース　169
ES 細胞　157, 158

ウ

後向き研究　207
Wilcoxon 順位和検定　202
Wilcoxon 符号付順位和検定　203

エ

営業秘密　187
エクセナチド　24, 25
エジンバラ修正　16
エステル等価体　34
エナラプリル　23
エンドポイント　78, 87
Ames 試験　52
f 2 関数　109
FRET 法　29
HER2 受容体　151
HIV 治療薬　172
HMG-CoA 還元酵素　3
HTRF 法　29
S/N 比　29

オ

オーダーメイド医療　178
オッズ比　209
オーファン GPCR　173, 174
オーファンドラッグ　14
オープン・ラベル試験　88
オミックス　163

カ

会社法　187
回転造粒装置　107
介入研究　207
開発業務受託機関　18, 119
化合物ライブラリー　4, 26
仮説検定　198

213

片側検定　199
カプトプリル　23
顆粒球単球コロニー刺激因子　156
カルボン酸等価体　34
がん遺伝子　156
がん原性試験　51
監査　65
監査担当者　65
観察研究　207
環状等価体　34
感染症定期報告　134
完全な臨床データ・パッケージ　86
カンデサルタン　37
含量が異なる経口固形製剤の生物学的同等性試験ガイドライン　108, 111
χ^2 検定　204

キ

偽陰性化合物　27
企業報告制度　132
企業倫理　17
危険因子　208
希少疾病　14
基礎研究　26
既存薬　22
キノホルム　139
帰無仮説　198, 204
キャッスルマン病　153
偽陽性化合物　27
共有結合　31
局所皮膚適用製剤の後発医薬品のための生物学的同等性試験ガイドライン　108

ク

区間推定　198
組換え体　145
組換え体医薬品　145
組換えタンパク質　146
クロスオーバー法　76

ケ

経口固形製剤の処方変更の生物学的同等性試験ガイドライン　108, 111
刑法　187
ケースコントロール研究　207
血液凝固因子　148

結合試験法　29
血友病　148
ゲノミクス　163
ゲノミックサザンブロット法　166
ゲノム創薬　168, 175
ゲフィチニブ　149, 150, 179
研究開発　2
健康被害救済　98
検出力　199
原資料　62
検定　197, 198

コ

コアバッテリー試験　53
後期第Ⅱ相臨床試験　79
抗原性試験　51
酵素　147
後続製剤　111
酵素法　29
後天性免疫不全症候群　141, 172
後発医薬品　13, 111, 191
後発医薬品
　　特徴　14
後発医薬品の生物学的同等性試験ガイドライン　108
酵母　146
国際医薬品モニター制度　133
国際共同試験　82
国際共同治験　8
国際的な標準化のための日米EU国際会議　59
国内動向　117
誤差　198
ゴーシェ病　147
コホート研究　207
コモン・テクニカル・ドキュメント　102, 116
根拠に基づく医療　182
コンセプトの立証試験　78
コンビナトリアル・ケミストリー　4, 27, 28
コンピュータ支援薬物設計　4, 30

サ

剤形が異なる製剤の追加のための生物学的同等性試験ガイドライン　108
最高血中濃度　109
最小二乗法　204, 205
再審査　135
再生医療　157

最大無毒性量　50
サイトカイン　147, 148
再評価　137
ザナミビル　31
サリドマイド　138
サリドマイド胎芽症　138
サロゲートマーカー　164
残差　205
残差平方和　205

シ

ジェネリック医薬品　13
疾病統計　9
実用新案権　187
実用新案法　187
質量分析　176
シード化合物　4
市販後調査　7, 15, 81, 127, 128
市販直後調査実施計画書　134
ジペプチジルペプチダーゼⅣ　24
シメチジン　35, 36
種苗法　187
腫瘍壊死因子　153
主要評価項目　78, 87
商号権　187
承認審査　6, 94, 96
承認申請　6
承認申請資料　46
承認申請・審査　81
承認不要医薬品　94
上皮成長因子　149
上皮成長因子受容体　149
商標権　187
商標法　187
商法　187
情報収集　3, 21
症例対照研究　207
症例報告書　61, 62
シラザプリル　23
シルデナフィル　23
新GCP　117
新医薬品　96
信号対雑音比　29
審査　6
新再評価制度　137
真のエンドポイント　87
新薬開発プロセス　188
信頼区間　198
信頼限界　198
信頼性基準　46, 49
信頼性調査　98
c-kit 遺伝子　179

日本語索引

CRC 治験　70
GLP 組織　47
GMP/QMS 適合性調査　98

ス

水素結合　32
スイッチ OTC　101
推定　197, 198
スクリーニング　4, 29
スプリット合成法　27
スモン　139

セ

生活習慣病　9, 10
正規分布　199, 200
製剤学的試験　5, 45, 55
製剤設計　105
生殖・発生毒性試験　52
製造販売業者　129
製造販売後臨床試験　81, 136
製造販売承認制度　128
製造物責任法　112
生存曲線　210
生存時間解析　209
製品情報概要　134
生物学的等価性
　薬物設計　33
生物学的等価体　30, 33, 34
生物学的同等性　108
生物学的同等性試験　108
生物学的利用率　54, 108
生物統計　197
生物由来医薬品　134
世界保健機関　133
説明文書　62
線維芽細胞　158
前期第Ⅱ相臨床試験　77
線形回帰分析　205
線形ライブラリー　27
先行製剤　111
選択バイアス　208
先端医療　145
先発医薬品　191

ソ

総括製造販売責任者　129
総括報告書　65
相関解析　204
相関係数　205
相対危険度　209

相対リスク　208
相補性決定領域　153
相補的二重らせん　165
測定バイアス　208
組織プラスミノーゲンアクチベーター　147
疎水性　38
疎水性相互作用　32
ソマトメジン　148
ソリブジン　140
ソリブジン事件　140
ゾロ新　8, 22

タ

第一種の過誤　199
第Ⅰ相臨床試験　5, 74
対応がある　201
対応がない　201
大規模臨床試験　86, 87
第Ⅲ相臨床試験　5, 80
代替エンドポイント　87
大腸菌　146
第Ⅶ因子　148
第二種の過誤　199
第Ⅱ相臨床試験　5
第Ⅷ因子　148
対面助言　97
代用マーカー　164
第Ⅳ相試験　81
対立仮説　198, 204
ダイレクト OTC　101
タクロリムス　24
多重比較検定　206
ターナー症候群　148
多変量解析　206
単回投与試験　75
単回投与毒性試験　50
探索研究　3, 21

チ

治験　2
　実施医療機関　68
治験依頼者　60
　責務　67
　組織　64
　役割　66
治験コーディネーター　17, 71, 118, 122
治験施設支援機関　18, 121
治験実施計画書　60, 62, 118
治験実施体制　64, 118

治験事務局　69
治験事務局業務　17
治験事務局担当者　118
治験審査委員会　71, 118
　責務　73
治験責任医師　70
治験届　60
治験届出数　119
治験分担医師　70
治験薬　60
治験薬概要書　60, 61
治験薬管理　18
治験薬管理者　71
知的財産　185
知的財産権　17, 186, 188
知的所有権　186
知的創造物　187
直接閲覧　64, 118
著作権　187
著作権法　187
治療満足度　13
チロシンキナーゼ　150

テ

定期的安全性最新報告　136
定期的再評価　137
ティーバック法　27
定量的構造活性相関　4, 33
デオキシリボ核酸　165
適合性調査　46
テビペネムピボキシル　40, 41
テーラーメイド医療　177, 178
テルミサルタン　37
電気陰性度　37
電気化学発光法　29
点推定　198
転動造粒装置　107
天然生理活性物質探索　24
テンプレートライブラリー　27
DNA チップ　167, 168
DNA マイクロアレイ　167
DNA マーカー　166
Dunnett 法　206
TGN1412 事件　77
Tukey 法　206

ト

統計　197
統計解析　66
統計学　197
統計学的推測　197

等電点　176
同等　108
トキシコキネティクス試験　55
特殊毒性試験　51
毒性試験　5, 45, 50
独立行政法人医薬品医療機器総合機構　6, 96
トシリズマブ　149, 153
特許　185
特許権　187
特許出願　190
特許法　187
ドーパミン　157
トラスツズマブ　149, 151, 179
ドラッグ・ラグ　7, 82
トランスクリプトミクス　163
トランスクリプトーム　163
トランスジェニックマウス　170
トランスフォーミング増殖因子　149
トルセトラピブ　38

ニ

ニコチン　39
二次元電気泳動　176
二重盲検法　78, 81
日米欧ハーモナイゼーション国際会議　59, 115
ニュルンベルグ綱領　16
尿素等価体　34
忍容性　74

ノ

ノイラミニダーゼ　31
濃度時間曲線下面積　54
ノックアウトマウス　170
ノンパラメトリック検定　199, 201
ノンレスポンダー　177

ハ

バイアス　208
バイオアベイラビリティ　54
バイオ医薬品　145
バイオインフォマティクス　162
バイオマーカー　163, 175, 177
ハイスループット　169
ハイスループット・スクリーニング　4, 26
ハイブリダイゼーション　166
パーキンソン病　158

ハーセプテスト　179
バックアップ化合物　4
発見　185
パッチクランプ法　29
発明　185
パラダイム　175
パラメトリック検定　199, 201
バルサルタン　37
バルデナフィル　23
ハロゲン等価体　34
反復投与毒性試験　50

ヒ

ピカ新　8
被験者　75
被験薬　60
非小細胞肺がん　149
非線形回帰分析　205
ヒトゲノム　161
ヒトゲノムの構造　164
ヒト免疫不全ウイルス　141, 172
肥満　171
標準誤差　201
標準操作手順書　48
標準偏差　200
標的臓器　40
標的分子　4
標的分子の確認　21, 26
標本　197
非臨床試験　5, 45
ビルダグリプチン　25
ビルディングブロック　28
ピロロピリミジン　28
品質管理　112
品質管理業務　65
品質保証　112
品質保証業務　65
bcr-abl 遺伝子　151
PK パラメータ　75
PL 法　112
PPAR-γ 作動薬　35

フ

ファージ　146
ファーストインクラス　24
ファーマコゲノミクス　179
ファーマコフォー　30
　相互作用　31
ファンデルワールス相互作用　32
ファンデルワールス半径　38
フィラデルフィア染色体　150

フォローアップ試験　53
副作用・感染症報告制度　132
副作用被害　137
不正競争防止法　187
復帰突然変異試験　52
フッ素原子導入
　薬物設計　35
部分作動薬　35
プライマリーエンドポイント　78
プラスミド　146
プラセボ　79, 80
プラバスタチン　87
フリークエントヒッター　27
ブリッジング試験　84, 86
プレフォーミュレーション　105
フローサイトメトリー　152
ブロックバスター　12
プロテオミクス　163, 176
プロテオーム　163
プロテオーム解析　175
分散　200, 201
分散分析　206
分子標的薬　149
PROBE 法　86

ヘ

平均値　200
米国食品医薬品局　13
ベクター　146
ベストインクラス　24
ヘルシンキ宣言　16, 59
変異原性試験　51
ベンゾジアゼピン　28

ホ

ポジショナルクローニング　168
母集団　197
ポーシュンミキシング法　27
補足的安全性薬理試験　53
ホモロジー検索　168
ポリメラーゼ連鎖反応　167
ホルモン　147

マ

マイクロサテライト　166
マイクロプレート　26
前向き介入研究　88
前向き研究　207
マラビロク　173
マルチピン法　27

慢性骨髄性白血病　150

ミ

民法　187
me-too 化合物　22

ム

無作為化二重盲検比較試験　88
無作為割り付け比較試験　207
ムスカリン　39

メ

メディシナルケミストリー　22
メトトレキサート　153
メバスタチン　24
免疫組織染色法　152
免疫療法　156

モ

盲検化　208
モニター　64, 65
モニタリング　64, 65, 118
モノクローナル抗体　147, 149

ヤ

薬害エイズ　141
薬害事件　139
薬剤貢献度　13
薬事・食品衛生審議会　96, 99
薬事法　127

薬物アレルギー　51
薬物血中濃度時間曲線下面積　109
薬物設計
　生物学的等価性　33
　フッ素原子導入　35
　薬物動態　39
　立体配座　38
薬物送達システム　175
薬物動態　74
　薬物設計　39
薬物動態試験　5, 45, 54
薬物動態パラメータ　75
薬理ゲノミクス　177
薬理試験　5, 45, 53
薬価収載　7
薬効薬理試験　54

ユ

有意差　199
有意水準　199
ユーザー・フィー制度　12
UDP グルクロノシルトランスフェラーゼ　180

ラ

ラミプリル　23
ランダム化比較試験　207
ランダムスクリーニング　25

リ

リスク因子　208
リスクファクター　208

リツキシマブ　149, 152
立体配座
　薬物設計　38
リード化合物　4, 30
　最適化　4
　探索　22
リード化合物創製　21
リード化合物の最適化　4
両側検定　199
臨時再評価　137
臨床研究　2
臨床試験　1, 2, 5, 73
　種類　6
倫理審査委員会　16

レ

レーザーマイクロダイセクション　173
レスポンダー　177
レトロウイルス　154
レプチン　171
連鎖解析法　168

ロ

ロサルタン　37

ワ

ワクチン　149

外国語索引

A

acquired immunodeficiency syndrome 141, 172
ADA 154
adenosine deaminase 154
AIDS 141, 172
AL294 35
alternative hypothesis 198
amplified luminescent proximity homogeneous assay 29
analysis of variance 206
ANOVA 206
apoptosis 150
area under the concentration-time curve 54, 109
ARS 165
AUC 54, 109
autonomously replicating sequence 165
average 200

B

back-up compound 4
best-in-class 24
bioavailability 54, 108
bioequivalence 108
bioinformatics 162
bioisostere 30, 33
biomarker 163
biostatistics 66
blinding 208
blockbuster drug 12
BMI 171
body mass index 171
Bonferroni 206
bridging study 84

C

CADD 4, 30
case-control study/trial 207
case report form 62
Castleman's disease 153
CC 4, 27
CC-chemokine receptor-5 173
CCR5 173
CDR 153
chi-square test 204
chronic myeloid leukemia 150
clinical research associate 64, 118
clinical research coordinator 17, 71, 122
clinical study 1, 73
clinical study report 65
clinical trial 1, 73
C_{max} 109
CML 150
coefficient of correlation 205
cohort study/trial 207
combinatorial chemistry 4
common technical document 102, 116
complementarity determining region 153
complete clinical data package 86
compound library 4
computer-aided drug design 4
computer assisted drug discovery 4, 30
confidence interval 198
confidence limit 198
contract research organization 18, 119
correlation analysis 204
CRA 64, 65, 118
CRC 17, 71, 122
CRF 62
CRO 18, 119, 120
cross-over 76
CTD 102, 116
cytokine 147

D

DDS 175
Declaration of Helsinki 16, 59
deoxyribonucleic acid 165
discovery 185
DNA 165
dopamine 157
double-blind test 78
DPP-IV 24
drug delivery system 175
drug lag 7

E

early phase II 77
EBM 182
EGFR 180
embryonic stem cell 157
epidermal growth factor 149
epidermal growth factor receptor 149, 180
equivalence 108
error 198
error of the first kind 199
error of the second kind 199
estimation 197
evidence-based medicine 182
expressed sequence tag 169

F

f2 109
false negative 27
false positive 27
FDA 13
fibroblast 158
first-in-class 24
FISH 167
flow cytometry 152
fluorescence *in situ* hybridization 167
fluorescence resonance energy transfer 29
Food and Drug Administration 13
5-FU 140

G

GCP 15, 49, 59, 96, 117
GCP auditor 65
G-CSF 156
generic drug 13
genomics 163
glanulocyte-colony stimulating factor 156
global study 8, 82
GLP 15, 46, 47, 96, 112
GLP-1 24

GMP 15, 93, 112
good clinical practice 49, 59, 96, 117
good laboratory practice 46, 96, 112
good manufacturing practice 93, 112
good post-marketing study practice 97, 128
good post-marketing surveillance practice 15, 128
good quality practice 93, 112, 128
good vigilance practice 93, 112, 128
GPCR 169
GPMSP 15, 128
GPSP 15, 97, 128
GQP 93, 112, 128
GTP binding protein-coupled receptor 169
GVP 15, 93, 112, 128, 129
GXPs 15

H

high throughput 169
high-throughput screening 4, 26
HIV 141, 172
HMG-CoA reductase 3
homogeneous time resolved fluorescence 29
HTS 4, 26
human epidermal growth factor receptor 2 151
human genome 161
human immunodeficiency virus 141, 172
hybridization 166
hydroxymethylglutaryl-CoA reductase 3
hypothesis test 198

I

IC 16, 62
ICH 59, 115
IGF-1 148
immunostaining procedure 152
induced pluripotent stem cell 157
inference 197
informed consent 16, 62
in silico 169
institutional review board 71
insulin like growth factor-1 148
interferon 145
interval estimation 198
intervention study/trial 207

intron 165
invention 185
investigational review board 16, 118
investigator's brochure 60
IRB 16, 71, 118

K

Kaplan-Meier 法 209
KIT 179
KRAS 180

L

late phase II 78
lead compound 4
lead optimization 4
least squares method 204
leptin 171
linear regression analysis 205

M

Mann-Whitney's U test 202
MCH 174
mean 200
measurement bias 208
medicinal chemistry 22
melanin concentrating hormone 174
methotrexate 153
monoclonal antibody 147
MS/MS 175
multiple comparison test 206
multivariate analysis 206

N

NA 31
neuropeptide Y 171
NOAEL 50
nonclinical study 5
noncrinical trial 5
nonlinear regression analysis 205
non-paired 201
nonparametric 201
non-small cell lung cancer 149
no observed adverse effect level 50
normal distribution 199
NPY 171
null hypothesis 198
Nuremberg Code 16

O

observational study/trial 207
odds ratio 209
omics 163
oncogene 156
one-sided test 199
orphan drug 14
over the counter 92

P

paired 201
paradigm 175
parametric 201
patent 185
PC 118
PCR 167
PDGFRα 179
periodic safety update report 136
phage 146
Pharmaceutical and Medical Devices Agency 6, 94, 96
pharmacokinetics 74
pharmacophore 30
Phase I 74
phase I, II, III study 5
Phase III 80
PK 74
plasmid 146
platelet-derived growth factor receptor α 179
PMDA 6, 94, 96
PMS 7, 81, 128
point estimation 198
polymerase chain reaction 167
population 197
positional cloning 168
post-marketing surveillance 7, 81, 128
power 199
preformulation 105
primary endpoint 78
product liability 112
proof of concept 78
prospective randomized open blind endpoint 86
prospective study/trial 207
proteome 163
proteomics 163
protocol 60, 118
PSUR 136

Q

QA 65
QC 65
QMS 98
QSAR 4, 33
quality assurance 65
quality control 65
quality management system 98
quantitative structure-activity relationship 4

R

R & D 2
randomized controlled study/trial 207
recombinant 145
relative risk 209
research and development 2
residual 205
residual sum of squares 205
restriction fragment length polymorphism 166
retrospective study/trial 207
retrovirus 154
RFLP 166
risk factor 208
RNAi 156, 170
RNA interference 170
Rule of 5 33

S

sample 197
screening 4
SDV 118
seed compound 4
selection bias 208
significance level 199
significant difference 199
single nucleotide polymorphisms 166
siRNA 173
site management associate 118
site management organization 18, 121
SMA 118
small interfering RNA 173
SMO 18, 121
SMON 139
SNP 166, 179
somatomedin 148
SOP 48
source document verification 118
standard deviation 200
standard error 201
standard operating procedure 48
statistics 197
Student's t-test 202
subacute myelo-optico-neuropathy 139
subject 75
surrogate endpoint 87
surrogate marker 164

T

target molecule 4
target validation 26
TBPM-PI 40
test 197
tolerability 74
transcriptome 163
transcriptomics 163
transforming growth factor 149
true endpoint 87
tumor necrosis factor 153
Turner syndrome 148
two-sided test 199
tyrosine kinase 150

U

UDP-glucuronosyl transferase 1A1 181
UGT1A1 181
unpaired Student's t-test 202

V

variable number of tandem repeats 166
variance 201
vector 146
VNTR 166

W

Welch's test 202
WHO 133

Z

α-melanocyte stimulating hormone 171
αMSH 171